全国普通高等医学院校五年制临床医学专业"十三五"规划教材

（供五年制临床医学专业用）

医学生物学

主　　编　张　闻　郑　多

副 主 编　龙　莉　吴　静　方　玲

编　　者　（以姓氏笔画为序）

方　玲（广西医科大学）　　　　　　龙　莉（昆明医科大学）

杨榆玲（昆明医科大学）　　　　　　吴　静（云南中医学院）

张　闻（昆明医科大学）　　　　　　周　萍（云南中医学院）

郑　多（深圳大学医学院）　　　　　赵　静（泰山医学院）

崔照琼（昆明医科大学海源学院）　　霍　静（长治医学院）

编写秘书　杨榆玲

中国医药科技出版社

内容提要

本教材是全国普通高等医学院校五年制临床医学专业"十三五"规划教材之一，根据医学生物学教学的基本要求和课程特点编写而成，全书分为细胞、遗传、发育、演化、生物技术等五篇共十六章，内容涵盖细胞生物学、医学遗传学、发育生物学、进化生物学、生物分类学、生态学、生物实验技术、生物工程等方面的基础内容，其中重点是有关细胞和遗传的内容。各章通过设置"学习要求""临床讨论""知识链接""本章小结"及"思考题"等模块，进一步强化重点、化解难点，有利于培养学生理论联系实际的能力。同时，为丰富教学资源，增强教学互动，更好地满足教学需要，本教材免费配套"爱慕课"在线学习平台（含电子教材、教学课件、图片、视频和习题集）。本教材具有贴近医学教学、简明扼要、内容新颖而不失系统性、重点突出等特点，可供全国普通高等医学院校基础、临床、预防、口腔医学类专业学生使用。

图书在版编目（CIP）数据

医学生物学/张闻，郑多主编. —北京：中国医药科技出版社，2016.10

全国普通高等医学院校五年制临床医学专业"十三五"规划教材

ISBN 978 - 7 - 5067 - 8197 - 8

Ⅰ. ①医… Ⅱ. ①张… ②郑… Ⅲ. ①医学—生物学—医学院校—教材 Ⅳ. ①R318

中国版本图书馆 CIP 数据核字（2016）第 129455 号

美术编辑 陈君杞

版式设计 张 璐

出版 中国医药科技出版社

地址 北京市海淀区文慧园北路甲 22 号

邮编 100082

电话 发行：010 - 62227427 邮购：010 - 62236938

网址 www.cmstp.com

规格 787 × 1092mm ¼₆

印张 15

字数 358 千字

版次 2016 年 10 月第 1 版

印次 2016 年 10 月第 1 次印刷

印刷 三河市百盛印装有限公司

经销 全国各地新华书店

书号 ISBN 978 - 7 - 5067 - 8197 - 8

定价 **35.00 元**

全国普通高等医学院校五年制临床医学专业"十三五"规划教材

出 版 说 明

为面向全国省属院校五年制临床医学专业教学实际编写出版一套切实满足培养应用型、复合型、技能型临床医学人才需求和"老师好教、学生好学及学后好用"的五年制临床医学专业教材，在教育部、国家卫生和计划生育委员会、国家食品药品监督管理总局的支持下，根据以"5+3"为主体的临床医学教育综合改革和国家医药卫生体制改革新精神，依据"强化医学生职业道德、医学人文素养教育""提升临床胜任力""培养学生临床思维能力和临床实践操作能力"等人才培养要求，在中国工程院副院长、第四军医大学原校长、中华医学会消化病学分会原主任委员樊代明院士等专家的悉心指导下，中国医药科技出版社组织全国近100所以省属高等医学院校为主体的具有丰富教学经验和较高学术水平的550余位专家教授历时1年余的编撰，全国普通高等医学院校五年制临床医学专业"十三五"规划教材即将付梓出版。

本套教材包括五年制临床医学专业理论课程主干教材共计40门。将于2016年8月由中国医药科技出版社出版发行。主要供全国普通高等医学院校五年制临床医学专业教学使用，基础课程教材也可供基础医学、预防医学、口腔医学等专业教学使用。

本套教材定位清晰、特色鲜明，主要体现在以下方面：

1. 切合院校教学实际，突显教材针对性和适应性

在编写本套教材过程中，编者们始终坚持从全国省属医学院校五年制临床医学专业教学实际出发，并根据培养应用型临床医学人才的需求和基层医疗机构对医学生临床实践操作能力等要求，结合国家执业医师资格考试和住院医师规范化培训新要求，同时适当吸收行业发展的新知识、新技术、新方法，从而保证教材内容具有针对性、适应性和权威性。

2. 提升临床胜任能力，满足应用型人才培养需求

本套教材的内容和体系构建以强化医学生职业道德、医学人文素养教育和临床实践能力培养为核心，以提升临床胜任力为导向，体现"早临床、多临床、反复临床"，推进医学基础课程与临床课程相结合，转变重理论而轻临床实践、重医学而轻职业道德、人文素养的传统观念，注重培养学生临床思维能力和临床实践操作能力，满足培养应用型、复合型、技能型临床医学人才的要求。

3. 体现整合医学理念，强化医德与人文情感教育

本套教材基础课程与临床课程教材通过临床问题或者典型的案例来实现双向渗透与重组，

各临床课程教材之间考虑了各专科之间的联系和融通，逐步形成立体式模块课程知识体系。基础课程注重临床实践环节的设置，以体现医学特色，医学专业课程注重体现人文关怀，强化学生的人文情感和人际沟通能力的培养。

4. 创新教材编写模式，增强内容的可读性实用性

在遵循教材"三基、五性、三特定"的建设规律基础上，创新编写模式，引入"临床讨论"（或"案例讨论"）内容，同时设计"学习要求""知识链接""本章小结"及"练习题"或"思考题"模块，以增强教材内容的可读性和实用性，更好地培养学生学习的自觉性和主动性以及理论联系实践的能力、创新思维能力和综合分析能力。

5. 搭建在线学习平台，立体化资源促进数字教学

在编写出版整套纸质教材的同时，编者与出版社为师生均免费搭建了与每门纸质教材相配套的"爱慕课"在线学习平台（含电子教材、教学课件、图片、微课、视频、动画及练习题等教学资源），使教学内容资源更加丰富和多样化、立体化，更好地满足在线教学信息发布、师生答疑互动及学生在线测试等教学需求，促进学生自主学习，为提高教育教学水平和质量，实现教学形成性评价等、提升教学管理手段和水平提供支撑。

编写出版本套高质量教材，得到了全国知名专家的精心指导和各有关院校领导与编者的大力支持，同时本套教材专门成立了评审委员会，十余位院士和专家教授对教材内容进行了认真审定并提出了宝贵意见，在此一并表示衷心感谢。出版发行本套教材，希望受到广大师生欢迎，并在教学中积极使用本套教材和提出宝贵意见，以便修订完善，共同打造精品教材，为促进我国五年制临床医学专业教育教学改革和人才培养作出积极贡献。

中国医药科技出版社

2016 年 7 月

全国普通高等医学院校五年制临床医学专业"十三五"规划教材

教材建设指导委员会

主任委员 樊代明(中国工程院、第四军医大学)

副主任委员 (以姓氏笔画为序)

冯向先(长治医学院)	刘志跃(内蒙古医科大学)
杨 柱(贵阳中医学院)	吴开春(第四军医大学)
郑建中(长治医学院)	蔡映云(复旦大学附属中山医院)

委 员 (以姓氏笔画为序)

丰慧根(新乡医学院)	王旭霞(山东大学齐鲁医学部)
王金胜(长治医学院)	王桂琴(山西医科大学)
王雪梅(内蒙古医科大学)	王勤英(山西医科大学)
石秀梅(牡丹江医学院)	卢 海(首都医科大学附属北京同仁医院)
叶本兰(厦门大学医学院)	付升旗(新乡医学院)
邢 健(牡丹江医学院)	吕 丹(温州医科大学)
吕杰强(温州医科大学)	朱金富(新乡医学院)
任明姬(内蒙古医科大学)	刘学敏(长治医学院)
刘挨师(内蒙古医科大学)	孙思琴(泰山医学院)
孙钰玮(牡丹江医学院)	杨 征(四川大学华西口腔医院)
杨少华(桂林医学院)	李永芳(泰山医学院)
李建华(青海大学医学院)	吴学森(蚌埠医学院)
邱丽颖(江南大学无锡医学院)	何志巍(广东医科大学)
邹义洲(中南大学湘雅医学院)	张 闻(昆明医科大学)
张 燕(广西医科大学)	张丽芳(长治医学院)
张轩萍(山西医科大学)	张秀花(江南大学无锡医学院)
张荣波(安徽理工大学医学院)	张福良(大连医科大学)
林 昶(福建医科大学)	林友文(福建医科大学)
林贤浩(福建医科大学)	明海霞(甘肃中医药大学)

罗晓红（成都中医药大学）　　　　金子兵（温州医科大学）

金美玲（复旦大学附属中山医院）　郑　多（深圳大学医学院）

赵小菲（成都中医药大学）　　　　赵幸福（江南大学无锡医学院）

郝岗平（泰山医学院）　　　　　　柳雅玲（泰山医学院）

段　斐（河北大学医学院）　　　　费　舟（第四军医大学）

姚应水（皖南医学院）　　　　　　夏　寅（首都医科大学附属北京天坛医院）

夏超明（苏州大学医学部）　　　　钱睿哲（复旦大学基础医学院）

高凤敏（牡丹江医学院）　　　　　郭子健（江南大学无锡医学院）

郭艳芹（牡丹江医学院）　　　　　郭晓玲（承德医学院）

郭崇政（长治医学院）　　　　　　郭嘉泰（长治医学院）

席　彪（河北医科大学）　　　　　黄利华（江南大学无锡医学院）

曹颖平（福建医科大学）　　　　　彭鸿娟（南方医科大学）

韩光亮（新乡医学院）　　　　　　游言文（河南中医药大学）

强　华（福建医科大学）　　　　　路孝琴（首都医科大学）

窦晓兵（浙江中医药大学）

全国普通高等医学院校五年制临床医学专业"十三五"规划教材

教材评审委员会

全国普通高等医学院校五年制临床医学专业"十三五"规划教材

书　目

序号	教材名称	主编	ISBN
1	医用高等数学	吕　丹　张福良	978 - 7 - 5067 - 8193 - 0
2	医学统计学	吴学森	978 - 7 - 5067 - 8200 - 5
3	医用物理学	张　燕　郭嘉泰	978 - 7 - 5067 - 8195 - 4
4	有机化学	林友文　石秀梅	978 - 7 - 5067 - 8196 - 1
5	生物化学与分子生物学	郝岗平	978 - 7 - 5067 - 8194 - 7
6	系统解剖学	付升旗　游言文	978 - 7 - 5067 - 8198 - 5
7	局部解剖学	李建华　刘学敏	978 - 7 - 5067 - 8199 - 2
8	组织学与胚胎学	段　斐　任明姬	978 - 7 - 5067 - 8217 - 3
9	医学微生物学	王桂琴　强　华	978 - 7 - 5067 - 8219 - 7
10	医学免疫学	张荣波　邹义洲	978 - 7 - 5067 - 8221 - 0
11	医学生物学	张　闻　郑　多	978 - 7 - 5067 - 8197 - 8
12	医学细胞生物学	丰慧根　窦晓兵	978 - 7 - 5067 - 8201 - 2
13	人体寄生虫学	夏超明　彭鸿娟	978 - 7 - 5067 - 8220 - 3
14	生理学	叶本兰　明海霞	978 - 7 - 5067 - 8218 - 0
15	病理学	柳雅玲　王金胜	978 - 7 - 5067 - 8222 - 7
16	病理生理学	钱睿哲　何志巍	978 - 7 - 5067 - 8223 - 4
17	药理学	邱丽颖　张轩萍	978 - 7 - 5067 - 8224 - 1
18	临床医学导论	郑建中	978 - 7 - 5067 - 8215 - 9
19	诊断学	高凤敏　曹颖平	978 - 7 - 5067 - 8226 - 5
20	内科学	吴开春　金美玲	978 - 7 - 5067 - 8231 - 9
21	外科学	郭子健　费　舟	978 - 7 - 5067 - 8229 - 6
22	妇产科学	吕杰强　罗晓红	978 - 7 - 5067 - 8230 - 2
23	儿科学	孙钰玮　赵小菲	978 - 7 - 5067 - 8227 - 2
24	中医学	杨　柱	978 - 7 - 5067 - 8212 - 8
25	口腔科学	王旭霞　杨　征	978 - 7 - 5067 - 8205 - 0
26	耳鼻咽喉头颈外科学	夏　寅　林　昶	978 - 7 - 5067 - 8204 - 3
27	眼科学	卢　海　金子兵	978 - 7 - 5067 - 8203 - 6
28	神经病学	郭艳芹　郭晓玲	978 - 7 - 5067 - 8202 - 9
29	精神病学	赵幸福　张丽芳	978 - 7 - 5067 - 8207 - 4
30	传染病学	王勤英　黄利华	978 - 7 - 5067 - 8208 - 1
31	医学心理学	朱金富　林贤浩	978 - 7 - 5067 - 8225 - 8
32	医学影像学	邢　健　刘挨师	978 - 7 - 5067 - 8228 - 9
33	医学遗传学	李永芳	978 - 7 - 5067 - 8206 - 7
34	核医学	王雪梅	978 - 7 - 5067 - 8209 - 8
35	全科医学概论	路孝琴　席　彪	978 - 7 - 5067 - 8192 - 3
36	临床循证医学	韩光亮　郭崇政	978 - 7 - 5067 - 8213 - 5
37	流行病学	冯向先	978 - 7 - 5067 - 8210 - 4
38	预防医学	姚应水	978 - 7 - 5067 - 8211 - 1
39	康复医学	杨少华　张秀花	978 - 7 - 5067 - 8214 - 4
40	医学文献检索	孙思琴	978 - 7 - 5067 - 8216 - 6

注:40 门主干教材均配套有中国医药科技出版社"爱慕课"在线学习平台。

前言

PREFACE

生物界是一个整体，既有极大的多样性和复杂性，又有高度的有序性和统一性。生命科学不仅仅要描述各类生物的生命现象，而且要研究从分子到生物圈的各个层次中普遍适用的内在规律。普通生物学是概括生命科学丰富内容的一个完整知识体系，是学习医学的重要基础平台。

医学生物学作为一门通论性的医学基础课程，它的任务是帮助医学生了解生命科学的全貌，并获得普遍的、规律性的生命知识。生命科学博大精深，有些知识非常古老，有些知识则很前沿。本教材对一些比较深入而重要的基础知识，在系统的框架下进行深入浅出的介绍，以利于医学生进一步学习后续的课程。

本教材将医学生物学的基础知识体系划分为五个递进的主题，除绪论外，全书分为细胞、遗传、发育、演化和生物技术五篇，共十六章，内容涵盖细胞生物学、医学遗传学、发育生物学、进化生物学、生物分类学、生态学、生物实验技术、生物工程等方面的基础内容。其中，细胞和遗传两篇是教学的主要内容，在书中占有九章的篇幅，而其余三篇则是各分为两章来进行编写。

在编写本教材的过程中，我们不仅注重对生物学基础知识的系统讲解，而且兼顾培养医学生的职业道德、医学人文素养和临床实践能力。在编写时还注意与高中生物、本科医学教育标准、执业医师资格考试、住院医师规范化培训相衔接。除正文外，各章还包括学习要求、临床讨论、知识链接、本章小结和思考题等模块，进一步强化重点、化解难点，以培养学生临床综合思维能力及解决实际问题的能力。同时，为丰富教学资源，增强教学互动，更好地满足教学需要，本教材免费配套在线学习平台（含数字教材、教学课件、图片、视频和习题集）。

本教材的编者均为来自高等医学院校具有丰富教学经验的一线教师，编写的内容主要针对医学本科各专业的实际教学需要，力求做到贴近医学教学、简明扼要和内容新颖。考虑医学生物学的学科特点、发展现状及与其他医学课程的内在联系，对现有的课程结构进行了一定的调整，希望能更好的体现医学生物学知识体系的逻辑性，更有利于教学。

作者在本教材的编写过程中得到昆明医科大学基础医学院孙俊院长的大力支持，昆明医科大学细胞生物学与医学遗传学系的老师们给予了多方面的协助，尤其是陈元晓教授审阅了全部书稿，并提出很多宝贵的修改意见，在此一并致谢。由于生物学和医

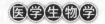

学的发展非常快，而编者的水平有限，虽殚精竭虑，但书中存在问题和错误在所难免。我们热忱欢迎广大师生和其他读者在使用本教材后能提出宝贵的意见和建议，以帮助我们在修订教材时加以改进和完善。

编　者
2016 年 3 月

目 录
CONTENTS

第一篇　细胞：生命的基本单位

第二篇　遗传：生命的编码传承

第三篇 发育：生命的高级形式

第四篇　演化：生命的时空景观

第五篇 生物技术：生命的探索利用

第一章 绪 论

我们生活的地球上遍布着各种各样的生物，展现着奇妙的生命现象。生命科学（life science）是研究生命现象和生命活动规律的科学。生命非常复杂，人类至今还不能完全把握生命的本质，但是一代又一代的不懈努力已经积累了丰硕的认识成果，正在逐渐揭开生命的神秘面纱。在21世纪，生命科学已经成为一门庞大而发展迅速的主导科学，其研究对象包括微生物、植物、真菌、动物和人；研究角度包括分类、形态、生理、病理、免疫、神经、遗传、发育、进化等；研究层次包括分子、细胞、组织、器官、个体、群体、生态环境，直至整个生物圈；学科的交叉则产生了生物化学、生物物理学、生物力学、生物数学、生物统计学、生物信息学、生物工程学、生物医学，等等。如此庞大的生命科学体系需要有一个共同的基础和核心，即普通生物学（biology），它可以为解决人们在生活、工作和研究中遇到的各种生命科学问题提供基本的概念、理论和方法。

在我们的身边，随处都是生物学知识的用武之地。马缨丹 *Lantana camara*，又名五色梅、五色绣球、七变花，马鞭草科，原产于美洲，常见于我国南方，有强烈的气味，茎枝有钩刺，人畜误食会中毒，属于最有害的十种入侵杂草之一。全年开花，花密集呈头状花序，直径约2cm，有红、橙、黄、白、粉等色。马缨丹不仅被用作观赏植物，而且具有清凉解热、活血止血的药用价值（图1-1）。

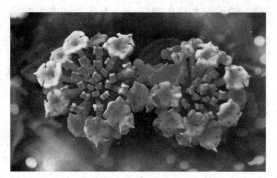

图 1-1 马缨丹花

第一节 医学与生物学

医学（medicine）是生命科学最重要的研究目标和应用领域之一，而生命科学则是医学最主要的基础和前沿。医学是关于人体疾病发生、发展和转归规律、防治疾病、保障健康与延年益寿的科学和实践。健康所系、性命相托！人的生命只有一次，医学工作者肩负着治病救人和维护生命的崇高使命，应该建立认识健康与疾病的生物学基础框架。

一、医学生物学

医学生物学（medical biology）是为医学生开设的一门基础课程。基础医学课程主要包括解剖学、组织学、胚胎学、生理学、病理学、药理学、生物化学、分子生物学、细胞生物学、遗传学、微生物学、寄生虫学和免疫学，所有这些课程都是生命科学的分科，都遵从生物学的一般规律。可见，生物学知识是医学生所不可缺少的基础。

生物学不仅是医学课程的重要基础，而且涉及医学研究的主要前沿。医学的历史表明，生物学概念和理论的建立往往对医学发展起着重要的推动作用。现代医学的发展主要是基于生命科学的发展，而未来医学的进步也将取决于不断加深对于生命的认识。医学生大多已在中学阶段打下了良好的生物学基础。进入大学以后，进一步学习医学生物学，建立生物学与医学的更深入的联系，将使今后的学习和工作受益良多。

二、人的生命

人属于高等动物。人之初只是一个受精卵细胞，经过细胞分裂和分化，逐步发育成由数百种类型的细胞组成的上皮、结缔、肌肉和神经组织，进而构成由不同的器官系统整合而成的复杂生命体。成年人的体细胞数约为30万亿，而人体微生物的总量与体细胞数相当，这些细胞及其分泌物共同构成复杂的人体生态系统。

人体的化学成分中，水占2/3以上。一个体重60kg的人大约有20L细胞内液、16L组织间液、4L血浆和淋巴液，还有唾液、消化液、尿液、汗水、关节液等组织外液。人每天大约摄入和排出2L水，水盐平衡是人体稳态调节的基础。以水为介质，人体的生命活动主要依赖于各种蛋白质的功能。我们的基因组中有两万多个蛋白质编码基因，能按需要合成各种不同活性的蛋白质，与其他分子共同完成细胞的生理活动和人体的生命过程。

人的生命需要身体各部分协同完成很多生理功能：皮肤系统负责保护和感应，消化系统吸收营养，呼吸系统交换气体，排泄系统排出代谢废物，心血管系统负责运输养分、废物、免疫细胞和激素。我们的各种运动主要是肌肉、骨骼和关节的变化，受感觉的调节。眼、耳、口、鼻可产生视觉、听觉、味觉和嗅觉，而在肌肉、骨骼、关节、肌腱、韧带和各种脏器中有大量的微感受器，可产生触觉、本体感觉和痛觉，并通过神经内分泌系统来协调身体的姿势、动作和各种生理活动。人脑还能产生知觉、意识、情感、思维等高级智能活动，使人可以认识周围的事物和自身的生命。

人属于异养生物，我们的食物来自生物，我们日常生活的环境有赖于各种生物的贡献。生物学可以使我们更好地认识自己，并用生物学知识来指导生产、保护环境和维护健康。

三、健康与疾病

健康（health）不仅是无病无伤，而且是处于一种完满自在的身心和社会状态。疾病（disease）是一定部位功能代谢或形态结构的异常改变，使得机体偏离了正常的生理状态和与环境之间的平衡。亚健康（sub‐health）是健康与疾病之间的边缘状态，无明显疾病，但机体各系统的生理功能和代谢活力降低，表现为身心疲劳、创造力下降，并伴有自感不适应症状。健康—亚健康—疾病是一个连续的过程，没有明显的界限，可以同时并存和相互转化。

现代医学对于健康和疾病的认识在不断加深，使得越来越多的患者和家庭受益，并朝着"人人享有健康"的目标而努力。现代医学已经形成了生物—心理—社会医学模式，其主体是生物医学（biomedicine），即以生命科学为主要基础的医学和以医学为主要目标的生物学。学好生物医学的基础理论、知识和技能，将有助于医学实践者理解疾病和维护健康。

第二节　生物医学的发展历程

生物医学的历史揭示了人类认识和解决各种生物医学问题的思想历程和实践积累。生物学和医学的源头都已无从考证，因为即便是低等动物，其神经系统也已经能完成某种程度的记忆和学习，从而能分辨亲属、同伴、敌害、食物和毒物。很多动物善于利用周围生物的生活习性以趋利避害，并会用一些方法来复原伤口。蚂蚁、蜜蜂和候鸟等动物则可以完成令人惊异的交流和社会行为。从某种意义上说，动物也具备某些"生物医学知识"。

一、古代生物医学

智人自二十万年前出现以来，一直在积累着生存斗争、饮食起居和生育保健等方面的经验。大约在一万年前，人学会了种植作物和饲养家畜，从而定居下来，通过学习和交流，使各种生存和劳动技能代代相传。到五千多年前，很多地域出现了最早的文明，包括中东的苏美尔楔形文字、古埃及的纸草书和历法、爱琴海文明、玛雅文明、印度文明和中华文明，这些远古文明对于生命和医药都有各具特色的领悟和传承。

在两千多年前，欧亚大陆的东、西方在认识水平上都发展到一个高峰阶段，对后世产生了深远的影响。古希腊的希波克拉底（Hippocrates）是西方的医学之祖，也是医德楷模，他认为医生对于病人，一是要救治之，二是至少不要伤害之。亚里士多德（Aristotle）被尊为生物学之父（图1-2），他教导学生要相信自己的观察，而不只是听从老师的话，他留下的大量著作成为后世广泛引用的经典。

在古代的东方有很多重要的生物医药典籍。《周易》是东方哲学的源头，提出宇宙和生命的本质在于阴阳之气的生生不息。《黄帝内经》是中医的理论基础，总结了中医的阴阳、五行、藏象、养生、病机、诊法、治则、经络等理论体系，还包含大量的解剖、生理、病理和药理知识。《诗经》中有对二百多种动植物的诗意表述，如呦呦鹿鸣，食野之蒿。《尔雅》是最早的中文百科全书，将三百多种生物注解为七类，即草、木、虫、鱼、鸟、兽、畜。《夏小正》相传是夏代的历法，记载了一年里的动植物生长繁殖、鸟类迁徙、鱼类洄游、鹿角脱换、熊的冬眠等现象。汉代成书的《神农本草经》将365种植物药列为一年中的上品、中品和下品，并奠定了药书的体例。北魏贾思勰的《齐民要术》描述了果树生苗、扦插和嫁接的方法，以及马的选育和骡的杂种优势。明代李时珍的《本草纲目》（1596年）收集了1892种药物，是药学的集大成之作。

二、近代生物医学

16世纪以后，大航海导致世界范围的物种重新分布和人口迁移增长，在欧洲引发了启蒙运动、文艺复兴和近代科学的兴起。在近代科学早期，维萨里（Vesalius）的《人体构造》（1543年）开启了解剖医学时代，哈维（Harvey）的《心血运动论》（1628年）是近代生理医学的奠基性著作。胡克（Hooke）在《显微图》（1665年）中第一次描绘的细胞（图1-3），大约九年之后，列文虎克（Leeuwenhoek）首次报道了显微镜下的活细胞和微生物。1735年，林奈（Linnaeus）的《自然系统》出版，为博物学建立了生物分类阶元和双名法。1796年，琴纳（Jenner）受东方的启发，用接种牛痘来预防天花，挽救了无数人的生命。1798年，马尔萨斯（Malthus）在《人口原理》中阐述了人口指数增长所引发的社会问题。这些近代科学的早期进展为生物学的诞生奠定了基础。

19世纪初，生物学从自然哲学和博物学中独立出来，随后建立了关于细胞、进化和遗传的三大理论，使人们对于生命的认识发生了质的转变。细胞学说（1838~1855年）第一次以细胞的概念统一了纷繁复杂的生命世界。达尔文进化论（1859年）揭示了自然选择是生物起源和物种演变的统一机制。孟德尔遗传理论（1865年）首次提出生命特征的世代传递是基于颗粒遗传因子，即基因（图1-4）。19世纪的其他生物医学成就还包括：巴斯德（Pasteur）用鹅颈瓶实验推翻了自然发生论，并研制出多种疫苗；米歇尔（Miescher）于1868年发现核酸；弗莱明（Flemming）于1878年首次描述了人染色体及有丝分裂过程；弗洛伊德（Freud）

的《梦的解析》（1899年）开创了精神分析领域。

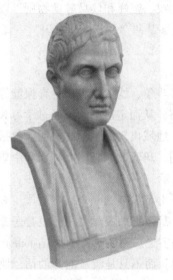 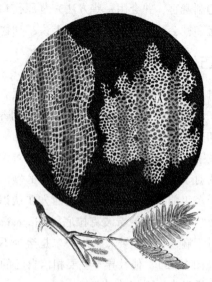

图1-2　生物学之父亚里士多德　　　图1-3　胡克于1665年首次描绘的细胞

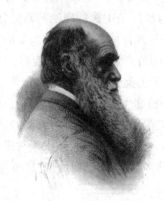 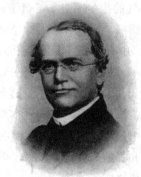

图1-4　现代生物学理论的奠基人达尔文（左）和孟德尔（右）

三、现代生物医学

　　20世纪早期，经典遗传学、生物统计学、免疫学、生理学和生物化学获得了发展。1900年重新发现孟德尔遗传定律，开启了致病基因的研究。1901年Landstainer发现ABO血型抗体，为安全输血提供了依据。1921年Banting发现胰岛素，为糖尿病患者带来福音。1926年Morgan在《基因论》中系统阐述了遗传的染色体理论。1928年Fleming发现青霉素，为医学带来抗生素革命。1935年发明的电子显微镜将人类的微观视野扩展到纳米水平。1953年Watson（沃森）和Crick（克里克）发现DNA双螺旋结构（图1-5），揭开了分子生物学革命的序幕，促使分子生物学、细胞生物学和遗传工程迅速发展起来。胰岛素是第一个完成测序（Sanger，1955年）、化学合成（中国，1965年）和基因工程生产（Beckman，1978年）的蛋白质药物。1986年Mullis发明了PCR技术，后来广泛用于生物医学各领域。1990年启动的人类基因组计划将整个生物医学带入基因组时代，并于2000年获得人类基因组全序列草图。

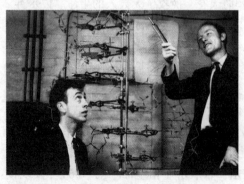

图1-5　沃森（左）和克里克（右）

21 世纪的生物医学进入大数据时代，科技日新月异，生命科学涌现出大量的研究成果，深刻影响着医学的发展，而医学的发展反过来又成为生命研究的主要动力，使得生物医学成为自然科学中发展最快和最有活力的主导学科，这在诺贝尔医学奖和化学奖中得到突出的体现（表 1-1），其中的很多生物学成果也是我们将要学习的课程内容。

表 1-1 21 世纪诺贝尔医学奖和化学奖

年度	诺贝尔医学奖	诺贝尔化学奖
2000	神经系统信号转导	导电聚合物
2001	细胞周期的关键调控因子	手性催化氢化反应
2002	发育的遗传调控；细胞的编程死亡	大分子质谱；溶液大分子 NMR
2003	磁共振成像	水通道；离子通道
2004	嗅觉受体和嗅觉系统	泛素介导蛋白质降解
2005	幽门螺杆菌与胃炎	有机合成的复分解方法
2006	RNA 干扰	真核生物的转录机制
2007	胚胎干细胞基因修饰小鼠	固体表面化学
2008	人乳头瘤病毒；人免疫缺陷病毒	绿荧光蛋白
2009	端粒和端粒酶	核糖体的结构和功能
2010	体外受精	有机合成的钯催化交联
2011	先天性免疫激活；适应性免疫提呈	准晶体
2012	分化细胞的重编程	G 蛋白偶联受体
2013	膜泡转运	复杂化学系统模型
2014	脑定位细胞	高分辨荧光显微术
2015	青蒿素和阿维菌素治疗寄生虫病	DNA 修复机制

近年来的生命科学和医学研究在个性化基因组、干细胞、非编码核酸、细胞结构和功能、表观遗传、发育机理、免疫治疗、微生物代谢、生态系统可持续利用、合成生物学、神经科学、基因组医学、系统医学等领域取得一系列突破，为人类的未来发展带来无限的可能性。

 知识链接

精准医学

精准医学（precision medicine）是近年提出的新型医学概念和医疗模式，针对个人基因、环境和生活方式的差异，通过基因组、蛋白质组等组学技术和医学前沿技术，对大样本人群和特定疾病进行生物标记物的分析鉴定，精确找出病因和治疗靶点，并对疾病状态和过程进行精确分类，最终用精密仪器对特定患者进行个体化的精准治疗。精准医学重视疾病的深度特征和治疗的高度精准，是对人、病、药深度认识基础上形成的高水平医疗。

精准医疗体系是现代科技与传统医学的融合创新，精准将体现在医疗的各个方面。精准诊断将越来越多地依靠基因组测序等组学技术，例如，将来可能只需要呼口气就能检测早期肺癌。精准外科将整合传统经验、先进技术和精密仪器，如 3D 打印和术前模拟可以减少手术时间和提高成功率。精准药物将针对疾病主因的精确缺陷来抑制功能紊乱和恢复健康，而基因检测有助于确定用药的疗效和副作用。智能手机将用于侦测呼吸、心跳、血压、血糖等生理指标，所得大数据的分析可找到最适合的健康生活方式。随着测序成本的下降、各种标志物的出现和计算能力的大幅提升，通过 DNA 测序找到关键病因，精准用药，为病人定制独特的医疗方案，这个构想将成为现实。

第三节　生命的基本概念

生命是什么？古往今来的很多学者都试图用简单明确的定义来概括复杂多变的生命。亚里士多德认为，生命是躯体与灵魂的结合，有自己摄取营养和生灭变化的能力。黑格尔将生命看作是整个对立面的结合和自然所达到的最高的存在。恩格斯指出生命是蛋白体的运动方式。艾根提出生命的判据是自我复制、变异选择和代谢熵减。美国宇航局将生命定义为自我维持的化学系统，并能进行达尔文进化。

生命的魅力不仅在于生命现象的丰富多彩，而且在于内在机制的高度统一。从最简单的细菌到最复杂的人类，所有生物都拥有某些共同的生命特征。生物学就是要通过认识各种生命现象来把握生命的基本特征，探讨生命活动的一般规律，最终揭示生命的本质。随着生命科学的不断进步，我们需要重新思考生命的基本概念和共同特征，从而不断完善认知生命的科学框架。

一、生命活动由核酸和蛋白质主导

从化学角度来看，所有生命活动都是在分子水平上运行的。各种生物分子的相互协作，共同建立了新陈代谢、生殖遗传、生长发育和适应进化的生命系统。其中，核酸和蛋白质以特有的遗传信息编码、表达和催化功能，在各种生命活动中发挥着主导作用。

核酸包括 DNA 和 RNA，是遗传信息的载体，在生物体的遗传变异和蛋白质合成中具有重要的信息编码作用。核酸的单体是核苷酸，由五碳糖、磷酸和碱基组成，遗传信息就贮存在不同碱基的排列顺序中。目前已经测定了上万物种的基因组 DNA 序列，科学家们正在为解读大量核酸序列中蕴藏的遗传信息而忙碌着。

蛋白质是由氨基酸以肽键连接而成，是生物体中含量最丰富的有机物，也是各种生命活动的主要承担者，可以说，一切生命活动都离不开蛋白质。人类基因组编码数万种蛋白质，承担着结构、催化、物质运输、能量转换、信息传递、免疫等功能。

目前已经解析了很多核酸和蛋白质的结构、功能和生物医学机制（图 1-6）。我们在讨论生物体的各种结构和功能时，将以核酸和蛋白质为主要的分子基础。

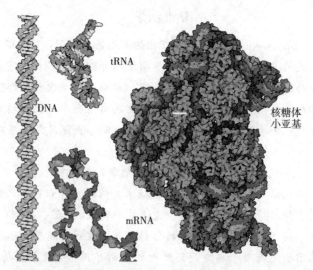

图 1-6　DNA、tRNA、mRNA 片段和核糖体小亚基的分子模型

二、生命系统以细胞为基本单位

生物体绝非只是化学物质的简单堆砌。各种生物分子只有按照一定的形式组装成细胞，

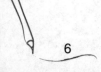

才能完成完整的生命过程。细胞是所有生物结构和功能的基本单位，即便是亚细胞水平的病毒，也只有在细胞内才能实现复制。生殖道支原体（*Mycoplasma genitalium*）是可培养的最小细胞，其基因组DNA编码480种蛋白质（图1-7）。

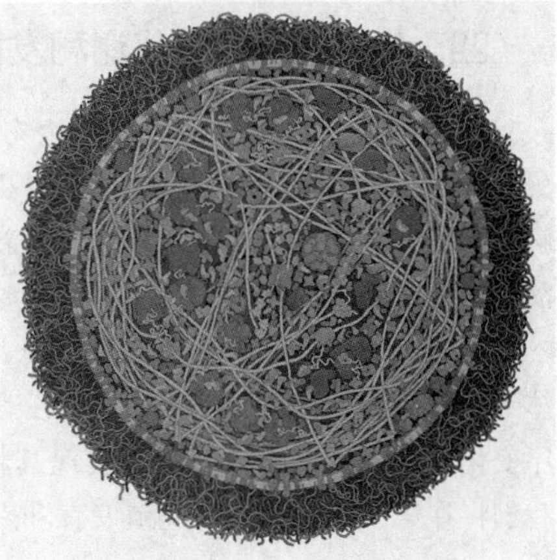

人体是一个庞大的"细胞城"，数以万亿计的细胞各自执行着既定的功能，因此，了解人体细胞是认识人体生命的基础。本书第一篇将分五章介绍人体细胞的基本结构、物质运输、能量转换、信息传递，以及细胞的增殖、分化和衰亡等生命历程。

三、生命的延续依靠生殖和遗传

图1-7　生殖道支原体

活细胞看起来是如此微小脆弱而复杂多变，却已经在地球上持续繁衍了30多亿年。生物个体都将走向死亡，而地球上的生命却一直存在，可见生殖是物种延续的基本环节。最早的生殖方式是无性生殖，又称为克隆，后代与亲本的遗传信息几乎完全相同。后来出现了有性生殖，使得生殖细胞可以发生遗传物质的重组，后代可以在保持物种特性的基础上发生多种多样的变异。

遗传学（genetics）是关于生物的遗传和变异的科学。遗传原指各种生物的亲代与子代相似的现象，变异则是指同种个体之间的差异，这些相似和不同受基因组控制（图1-8）。随着研究的深入，遗传学已从遗传和变异现象的描述转变成围绕基因和基因组的科学，在整个生命科学中居于核心位置。一方面，DNA可以按照碱基互补原则进行准确复制，从而保证遗传信息的稳定传递；另一方面，DNA可以发生突变和重组，改变遗传信息，从而使生命程序发生变化，产生生物多样性、遗传病、生物进化等现象。我们将在第二篇中用四章来介绍遗传学基础、人类遗传、遗传病和遗传医学。

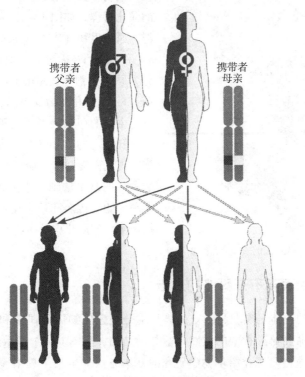

携带者父亲　携带者母亲

图1-8　等位基因的遗传

四、生命的程序在代谢和发育中实现

新陈代谢（metabolism）是指生物体与周围环境不断进行物质和能量交换，从而实现自我更新的过程。同化作用指机体从外界摄取营养和能量以构建自身；异化作用则是自身物质分解和能量释放的过程。细胞和机体在新陈代谢的基础上进行着精密的信息传递，以维持生命活动的稳定、协调和秩序。

当机体的同化作用大于异化作用，就会表现出生长现象，即细胞的增大和数量增加。机体细胞的生长、分裂和分化还导致发育（development），即多细胞机体结构和功能的一系列有序变化。发育是多细胞生物体实现其物种遗传程序的过程，是生命的高级形式（图 1 - 9）。我们将在第三篇讨论人的生殖发育和发育缺陷。

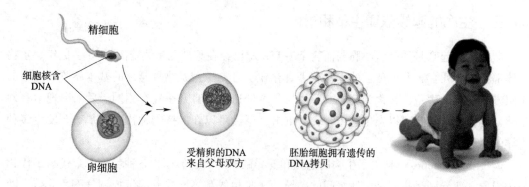

图 1 - 9　生殖和发育

五、生命的机制在进化中建立和发展

所有的生物都是亿万年长期进化的结果。正如生物学家 Dobzhansky 所说，若无进化之光，生命将毫无意义（nothing in biology makes sense except under the light of evolution）。生命的历史就是生物从无到有，从少到多，从低效到精致的演化过程。如图 1 - 10 为生物演化的主要类群。原核生物（Prokaryota）分为细菌（Bacteria）和古菌（Archaea）；真核生物（Eukaryota）分为原生生物（Protista）、植物（Plantae）、真菌（Fungi）和动物（Animalia）。

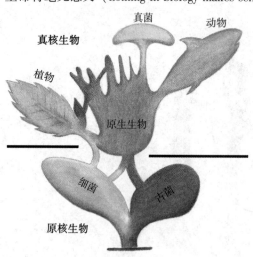

图 1 - 10　生物演化的主要类群

生物的存在从来不是孤立的，一切生物都离不开特定的生存环境。古代有天人合一的思想，现代科学则将生命视为地球整体的一部分。生物界的基本法则寓于生物与环境之间的物质循环、能量转换和信息交流。我们将在第四篇探讨生物的演化史及生物与环境的相互作用。

六、生命的探索离不开科技的进步

现代生命科学的主体是实验科学。生物技术是当代生物医学研究和技术发展的主要内容，是人类探索生命奥秘过程中的实践和智慧的结晶，如图 1 - 11 所示的植入前诊断技术。我们将在第五篇中通过简要介绍生物学研究的基本方法和生物工程来展示生物科技对现代医学的影响。

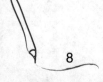

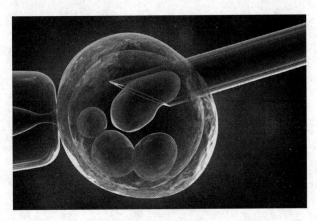

图 1-11 植入前诊断

 本章小结

　　生命科学是关于生命现象和生命活动规律的科学，是一个庞大的科学体系。生物学是生命科学各领域的基础和核心。医学是生物学最重要的应用领域。医学生物学是医学专业课程的生物学基础。生物医学经历了从古代到近代再到现代的漫长发展史，积累了丰富的经验知识和研究成果，已成为自然科学发展的主导学科。当代生物医学以基因组学和信息技术的快速发展为背景，取得了一系列的新突破，为人类发展带来了无限的可能性。生物表现出各不相同的生命现象，但是所有生命现象都具有一些共同的生命特征：生命活动都由核酸和蛋白质主导；生命系统都以细胞为基本单位；生命延续都依靠遗传信息；生命程序都在代谢和发育中实现；生命机制都是在进化中建立和发展起来的。对于生命的深入探索得益于科技的不断进步。

 思考题

1. 生命的基本概念包括哪些方面？

2. 生物学和医学的关系如何，为什么医学生必须掌握生物学基础知识和技能？

3. 为什么很多诺贝尔医学奖和化学奖都授予生物学的研究成果？

（张　闻）

第一篇

细胞：生命的基本单位

细胞是自然界最神奇的创造，是生命之本。生命从细胞开始，生命离不开细胞。离开细胞，就没有神奇的生命乐章，更没有地球上瑰丽的生命画卷。细胞是一切生命的基础，细胞不仅构建了所有的生物个体，而且实现了所有的生命过程。因此，生物世界的所有现象和规律都可以从细胞的角度来加以认识，所有的生命问题都要到细胞中去寻找答案。

细胞作为基本生命系统，值得每个人去了解，以形成对生命和我们自身的科学认识。然而，在很长的历史时期里，人们并不知道细胞的存在。在 17 世纪，当科学家最初用显微镜看到细胞时，并不清楚细胞的作用和意义。直到 19 世纪，细胞学说的建立才使人们认识到细胞是生命的统一基础。现代细胞生物学的建立和发展，在生命科学体系中起到承上启下的关键作用。21 世纪以来，有关细胞基因组的大量新知识在不断加深着人们对于生命的理解。

人的生命始于单细胞的受精卵，到成年已经拥有几十万亿的体细胞，而寄生在人体的微生物细胞则更多。在人体这个巨型生态系统中，每个细胞都很复杂。事实上，即便是最简单的支原体细胞，也已经复杂到让人难以理解的程度。可见，揭示活细胞的运行机制是生物学的巨大挑战，也是认识生命的根本。繁忙的细胞生命活动涉及各种分子之间环环相扣的相互作用，形成复杂而巧妙的反应链和代谢网，导致物质、能量、信息的有序流动和不断转化，就像上演一出连续而变化莫测的情景剧。

本篇包括五章，分别讨论细胞的结构（第二章）、物质运输（第三章）、能量转换（第四章）、信息传递（第五章）和生命历程（第六章）。

第二章 细胞的结构

地球上形形色色的生物都是由细胞构成。细胞的形态多种多样，大小不一，都是与细胞的功能相适应的。人和动物的大多数细胞的直径为 10～100μm。卵细胞是人体中最大的细胞，肉眼勉强可见。支原体是最小的细胞，直径约 0.3μm。单个细胞大多呈圆形或圆盘形，如卵细胞、红细胞。上皮细胞呈扁平形，肌肉细胞为纺锤形，神经细胞为星芒状。神经细胞的胞体直径通常为数十微米，但从胞体发出的神经纤维最长却可超过一米，这与其传导功能相适应。

第一节 原核细胞和真核细胞

根据细胞的进化特征，可将所有的细胞划分为原核细胞（prokaryotic cell）和真核细胞（eukaryotic cell）两大类型。原核细胞体积小，结构简单，有完整的细胞膜，但没有真正的细胞核，缺乏核膜和膜相细胞器。常见的原核细胞有支原体、真细菌、放线菌和蓝藻。

支原体（mycoplasma）是目前发现的能在培养基中生存的最小和最简单的生物，其直径不足 0.3μm。支原体具有完整的细胞膜，但没有细胞壁，遗传物质为环状双链 DNA，很多支原体与临床关系非常密切，如肺炎支原体和生殖道支原体等。

细菌（bacteria）在自然界中分布广泛（图 2-1）。细菌体积较小，具有与真核细胞类似的质膜。质膜外有一层坚固的细胞壁，厚度为 10～25nm，主要由蛋白质和多糖组成，具有维持细胞形态和保护作用。

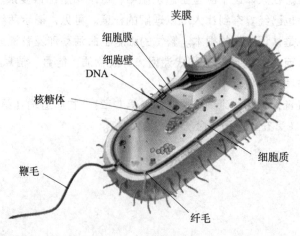

图 2-1 细菌的结构

细菌细胞内含有 DNA 区域，但没有核膜包围，称为拟核（nucleoid）。细菌的 DNA 为环状双链，不与组蛋白结合。许多细菌除了基因组 DNA 外，还有一些小的环状 DNA，称为质粒（plasmid）。质粒 DNA 长度为 1000～30000 个碱基对（base pair，bp），能进行自我复制，其编码的蛋白质具有对抗生素不敏感等作用。

原核细胞发展进化形成真核细胞。真核细胞的核物质外出现了双层核膜，将细胞核与细胞质分隔开，在细胞质中形成了复杂的内膜系统和多种细胞器（图 2-2）。

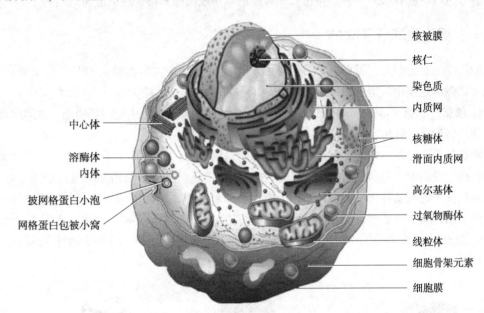

图 2-2　动物细胞的结构

虽然真核细胞与原核细胞有着基本的共同特征，但是真核细胞比原核细胞更复杂精细，两者存在明显差异（表 2-1）。本篇主要讨论真核细胞，尤其是人的细胞。

表 2-1　原核细胞与真核细胞的主要区别

	原核细胞	真核细胞
类型	细菌、古菌	原生生物、植物、真菌、动物
细胞大小	0.3～10μm	3～100μm
细胞核	没有真正的细胞核	由核膜、核仁、核质和染色质组成
细胞膜	不含胆固醇	含胆固醇
细胞器	通常没有细胞器（除核糖体外）	有线粒体、内质网、溶酶体等细胞器
细胞壁成分	肽聚糖为主	纤维素为主
核糖体	70S（由 50S 和 30S 两个亚基组成）	80S（由 60S 和 40S 两个亚基组成）
染色体	仅有一条裸露双链 DNA	有多条染色体，DNA 与蛋白质结合
DNA	环状，存在于细胞质中	线状，存在于细胞核中
核外 DNA	有的细胞有质粒	有线粒体 DNA 和叶绿体 DNA
转录和翻译	转录和翻译都在细胞质中进行	在细胞核中转录，在细胞质中翻译
内膜系统	无	复杂
细胞骨架	简单	复杂
细胞分裂	二分裂	通常为有丝分裂和减数分裂
细胞组织	主要是单细胞生物，不形成组织	多细胞生物体可形成组织

第二节 细胞膜和细胞表面

细胞膜又称质膜（plasma membrane），是围绕在细胞最外层的一层界膜。它将细胞质与环境分隔开，使细胞有一个相对独立而稳定的内环境，在细胞进行物质运输、能量转换及信息传递等过程中起着十分重要的作用。如果膜的结构或功能异常，就可能引发疾病。

一、细胞膜的分子成分

细胞膜主要由脂类、蛋白质和糖类组成。不同种类的细胞生物膜的组分比例差异很大。但在大多数细胞膜中，脂质约占50%，蛋白质占40%~50%，糖类占2%~10%。

1. 膜脂 膜脂（membrane lipid）是组成生物膜的基本成分，主要包括磷脂、胆固醇及糖脂，其中磷脂含量最多。

磷脂是膜脂的基本成分，包括甘油磷脂和鞘磷脂两类，占膜脂含量的50%以上。甘油磷脂包括磷脂酰胆碱（卵磷脂）、磷脂酰丝氨酸、磷脂酰乙醇胺和磷脂酰肌醇等。如图2-3所示，磷脂分子的主要特征是：①具有一个极性头部和两个非极性尾部，但存在于线粒体内膜和某些细菌质膜上的心磷脂具有4个非极性尾部；②脂肪酸链的碳为偶数，多数碳链由16个、18个或20个碳原子组成；③除饱和脂肪酸（如软脂酸）外，还常含有不饱和脂肪酸（如油酸）。

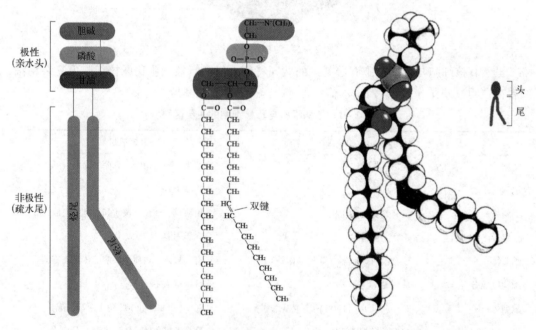

图2-3 磷脂酰胆碱分子的结构

A. 分子结构示意图；B. 结构式；C. 空间结构模型；D. 空间结构符号

胆固醇存在于真核细胞膜上，其含量一般不超过膜脂总量的1/3。胆固醇在调节膜的流动性、增加膜的稳定性，以及降低水溶性物质的通透性等方面具有重要作用。细菌质膜不含胆固醇，但某些细菌的膜脂中含有甘油酯等中性脂类。

糖脂普遍存在于原核细胞和真核细胞的质膜上，其含量不到膜脂总量的5%，但神经细胞膜的糖脂含量较高，占5%~10%。目前已发现40余种糖脂，不同细胞膜所含糖脂的种类不同。

2. 膜蛋白 生物膜的另一主要组成成分是蛋白质。能直接或间接地与生物膜的脂双层结合的蛋白质统称为膜蛋白（membrane protein），其含量和种类与膜的功能正相关。根据蛋白质与膜脂的结合方式及在膜中的分布位置，膜蛋白可分为膜整合蛋白、脂锚定蛋白及外周蛋白三大类型（图2-4）。

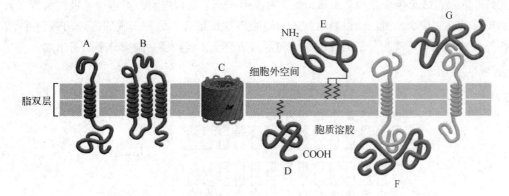

图2-4 膜蛋白与脂双层结合的几种方式

整合蛋白（integral protein）又称内在蛋白，占膜蛋白总量的70%~80%。许多整合蛋白是兼性分子，通过非极性氨基酸直接与膜脂双层的疏水区相互作用而嵌入膜内。跨膜蛋白与脂双层结合牢固。整合蛋白的多肽链可穿膜一次或多次，故这种蛋白又称为跨膜蛋白（transmembrane protein）或镶嵌蛋白（mosaic protein）。

外周蛋白（peripheral protein）又称附着蛋白或周边蛋白，一般占膜蛋白总量的20%~30%。它们常常通过静电作用、离子键、氢键与膜脂的极性头部或通过与膜内在蛋白亲水部分相互作用而与膜结合。周边蛋白主要分布在膜的内表面，为水溶性蛋白质。

脂锚定蛋白（lipid - anchored protein）又称脂连接蛋白（lipid - linked protein），它们通过共价键与脂分子结合，位于脂双层的内外两侧。

3. 膜糖类 真核细胞膜的外表面都有糖类，占膜总量的1%~10%。糖类以各种形式连接在膜蛋白或膜脂分子上，以糖蛋白或糖脂的形式存在，在质膜外表面形成细胞外被（cell coat）。在动物和人体细胞膜上的糖类主要有葡萄糖、半乳糖、甘露糖、岩藻糖、半乳糖胺、葡萄糖胺及唾液酸。

二、细胞膜的分子结构模型

为阐明生物膜的分子结构，科学家们提出了多种不同的生物膜分子结构模型。

1. 片层结构模型 1935年，Danielli和Davson提出了第一个细胞膜分子结构模型，称为片层结构模型（lamella structure model）（图2-5）。他们认为，细胞膜中央是由双层脂质分子组成，蛋白质以静电作用与脂质分子相吸附，分布在内外两侧面。脂质分子的亲水性头部朝向膜的内外两侧，而疏水的非极性尾部则尾尾相对埋在膜中央。

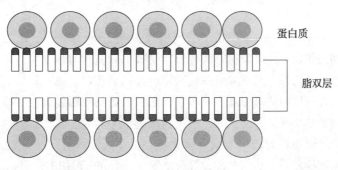

图2-5 片层结构模型

2. 单位膜模型 1959 年，Robertson 利用透射电子显微镜观察了细胞膜和细胞内膜，发现生物膜均呈现清晰的"两暗夹一明"的三层结构，内外为电子密度深的暗层，中间为电子密度浅的明层，于是提出了单位膜模型（unit membrane model）（图 2－6）。暗层厚度约 2nm，明层约 3.5nm，故单位膜厚约 7.5nm。他认为磷脂双分子层构成膜的主体，其极性头部向外，疏水尾部埋在膜中央。蛋白质以静电方式与磷脂极性端结合，分布于膜的内外两侧，并指出其内外致密层相当于磷脂分子的极性头部和蛋白质分子，浅染层是脂质分子的疏水端。

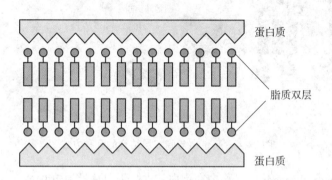

蛋白质

脂质双层

蛋白质

图 2－6　单位膜结构模型

3. 液态镶嵌模型 1972 年，Singer 和 Nicolson 提出液态镶嵌模型（fluid mosaic model）（图 2－7），认为生物膜是球形蛋白质和脂质二维排列的液态体，膜中的各种成分不是静止不动的，而是具有流动性的；有的蛋白质分布在膜的表面，有的蛋白质则全部或部分地嵌于磷脂双分子层中。该模型强调了膜的流动性和膜结构的不对称性，被人们广泛接受。但液态镶嵌模型不能合理的解释具有流动性的质膜在变化过程中怎样保持膜结构的相对完整和稳定，以及蛋白质分子对脂质分子流动性的控制作用以及膜各部分流动的不均匀性等。

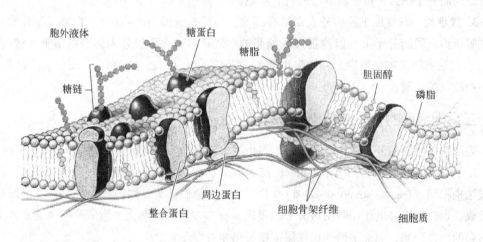

胞外液体　　糖蛋白　　糖脂

糖链　　　　　　　　　　　　胆固醇

磷脂

周边蛋白

整合蛋白　　细胞骨架纤维　　细胞质

图 2－7　液态镶嵌模型

4. 脂筏模型 1988 年，Simon 提出了脂筏模型（lipid raft model），认为生物膜上胆固醇形成的有序脂相如同脂筏一样载着执行某种特定功能的膜蛋白（图 2－8）。脂筏是富含胆固醇和鞘磷脂的质膜微结构域，其中聚集一些特定种类的膜蛋白，是一种动态结构，位于质膜的外侧。脂筏可能在内质网或高尔基体上形成，然后转运到细胞膜上。有些脂筏可不同程度地与膜下细胞骨架蛋白交联。目前认为，脂筏与细胞信号转导、蛋白质分选、物质跨膜运输及病原微生物侵染等密切相关。

由于生物膜的结构复杂，功能多样，目前仍没有一个完善通用的模型。

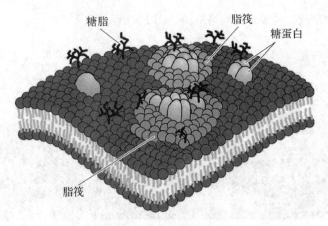

图 2 - 8　脂筏模型

三、细胞表面

电镜下可见细胞膜的外表面具有大量的绒毛状或细丝状结构，主要由糖蛋白和糖脂组成，称为细胞外被，又称为糖萼。

细胞膜下是一层含有高浓度蛋白质的黏稠状液体物质，称为胞质溶胶（cytosol）。胞质溶胶中含有较多的微丝和微管，具有抗张强度，对于维持细胞形态、极性及调节膜蛋白的分布和运动十分重要。

细胞外被、胞质溶胶与细胞膜共同构成一个多功能复合结构，称为细胞表面（cell surface）（图 2 - 9）。动植物细胞间的连接结构、细胞表面的特化结构、细菌与植物细胞的细胞壁都是细胞表面的组成部分。

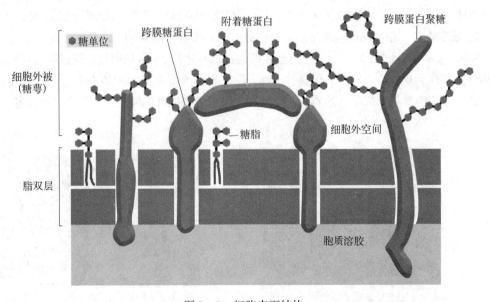

图 2 - 9　细胞表面结构

细胞表面除了具有保护作用外，还与细胞识别、细胞连接、物质能量交换、信息传递、细胞形态、细胞运动以及细胞增殖等密切相关。与细胞行使的功能相适应，细胞膜常与膜下的细胞骨架系统相互联系，形成细胞表面的一些特化结构，如变形足、皱褶、微绒毛、纤毛、鞭毛等。

四、细胞外基质

细胞外基质（extracellular matrix）是分布于细胞外空间的非细胞性物质，主要由细胞分泌的蛋白质和多糖组成，构成纤维网络结构（图 2 - 10）。

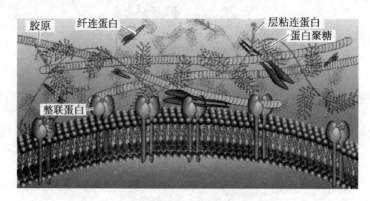

图 2 - 10　细胞外基质

近来的研究表明，细胞外基质的成分复杂多样，不仅在组织中或组织之间起支持作用，还可控制细胞增殖分化、转移迁徙、通讯联络、识别黏着等多种生命活动。

五、细胞连接

邻近细胞之间在细胞表面接触区域形成的连接特化结构，称为细胞连接（cell junction）。它对细胞间的机械连接，维持细胞的完整性，调控细胞间的物质交换、信息传递和代谢活动发挥重要作用。根据结构和功能的差异，细胞连接分成多种不同的类型（图 2 - 11）。

1. 紧密连接　并行排列的相邻细胞的质膜紧靠在一起，形成闭锁区域，中间没有空隙，称为紧密连接（tight junction）。这种连接方式黏着牢固，细胞不易分开，主要起封闭作用，阻止大分子物质在细胞间隙自由通过，保证物质转运的方向性，有利于细胞对物质的选择吸收，维护了体内环境的相对稳定。紧密连接多见于消化道、膀胱、脑毛细血管等上皮组织的上皮细胞间。

2. 锚定连接　相邻细胞间通过形似铆钉的结构，将两个细胞铆接在一起，称为锚定连接（anchoring junction）（图 2 - 12）。锚定连接的连接处有宽约 25nm 的间隙。锚定连接在机体组织内普遍存在，皮肤、心肌、消化道、子宫、阴道等处的上皮细胞间尤为丰富。锚定连接将细胞连接到细胞骨架上或胞外基质上，使细胞共同承受和抵御机械张力，维持结构稳定。

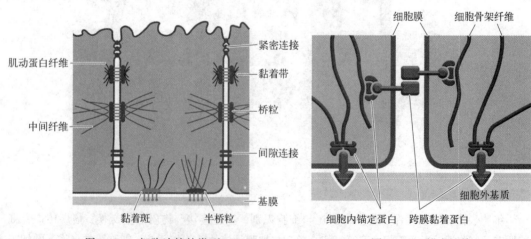

图 2 - 11　细胞连接的类型　　　　　　　图 2 - 12　锚定连接

根据参与连接的细胞骨架纤维类型和锚定部位差异，锚定连接分为两大类：与肌动蛋白纤维连接的称为黏着连接（adhering junction）；与中间纤维连接的称为桥粒（desmosome）。存在于细胞与细胞之间的桥粒称为点状桥粒，存在于上皮细胞与基底膜之间的桥粒称为半桥粒

(hemidesmosome)。

3. 通信连接　细胞间通过通信连接（communicating junction）的方式保持化学信号和电信号的联系，维持细胞协调与合作。通信连接包括间隙连接（gap junction）和化学突触（chemical synapse）两类。

间隙连接是人和动物组织中最广泛的连接形式，在相邻细胞质膜间有 2～4nm 的间隙，由连接子组成（图 2-13）。每个连接子由细胞膜上的六个柱状蛋白组成中空孔道，相邻细胞膜的连接子跨细胞间隙对合连接，形成沟通细胞的通道。成百上千的连接子对集结成盘状的间接连接区域。

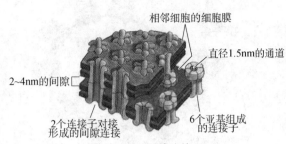

图 2-13　间隙连接

突触是神经元之间或神经肌肉细胞之间的特异性接头。通过神经递质完成细胞间的神经冲动传导。

第三节　细　胞　质

细胞质是细胞膜和细胞核之间的部分。真核细胞的细胞质中存在许多具有一定形态结构和特定功能的细胞器（organelle），包括由膜相结构组成的内膜系统以及细胞骨架系统。这些细胞器约占细胞质的一半体积，其余的物质称为细胞质基质（cytoplasmic matrix）。

一、核糖体

核糖体（ribosome）普遍存在于原核细胞和真核细胞内，是细胞内蛋白质合成的场所。真核细胞内的核糖体，有的附着在内质网膜和外层核膜上，称为附着核糖体，有的游离在细胞质基质中，称为游离核糖体。

1. 核糖体的化学成分　核糖体由 rRNA 和蛋白质组成，故又称为核糖核蛋白颗粒。原核细胞和真核细胞的核糖体在大小和化学组成上有较大差异。原核细胞核糖体为 70S，由 3 种 rRNA（5S rRNA、16S rRNA、23S rRNA）和约 52 种蛋白质组成。真核细胞核糖体为 80S，由 4 种 rRNA（5S rRNA、5.8S rRNA、18S rRNA、28S rRNA）和约 82 种蛋白质组成（但线粒体内的核糖体为 55S）。

2. 核糖体的结构　核糖体由大亚基和小亚基构成。真核细胞核糖体的大亚基为 60S，含有 3 条 rRNA（5S rRNA、5.8S rRNA、28S rRNA）和 49 种蛋白质，略呈圆锥形，中央有一中央管，为新生多肽链释放的通道。小亚基为 40S，由一条 18S rRNA 和 33 种蛋白质构成。小亚基与大亚基结合形成完整的核糖体，在大、小亚基的结合面上有一条供 mRNA 穿行的通道。mRNA 将几个至几十个核糖体串联在一起，形成多核糖体（polyribosome），完成蛋白质的合成（图 2-14）。

3. 核糖体与蛋白质合成　核糖体是细胞内蛋白质合成的场所。核糖体上有多个与蛋白质合成密切相关的功能部位，如 mRNA 结合位点、A 位、P 位、E 位等，与 mRNA、tRNA、起始因子、延长因子、终止因子及释放因子等相结合。小亚基将 mRNA 结合到核糖体上，并稳定 mRNA 与核糖体的结合，还提供部分 tRNA 的结合部位。大亚基的作用包括：提供 tRNA 的结合位；催化肽链延伸；提供能量；提供生长肽链的容纳和释放通道（蛋白质合成详见第五章第三节）。

在附着核糖体和游离核糖体上合成的蛋白质不同。游离核糖体主要是构成细胞自身所必需的结构蛋白和酶蛋白，以及血红蛋白、肌动蛋白和肌球蛋白等。附着核糖体上合成的蛋白质主要是分泌蛋白，如抗体、肽类激素及酶类等。

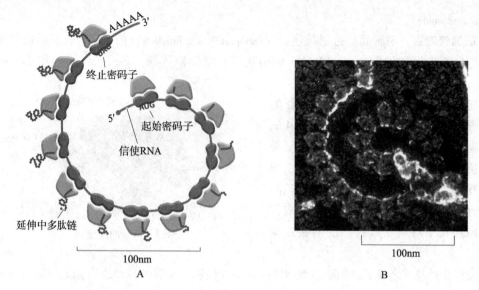

图 2 - 14　多核糖体模式图和透射电镜照片

二、内膜系统

内膜系统（endomembrane system）是真核细胞的特有结构，是细胞质中在结构和功能上有一定联系的膜相结构的总称，由内质网、高尔基体、溶酶体、过氧化物酶体、核膜及膜性转运小泡等组成。

1. 内质网　1945 年，Porter 等在电镜下观察体外培养的小鼠成纤维细胞时，发现在细胞质的内质区域有网状结构，故称为内质网（endoplasmic reticulum，ER）。内质网是由一层单位膜组成的管状、泡状和囊状的结构，相互连接形成一个连续的膜性管道系统，其内腔是相通的（图 2 - 15）。内质网既可以与核膜外层相连，也可以向外延伸与质膜的内褶部分相连。内质网在真核细胞的细胞质内广泛存在，除成熟红细胞外，几乎所有真核细胞都有内质网。根据 ER 膜表面有无核糖体附着，内质网可分为糙面内质网（rough endoplasmic reticulum，RER）和光面内质网（smooth endoplasmic reticulum，SER）两类。

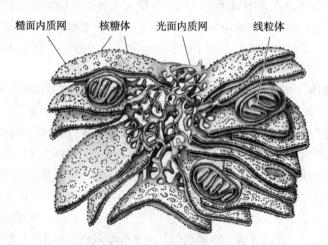

图 2 - 15　内质网的形态结构

（1）糙面内质网　膜上附着有大量核糖体的糙面内质网多为排列较整齐的扁囊状结构，少数为管状和泡状。RER 一般在蛋白质分泌功能旺盛的细胞中较发达，而在未分化细胞和肿瘤细胞中较少。RER 上合成的蛋白质主要是外输性蛋白或分泌蛋白、膜受体与膜抗原蛋白，以及定位于高尔基体、光面内质网、溶酶体和自身的蛋白质。

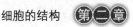

在 RER 上合成的蛋白质进入内质网腔后可发生多种修饰，主要是糖基化，即寡糖与蛋白质共价结合形成糖蛋白，其他还有羟基化、酰基化、形成二硫键。在 RER 合成的蛋白质大部分都要进行糖基化，而在游离核糖体上合成的蛋白质则不进行糖基化。

RER 腔中存在某些蛋白质，对进入 ER 腔的多肽链进行正确折叠与装配。经过正确加工修饰的蛋白质才能通过 ER 膜的出芽形式被包裹成转运小泡，运输到高尔基体。

（2）光面内质网　无核糖体附着的内质网称为光面内质网。SER 由彼此连通的小管或小泡组成，在一些特化的细胞如肝细胞、肌细胞及肾上腺皮质细胞中很丰富。

SER 最重要的功能之一是合成脂类，SER 合成了细胞所需的几乎全部脂类物质。SER 还含有酶系，合成类固醇激素。

SER 参与肝细胞的解毒作用。肝细胞的 SER 含有参与解毒的各种酶系，能将进入肝细胞内的有毒有害物质分解而排出体外。

SER 参与肝细胞中的糖原分解。肝细胞的 SER 含有葡萄糖 - 6 - 磷酸酶，通过催化葡萄糖 -6 -磷酸去磷酸化，使其透过脂质双层膜，释放到血液中。

SER 参与肌细胞的收缩。肌细胞中的 SER 特化为肌质网，通过 Ca^{2+} 通道和 Ca^{2+} 泵调节肌细胞的 Ca^{2+} 浓度，调控肌肉的收缩和舒张。

2. 高尔基体　1898 年，意大利解剖学家和病理学家 Can Golgi 在光镜下研究银染的猫头鹰的神经细胞时，发现了一种细胞质内的结构，后来在脊椎动物的各种细胞内都证实存在，于是将其命名为高尔基体（Golgi apparatus），又称为高尔基复合体（Golgi complex）。

（1）高尔基体的化学组成　高尔基体主要由蛋白质和脂类组成，如大鼠肝细胞的高尔基体约含 60% 蛋白质和 40% 脂类。高尔基体的蛋白质含量低于内质网膜，含多种酶，如糖基转移酶、磺基 - 糖基转移酶、磷脂酶、糖苷酶等，其中糖基转移酶被认为是高尔基体的标志酶。

（2）高尔基体的结构　电镜观察表明，高尔基体是膜性网状系统，由一些排列较整齐的扁平膜囊组成，在结构和功能上表现出明显的极性，分为顺面、反面和中间高尔基网（图 2 - 16）。

顺面高尔基网（cis-Golgi network，CGN）又叫形成面或未成熟面，靠近内质网，是内质网来源的膜性运输小泡融合的部位。

反面高尔基网（trans-Golgi network，TGN）又称成熟面或分泌面，常与一些未成熟的分泌泡相连，朝向细胞膜。一些成熟的分泌泡可分布在反面高尔基网周围。

中间高尔基网位于顺面高尔基网与反面高尔基网之间，通常由 3 ~ 8 层扁平膜泡组成，其囊腔互相连通。中间高尔基网又可分为顺面膜囊、中间膜囊及反面膜囊三个区域。

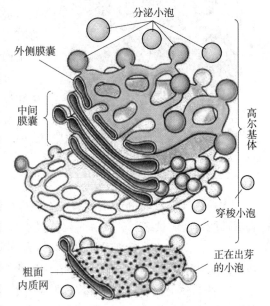

图 2 - 16　高尔基体的结构

（3）高尔基体的功能　高尔基体的主要功能是将内质网合成的蛋白质进行加工、包装，然后分门别类地运输到细胞的特定部位或分泌到细胞外。分泌蛋白在糙面内质网上合成后运输到高尔基体，经过加工修饰，再进入分泌泡，最后分泌到胞外。

高尔基体进行蛋白质的糖基化修饰：细胞分泌的蛋白质大多为糖蛋白，内质网腔合成的寡糖蛋白须在高尔基体内进一步进行糖基化的加工修饰。

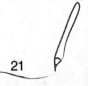

高尔基体参与蛋白质的分选过程：中间高尔基网的 3 个区域的不同囊膜含有不同的酶，对糖蛋白进行依次加工修饰，然后被分送到特定靶部位。

高尔基体参与细胞膜相结构的转化：从内质网芽生的小泡与顺面高尔基网融合，再成为中间高尔基网的膜，反面高尔基网不断地以出芽方式形成溶酶体或分泌泡，后者移向细胞膜并与之融合。同时，细胞膜又能通过胞吞作用回收膜到胞内，这种膜流使膜相结构的成分不断得到补充和更新。

3. 溶酶体 1955 年，Christian Duve 在鼠肝细胞中发现了一种膜性细胞器，其内含多种水解酶，能消化各种有机大分子物质，故命名为溶酶体（lysosome）。溶酶体是由一层单位膜围成的圆形或卵圆形的囊状小体，内含 60 多种水解酶，包括蛋白酶、核酸酶、磷酸酶、糖苷酶及溶菌酶类，其中酸性磷酸酶是溶酶体的标志酶。

溶酶体可分为初级溶酶体、次级溶酶体和终末溶酶体。初级溶酶体是由反面高尔基网出芽形成，其内含有酸性水解酶但无作用底物的溶酶体。次级溶酶体是初级溶酶体与作用底物结合后形成的溶酶体。底物可以是来自细胞外的细菌异物，形成异噬溶酶体，或底物是细胞内衰老破损的细胞器及细胞内含物，形成自噬溶酶体。在溶酶体的末期，由于酶活力下降，一些底物不能被彻底消化而残留在溶酶体内，形成终末溶酶体或残余体。有的残余体可通过胞吐作用排到细胞外，但有的残留在细胞内。

溶酶体是细胞内的消化性细胞器，主要功能是消化分解有机大分子物质，供给细胞营养。溶酶体能将细胞内的外源性和内源性的大分子物质分解为可溶性的小分子物质，释放到细胞质内被重新利用。对清除衰老病变细胞成分，除去入侵细菌病毒，维持细胞正常功能发挥重要作用。

4. 过氧化物酶体 过氧化物酶体（peroxisome）又称微体，1954 年由 Rhodin 首次在小鼠的肾小管上皮细胞中发现。过氧化物酶体由一层单位膜包裹形成，呈圆形或卵圆形，直径 0.5μm。其内常含有由尿酸氧化形成的电子密度较高、排列规则的晶格结构（图 2-17）。

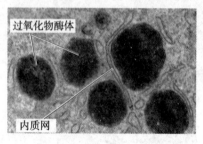

图 2-17 鼠肝细胞中的过氧化物酶体

过氧化物酶体含 40 多种酶，包括氧化酶、过氧化酶和过氧化氢酶（标志酶），其中尿酸氧化酶的含量极高。过氧化物酶体可起到解毒作用，调节细胞内的氧浓度，以及参与脂肪酸氧化、含氮物质的代谢。

三、线粒体

线粒体（mitochondrion）是真核细胞进行细胞氧化和能量转换的重要场所。人体细胞生命活动所需的能量绝大多数由线粒体提供（详见第四章）。线粒体直径为 0.5～1μm，长为 1.5～3μm，通常在光镜下看到的线粒体为短线状或颗粒状。线粒体的数量在不同细胞中差异很大，从几十个到成千上万，一般在细胞代谢旺盛的需能部位，线粒体分布较多。

1. 线粒体的化学组成 线粒体主要由蛋白质和脂类组成，蛋白质占线粒体干重的 65%～70%，脂类占 25%～30%，大部分是磷脂。线粒体含有很多酶系，目前已确认线粒体有 140 多种酶，是含酶最多的细胞器。此外，线粒体还含有 DNA、RNA、核糖体、多种辅酶、维生素及各类无机离子。

2. 线粒体的结构 电镜下观察到的线粒体是由两层单位膜组成的封闭囊状结构，由外膜、内膜、膜间腔及基质组成（图 2-18）。

外膜是包围在线粒体最外面的一层单位膜，平整光滑，厚约 6nm。外膜的蛋白质与脂类比例约为 1:1。膜上有排列整齐的由孔蛋白（porin）组成的筒状圆柱体，中央小孔直径 2～

3nm，ATP、NAD、辅酶 A 等 1kDa 以下的小分子可自由通过。

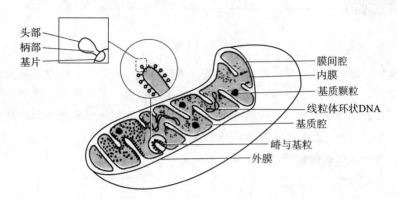

图 2-18　线粒体的结构

内膜厚约 4.5nm，蛋白质与脂类比例为 4:1。内膜向内折叠形成许多嵴（cristae），嵴内的间隙叫嵴内腔（intracristal space），嵴的形态和数目依细胞种类和生理状况不同而异。

在内膜和嵴的内表面上，分布着许多 ATP 酶复合体（ATPase complex），又称为基粒。每个线粒体有数万个基粒，每个基粒由头、柄和基片三部分组成（图 2-18）。头部是可溶性 ATP 酶，又称为 F_1 因子，是 ATP 合成的场所，头部上方有一个 ATP 酶的天然抑制剂，它能在正常生理条件下起调节作用。柄部是对寡霉素敏感的蛋白质 OSCP。基片是嵌入线粒体内膜的疏水蛋白质，称为 F_0 因子。

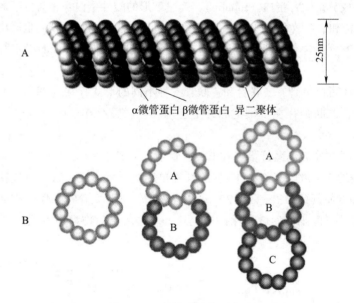

图 2-19　微管的结构和类型

膜间腔是线粒体内外膜之间的腔隙，又叫外室或外腔，与嵴内腔相通，宽 6～8nm，其内含有许多可溶性酶类、底物及辅助因子。

线粒体基质是由内膜包围形成的空间，又称内室或内腔，其内充满了与线粒体功能密切相关的物质，如各种蛋白质、脂类和多种酶，以及线粒体 DNA、RNA、核糖体等。

3. 线粒体的半自主性　线粒体是人和动物细胞唯一含有核外遗传物质、有自己的遗传密码及蛋白质翻译系统的细胞器（见第八章）。线粒体中可有一至几个线粒体 DNA（mitochondrion DNA，mtDNA）。人类的 mtDNA 含 16569 个碱基对，为一条环状双链的 DNA 分子，能在线粒体中复制、转录和翻译，但维持线粒体结构和功能所需的大量蛋白质由核基因编码，因而将线粒体称为半自主性细胞器。

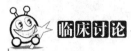

临床讨论

线粒体与肿瘤

临床案例　在人原发性肝癌细胞中，线粒体肿胀成大液泡状，嵴数目减少；鼠肝癌细胞线粒体比正常肝细胞少一半。在几乎所有肿瘤细胞中，线粒体都表现为嵴数目减少并呈泡状，细胞呼吸能力减弱。而衰老细胞中线粒体的氧化呼吸能力减弱，线粒体的数目也明显减少。因此，线粒体是细胞病理学检测细胞病变的重要指标之一。

问题　为什么肿瘤细胞的细胞呼吸能力减弱？

四、细胞骨架

真核细胞的细胞质中存在由蛋白质纤维构成的复杂立体网架体系，称为细胞骨架（cytoskeleton）。广义的细胞骨架包括细胞核骨架、细胞质骨架、细胞膜骨架及细胞外基质；但通常所指的是狭义的细胞骨架，即细胞质中由微管、微丝及中间纤维组成的网络体系。

1. 微管　微管（microtubule）是一种中空的圆柱状结构，由13根原纤维围绕形成微管壁，内径15nm，外径约25nm，管壁厚约5nm（图2-19A）。微管长度变化很大，在绝大多数细胞中仅几微米长，但在神经元中可长达几厘米。

微管的主要成分是微管蛋白（tubulin），为呈球形的酸性蛋白，相对分子质量均为55000，包括α-微管蛋白和β-微管蛋白，α-微管蛋白和β-微管蛋白一般在胞质中结合成异二聚体形式。此外，微管还含有微管结合蛋白，参与微管组装、维持微管的稳定和与其他骨架纤维间的连接。

微管在细胞中可以单管、二联管和三联管三种不同的形式存在（图2-19B）。单管主要分布在细胞质中；二联管存在于鞭毛和纤毛杆部；三联管存在于中心粒以及鞭毛和纤毛的基体。

微管的组装首先是α-微管蛋白和β-微管蛋白形成长8nm的αβ异二聚体，然后由二聚体排列成直径约5nm的原纤维，13根原纤维再围绕形成一段微管。通过新的二聚体不断地加到微管的端点使其延长（图2-20）。研究表明，某些微管特异性药物如秋水仙素可导致微管解聚，而紫杉醇则能使微管保持稳定状态。这两类药物都因可阻断细胞分裂而具有抑癌作用。

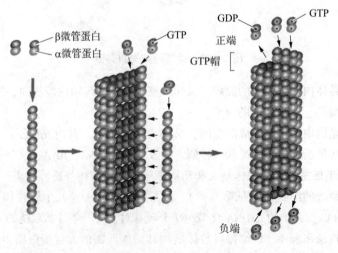

图2-20　微管的体外组装

微管在细胞中构成立体网状支架,维持细胞的形态,固定细胞器;参与细胞器的胞内移动和染色体的定向移动;参与细胞内大分子物质的运输;参与细胞内的信号传递;参与中心粒、纤毛及鞭毛的形成,参与细胞的收缩与变形运动。

2. 微丝 微丝(microfilament)又叫肌动蛋白纤维,普遍存在于真核细胞内。微丝是一种实心的细丝状结构,直径约7nm,常成群或成束分布于细胞质中,长短变化大,在运动的细胞和形态不对称的细胞中分布丰富。

微丝的主要化学成分是肌动蛋白(actin),相对分子质量为43000。肌动蛋白单位的外观呈哑铃状,具有Mg^{2+}、K^+、Na^+等阳离子和ATP/ADP结合位点。肌动蛋白分三类:α-肌动蛋白为横纹肌、心肌、血管平滑肌及肠道平滑肌细胞所特有;β-肌动蛋白和γ-肌动蛋白分布于所有肌细胞和非肌细胞中。

微丝组装需要先由几个肌动蛋白形成核心结构,之后肌动蛋白单位可加在核心的两端,使之延长。两端的延伸速度不等,速度快的一端为正(+)端,延伸慢的一端为负(-)端。组装由ATP供能,无机离子(Mg^{2+}、K^+、Na^+)参与。

微丝是细胞骨架的一部分,可维持细胞形态,参与肌肉收缩、细胞运动、细胞质流动、细胞吞噬作用及细胞分裂,并参与受精及细胞内的信息传递。研究证明,某些微丝特异性药物如细胞松弛素B可抑制各种微丝参与的运动,而鬼笔环肽则能使微丝保持稳定状态。

3. 中间纤维 在哺乳动物的平滑肌细胞中发现一种直径约10nm的纤维,其粗细介于平滑肌细胞的粗肌丝和细肌丝之间,故被称为中间纤维(intermediate filament)。中间纤维的种类很多,成分复杂,现在已知有角蛋白纤维、结蛋白纤维、波形蛋白纤维、神经元纤维和神经胶质纤维五类,分布于不同组织和细胞中。

某些中间纤维的组装是由两个蛋白单体形成双股螺旋二聚体,两个二聚体反向平行形成四聚体,两根四聚体形成原纤维,八根原纤维缠绕成中间纤维(图2-21)。

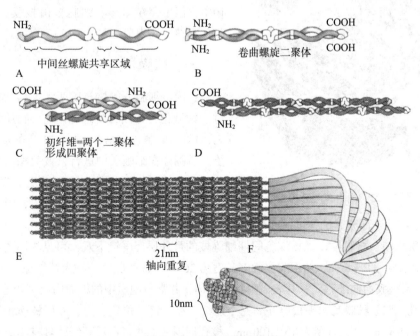

图2-21 中间纤维的组装

中间纤维是细胞完整网架支撑系统的重要部分,为细胞提供机械支持,参与细胞的定位和固定;参与肌肉细胞分化和形态发生;参与物质的定向运输及细胞内的信息传递;参与mRNA的运输,影响DNA的复制和转录。

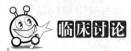

细胞骨架与神经系统疾病

临床案例 细胞骨架异常与许多神经系统疾病相关，如阿尔兹海默病（Alzheimer's disease，AD）。患者脑神经元中存在大量损伤的扭曲变形的微管和大量损伤的中间纤维，并存在高度磷酸化的 Tau 蛋白积累。在 AD 患者中存在神经原纤维缠结，帕金森病（Parkinson's disease）患者的神经细胞内存在包涵体，都是由于神经纤维蛋白亚基的异常磷酸化导致。检查羊水细胞中胶质纤维蛋白和神经丝蛋白的存在，可以诊断胎儿中枢神经系统是否畸形。

问题 细胞骨架与神经细胞的生理功能和病理过程有哪些联系？

第四节 细 胞 核

细胞核（cell nucleus）是真核细胞中遗传物质储存的重要场所，是控制整个细胞生命活动的中枢。细胞核的主要功能是储存并传递遗传信息，对 DNA 复制和 RNA 的转录起决定性作用，并通过指导蛋白质的合成控制细胞的形态与功能特征，从而影响细胞的代谢、生长、分化和繁殖，在细胞生命活动中具有重要作用。细胞核指导遗传信息传递的过程见第五章第三节。

细胞核大多数为单个，呈球形或卵圆形，常位于细胞中央。细胞核约占细胞总体积的 5% ~ 10%，但也存在差异。细胞核由核膜、染色质、核仁和核基质组成（图 2 - 22）。

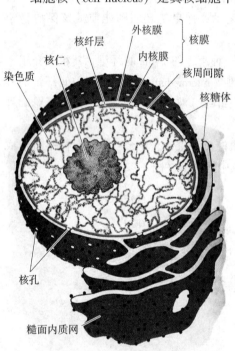

图 2 - 22 细胞核的结构

一、核膜

核膜将细胞分成核与质两大结构功能区，通过"区域化"作用，将细胞内遗传物质集中于核内，DNA 复制、RNA 转录与加工在核内进行，蛋白质翻译在细胞质中进行，彼此相对独立，避免相互干扰，使细胞的生命活动更有序地进行。有人认为核膜是由内质网衍生而成，因此核膜是细胞内膜系统的一部分。核膜包括内、外（双层）核膜、核孔、核纤层等部分。

1. 双层核膜 核膜位于真核细胞间期细胞核的最外层。电镜下观察可见核膜由两层单位膜构成，每层膜厚 7 ~ 8nm，两层膜之间有一宽为 20 ~ 40nm 的腔隙，称为核周隙（perinuclear space）。外层核膜面向细胞质，其表面附有核糖体，并常与胞质中的糙面内质网相连。

2. 核孔 双层核膜互相平行但并非完全连续，在一定的位置，内、外层核膜相互融合形成核孔（nuclear pore），直径为 40 ~ 100nm。核孔周围被一些蛋白质环绕，具有相对独立的复杂结构，称为核孔复合体（nuclear pore complex）。

关于核孔复合体的结构，目前常采用捕鱼笼式（fish - trap）模型（图 2 - 23）。该模型认为，核孔复合体主要由 4 部分组成。①胞质环（cytoplasmic ring），位于核孔边缘的胞质面，与核外膜相连，其上连有 8 个胞质颗粒和 8 条短的胞质纤维，对称分布，伸向细胞质。②核质环（nuclear ring），位于核孔边缘的核质面，与核内膜相连，其上对称地连有 8 条细长的篮形纤维，伸向核质 50 ~ 70nm 处，形成笼形结构，在纤维末端形成一个直径为 60nm 的小环，这样，核质面的核孔复合体就像一个捕鱼笼式结构，称为核篮（nuclear basket）。③辐（spoke），由核孔边缘伸向中心，呈辐射状八重对称。④中央栓（central plug），位于核孔中心，呈颗粒状或棒状，推测它在核质交换中起一定的作用。

核孔是核质之间物质交换及大分子进出的主要通道。核孔在核膜上的密度一般为 35 ~ 65 个/μm^2，一个典型的哺乳动物细胞核膜上有 3000 ~ 4000 个核孔。细胞核的核孔复合体的数目和分布形式差异较大，转录功能活跃、合成功能旺盛的细胞，其核孔数目较多。

3. 核纤层 在细胞核内核膜内层下，有一层由许多纤维蛋白质丝构成的纤维网络结构，称为核纤层（nuclear lamina）。主要由核纤层蛋白 A、B、C 组成，嵌入核膜内层类脂双分子层中，在核内与核基质相连，在核外与中间纤维相连，为核膜及染色质提供了支架结构，并在有丝分裂中核膜的消失和重建中发挥重要作用。

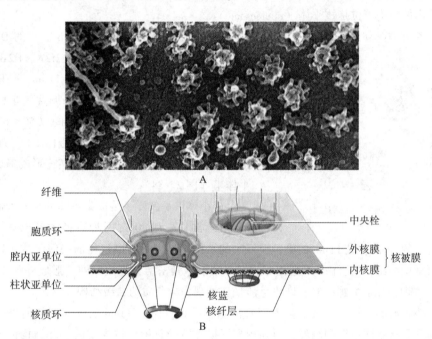

图 2 - 23 核孔复合体的扫描电镜照片（A）和模式图（B）

二、染色质

染色质（chromatin）是间期细胞核中能被碱性染料着色的物质。当细胞进入有丝分裂时，染色质高度螺旋化折叠盘曲成短棒状的染色体（chromosome）；待细胞回复间期，染色体又解旋为疏松的染色质。因此，染色质和染色体是可以相互转变的同一物质在细胞周期的不同阶段的不同形态结构。

1. 常染色质和异染色质 真核细胞间期核的染色质按其形态特征、螺旋折叠程度及染色性能不同，分为常染色质（euchromatin）和异染色质（heterochromatin）。常染色质是间期细胞核内处于相对伸展状态、着色浅、多位于细胞核中央的染色质纤维。异染色质是间期核中呈高度螺旋化、盘曲折叠较紧密的染色质纤维，着色深，多分布于核的外周。由于异染色质高度螺旋缠绕、折叠，功能上处于不转录或转录活性很低的静止状态。一般来说，转录功能越活跃的细胞常染色质所占比例越大；专一性程度越高的细胞异染色质所占的比例越大。

2. 染色质的化学组成 染色质的主要化学成分为 DNA 和组蛋白（histone），二者含量之比近于 1:1，此外还含有非组蛋白和少量 RNA。其中 DNA 与组蛋白含量极为稳定，非组蛋白与 RNA 含量则随细胞生理状态不同而变化。

（1）DNA 是染色质的重要成分，携带大量的遗传信息，含量稳定。

（2）组蛋白为富含带正电荷的赖氨酸和精氨酸的碱性蛋白质，可与 DNA 紧密结合。一般将组蛋白分为 H1、H2A、H2B、H3 和 H4 五种类型。除 H1 外，其他四种组蛋白没有种属和组织特异性，在进化上十分保守，尤以 H3 和 H4 最为保守。在细胞的不同代谢时期，组蛋白的含量都很稳定。

（3）非组蛋白为富含带负电荷的天冬氨酸和谷氨酸的酸性氨基酸，可与特异的 DNA 序列结合。

（4）RNA 在染色质中含量很少，大部分为新合成的 tRNA、rRNA 及 mRNA 前体，即不均一核 RNA（heterogenous nuclear RNA，hnRNA），还有少量相对分子质量低的核内小分子 RNA（small nuclear RNA，snRNA）。

3. 染色质的结构　1974 年，Kornberg 等根据染色质的酶切降解和电镜照片观察，提出染色质最基本的结构单位是核小体（nucleosome）。

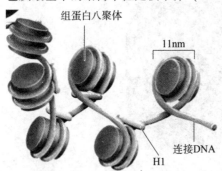
组蛋白八聚体
11nm
连接DNA
H1

图 2 - 24　核小体结构模型

核小体由八聚体核心和 200bp 左右的 DNA 分子组成，八聚体核心颗粒由组蛋白 H2A、H2B、H3 和 H4 各两分子组成。核小体直径约 11nm，呈扁圆形的球状体。大约 140bp 的 DNA 分子缠绕组蛋白八聚体颗粒 1.75 圈，两个相邻核小体之间以 50～60bp 的连接 DNA（linker DNA）相连。组蛋白 H1 与连接 DNA 结合，稳定核小体结构。核小体相连形成串珠状的核小体串（图 2 - 24）。

核小体串是怎样组装成染色体的呢？人们在电镜下观察到 11nm 和 30nm 两种直径的染色质纤维。核小体串直径约 11nm，是 11nm 的染色质纤维的结构基础，此为染色体的一级结构。进而由核小体串再螺旋缠绕，组蛋白 H1 把相邻的 6 个核小体紧密结合围成一圈，形成外径 30nm、内径 10nm、螺距 11nm 的螺线管，即染色质丝，可视为染色质的二级结构。

关于染色质的一级、二级结构人们看法基本一致，但从 30nm 的螺线管如何进一步组装成染色体，具有不同模型和解释，得到较多证据支持的是染色体支架放射环结构模型，认为 30nm 的螺线管折叠成无数的襻环锚定在染色体纵轴中央的非组蛋白支架上，每 18 个襻环以染色体支架为轴心呈放射状平面排列，形成微带，大约 10^6 微带沿轴心支架纵向排列，构建成染色单体（chromatid）。人染色体的结构和类型见第八章。

三、核仁

在光镜下，真核细胞间期核中可见明显的单一或多个均质的球形小体，即核仁（nucleolus）。核仁的大小、形状和数目随细胞种类或生理状态的不同而变化，蛋白质合成旺盛的细胞（如腺细胞、卵细胞）中核仁较大，而不具蛋白质合成能力的细胞（如精子和肌细胞）其核仁不明显或不存在。

1. 核仁的组分　电镜下，可观察到核仁没有界膜包围，主要由三种基本组分组成。

（1）纤维中心　呈较浅的低电子密度的圆形结构小岛，主要由数条染色体上伸出的 DNA 襻环组成。一般认为这是 rRNA 基因的所在。

（2）致密纤维组分　是核仁亚微结构中电子密度最高的部分，呈环形或半月形包围纤维中心。这个区域是 rRNA 基因活跃转录成 rRNA 分子的地方。

（3）颗粒组分　由直径 15～20nm 的核糖核蛋白前体颗粒构成，是处于不同阶段的核糖体亚单位的前体颗粒。

人类的 rRNA 基因分别位于 13 号、14 号、15 号、21 号、22 5 对染色体上，这 10 条含有 rRNA 基因的区段以襻环形式集结在核仁中，而每一襻环上成串排列的 rRNA 基因叫作一个核仁组织区，是合成 rRNA 的模板 rDNA。

2. 核仁周期　核仁是一个高度动态的结构，在有丝分裂过程中表现出周期性的解体与重建，这种周期性的变化称为核仁周期。当细胞进入分裂期时，随着染色质的凝集，含 rRNA 基因的 DNA 襻环逐渐缩回至相应的染色体，纤维区和颗粒区均匀分散于核质中，核仁逐渐缩小直至消失。细胞分裂完毕后，在刚诞生的子代细胞中，染色体上含 rRNA 基因的区段重新松解和伸展，在这些 DNA 襻环周围又组建新的核仁。

3. 核仁的功能　核仁的主要功能是核糖体的生物发生，包括 rRNA 合成、加工和核糖体亚单位的装配。按照纤维中心→致密纤维组分→颗粒组分的顺序，完成核糖体的装配过程（图 2-25）。最后，18S rRNA 和 33 种蛋白质组成 40S 小亚基，28S rRNA、5.8S rRNA 和 49 种蛋白质，与核仁外染色质转录的 5S rRNA 结合，组装成 60S 大亚基前体。这两种大小亚基经过核孔运送至细胞质，在蛋白质合成时装配成核糖体。所以在真核细胞中，核仁完成核糖体亚基的组装，在一定程度上控制着蛋白质合成。

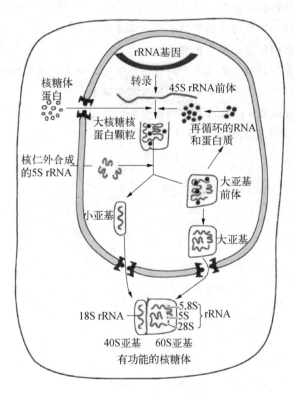

图 2-25　核仁在 rRNA 转录与核糖体装配中的作用

四、核基质

细胞核内除去核膜、染色质、核仁、DNA、组蛋白和 RNA 后，核内存在的一个以纤维蛋白为主的网架，称为核基质（nuclear matrix），又称为核骨架（nuclear skeleton）。广义的核骨架包括核基质、核纤层及染色体骨架（chromosome scaffold）。

核基质的成分复杂，主要成分是纤维蛋白，含量可达 90% 以上，并含有少量 RNA。不同类型或不同生理状态的细胞其细胞核骨架成分可能有极大差别。核基质为细胞核内各种结构提供了一个结构支架，与 DNA 复制和转录有关，还与染色体构建和病毒复制有关。

本章小结

细胞是大多数生物最基本的生命结构和功能单位。根据其特征，可分为原核细胞和真核细胞。细胞膜由脂质、蛋白质组成，表面分布有糖链。细胞膜的结构普遍接受的是液态镶嵌模型和脂筏模型。细胞质中分布着多种细胞器。线粒体是细胞氧化呼吸的场所，是细胞的能量供应站。内质网是合成蛋白质和脂类的细胞器。高尔基体完成蛋白质的加工修饰与运输过程。溶酶体是细胞的消化场所。这些膜相细胞器组成细胞内的复杂内膜系统，实现区域化功能。细胞质中的核糖体是蛋白质合成场所。细胞骨架由微管、微丝和中间纤维组成，完成细胞内支架和运动功能。细胞核的出现是原核细胞进化到真核细胞的飞跃。细胞核中的遗传物质，通过转录翻译控制着细胞蛋白质的合成和细胞生命活动。

 思考题

1. 原核细胞与真核细胞的区别是什么？
2. 真核细胞中哪些细胞器与蛋白质的合成加工分泌有关？
3. 真核细胞的膜性细胞器之间有何相关性？
4. 怎么理解细胞骨架的概念与意义？核骨架与胞质骨架有何相关性？
5. 真核细胞核出现的意义是什么？与细胞质有何联系？
6. 核仁由哪几部分组成？核仁在细胞周期中如何变化？
7. 简述 DNA 形成染色体的压缩组装过程。

（郑　多）

第三章 细胞的物质运输

活细胞不断与周围环境进行物质交换。细胞膜的存在不仅为细胞设立了一道屏障，而且其选择通透性既能为细胞提供相对稳定的环境，又能保障细胞对营养物质的摄取、代谢废物的排出和细胞内离子浓度的调节。物质的穿膜运输和膜泡运输对细胞的生存及细胞执行生理功能都至关重要。

真核细胞内的物质运输和分配是一个十分繁忙和有序的过程。蛋白质的合成起始于细胞质中的核糖体，其后的命运取决于新生肽链上的氨基酸序列，在氨基酸序列中包含有分选信号的，被靶向运输（膜泡转运和蛋白质易位）到细胞的特定部位；没有分选信号的新生肽成为细胞质中的蛋白质。

第一节 被 动 运 输

被动运输（passive transport）是指物质顺浓度梯度穿膜的运输，是小分子和离子通过细胞膜的主要方式。物质从高浓度一侧向低浓度一侧的扩散，不需要消耗细胞的代谢能。由于细胞膜的磷脂双分子层的中间部分是疏水性结构，绝大多数极性小分子和离子是不易透过细胞膜的。因此，虽然以被动运输形式通过细胞膜的物质和分子大小有关，但更重要的取决于分子的脂溶性和带电程度。脂溶性越强和带电越弱的小分子，通常越容易穿过细胞膜。

一、简单扩散

简单扩散（simple diffusion）是一种被动运输，物质在穿膜中既没有消耗细胞的代谢能，也没有膜蛋白的帮助，只要物质在膜两侧保持一定的浓度差即可进行运输。一些脂溶性物质如苯、醇、甾类激素以及气体分子如 O_2、CO_2 和 N_2 等能进行简单扩散，其扩散所需要的动力来自物质的浓度梯度。一些极性小分子如 H_2O、尿素、甘油等，因为它们不带电荷，分子很小，也能以简单扩散的形式穿膜。水很特殊，虽然水分子不溶于脂质，并且具有极性，但因其分子小，借膜脂运动产生的间隙也可以自由透过细胞膜。简单扩散的溶质扩散速率与膜两侧的溶质浓度差成正比。

二、易化扩散

有些物质尽管在膜的两侧存在浓度差，但也不能单纯地穿过膜的脂双层。物质的带电性是限制其简单扩散的一个重要的因素，带电的物质通常与水结合形成一个水合的外壳，在增加自身体积的同时，还大大降低了其脂溶性。因此，带电荷的分子和离子，无论多小都不能以简单扩散的形式穿膜。而较大的不带电荷的极性分子如葡萄糖、氨基酸及核苷酸等更难以直接穿越膜的脂双层，必须借助膜转运蛋白（membrane transport protein）的帮助才能够穿膜。在细胞膜上镶嵌有膜转运蛋白，其一是通道蛋白（channel protein），能形成贯穿细胞膜的亲水通道，允许大小和带电合适的物质顺浓度梯度或顺电化学梯度过膜，其作用似"隧道"。另一种膜转运蛋白是载体蛋白（carrier protein），具有高度特异性，能与所运输的物质特异性结合，并通过自身构象的变化转运物质过膜，其作用似"船"，当被转运物到达目的地后，就解除结合同时"卸货"，可见这种结合是临时性的。各种离子及极性分子借助膜转运蛋白的帮助顺浓度梯度或顺电化学梯度的运输称为易化扩散（facilitated diffusion）。易化扩散也不需要消耗代谢能，与简单扩散同属被动运输。

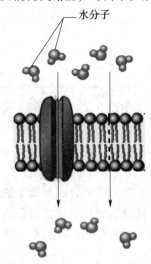

水分子

图3-1 水分子从水通道过膜（左箭头），也能以简单扩散方式过膜（右箭头）

1. 水通道 单个水分子可以直接穿过膜的脂双层进行简单扩散，也可以通过水通道进行易化扩散。水孔蛋白（aquaporin）是位于细胞膜上的通道蛋白，它构成持续开放的水通道，能够选择性地让水分子通过。水通道的孔径非常狭窄，其构型仅能使水分子通过，并帮助水分子旋转，使水分子以适当角度穿越狭窄的通道。水孔蛋白的作用是减少水跨膜运动的阻力，使细胞间水分子迁移的速度加快（图3-1）。

2. 离子通道 离子通道（ion channel）是一类跨膜的通道蛋白，其中心可形成亲水性通道，对特定的离子具有高度的亲合力，瞬间能完成大量离子从膜的高浓度侧向低浓度侧的转运。借助离子通道，一些离子如 Na^+、K^+、Ca^{2+}、Mg^{2+}、Cl^- 等均能快速穿膜。由于离子通过时只是借"通道"穿膜，并不与通道蛋白结合，所以离子通道扩散比载体蛋白介导的运输速度快1000倍，一个开放的离子通道每秒钟可转运 $10^7 \sim 10^8$ 个离子。但这种"通道"也有选择性，只允许相应的离子通过。

离子通道可分为非门控离子通道（non - gated channel）和门控离子通道（gated channel）。前者不受控制，持续开放，相应的离子可以随时进出细胞。后者能像闸门一样开启或关闭。闸门的开和关实际上是通道蛋白发生构象变化造成的，闸门开放时间极短暂（数毫秒），瞬间开放随后立即关闭。闸门的开闭受三种因素调控：配体、膜电位和应力。

（1）配体门控通道（ligand - gated channel） 这类通道的开和关受配体控制。例如，乙酰胆碱受体阳离子通道，配体是乙酰胆碱，受体是通道蛋白。当乙酰胆碱与乙酰胆碱受体结合时，通道蛋白的构象发生改变，开启阳离子通道，Na^+ 等迅速流入细胞。这种通道开放的时间极短，配体与受体解离，通道蛋白恢复原来构象，闸门随即关闭。

（2）电压门控通道（voltage - gated channel） 这类通道的开和关受膜电位的变化控制。正常情况下，膜两侧的电位差是外正内负，即外侧是正离子的浓度高，内侧是负离子的浓度高，膜通道处于关闭状态；膜电位改变，电压门控通道构象发生变化，闸门打开，特定离子瞬间从高浓度向低浓度大量流入。等电位差恢复，闸门快速自动关闭。

（3）应力激活通道（stress - activated channel） 这种通道的打开是通过一种力的作用。例如，内耳听觉毛细胞的离子通道就是通过感应声波的震动来调节通道蛋白的构象，从而开启通道，离子进入听觉毛细胞，产生电信号，并且从听觉毛细胞传递到听觉神经，然后传递到脑。

3. 营养载体 营养载体是镶嵌在细胞膜上的一类载体蛋白（carrier protein），营养载体转运物质有以下几个特点：①高度专一性，一种营养载体只转运一种物质，例如葡萄糖载体

（glucose carrier）只介导葡萄糖的运输，不帮助与葡萄糖结构类似的其他糖类的运输。②通过营养载体的构象发生可逆性变化实现转运。③饱和性，营养载体转运的速率在一定限度内同物质的浓度差成正比，但由于营养载体的数量相对恒定，当所有的营养载体的结合部位都被占据而处于饱和状态时，转运速率达到最大值。在这种情况下，即使膜两侧的浓度差很显著，转运速率也不会再加快。

葡萄糖是通过营养载体进行易化扩散的典型实例。动物细胞从细胞外液吸收葡萄糖时，由于细胞外液中葡萄糖浓度高，在葡萄糖载体的帮助下，将细胞外液中的葡萄糖转运到细胞内。转运时，首先葡萄糖载体在非胞质面暴露出葡萄糖的结合位点，当葡萄糖与葡萄糖载体结合后，葡萄糖载体的构象发生改变，将葡萄糖的结合位点转向胞质面，此时的葡萄糖与载体结合的亲合力降低，从而将葡萄糖释放到细胞内。当葡萄糖被释放后，营养载体又恢复到原来的构象，进行下一轮循环。由于葡萄糖一旦被细胞吸收很快就被代谢，因此细胞内葡萄糖浓度始终低于细胞外，这使葡萄糖载体的转运方向始终是从细胞外向细胞内。肝细胞可以合成葡萄糖并将它释放至血流中去，肝细胞营养载体对葡萄糖转运的方向则是从细胞内向细胞外。

第二节 主动运输

扩散是物质从高浓度向低浓度方向的运输，趋向于细胞内外的浓度达到平衡。事实上，某些物质特别是一些离子在细胞内外的浓度差别很大，如人红细胞内的 K^+ 浓度为血浆中的 30 倍，而 Na^+ 浓度却比血浆低 13 倍，但 K^+ 仍由血浆进入红细胞，Na^+ 则由红细胞运到血浆中。这种浓度差的存在，说明细胞具有逆浓度梯度或逆电化学梯度运输物质的机制，这就是主动运输（active transport）。主动运输是物质逆浓度梯度或逆电化学梯度的运输，需要耗能。协助物质主动运输的膜转运蛋白是载体蛋白，因此载体蛋白可以介导被动运输和主动运输，而通道蛋白只介导被动运输。主动运输对于维持细胞的正常生理功能至少有三个方面的作用：一是保证细胞或细胞器从周围环境或表面中摄取营养物质，即使这些营养物质在周围环境或表面的浓度极低；二是能够"主动"将一些代谢废物排出细胞外，即使这些物质在细胞外的浓度比细胞内的浓度要高很多；三是建立和维持细胞和环境之间的离子浓度梯度或电化学梯度，这对于细胞的生存和行使功能至关重要。

一、ATP 驱动泵

ATP 驱动泵是通过分解 ATP，主动转运物质的载体蛋白。参与主动运输的载体蛋白通常称为泵（pump），这意味着它们能够利用能量做功。泵本身具有 ATP 酶的活性，通过 ATP 水解所释放的能量来完成物质的主动转运。因此，将转运 Na^+、K^+ 的钠钾泵称为 Na^+，K^+ - ATP 酶；将转运 Ca^{2+} 的钙泵称为 Ca^{2+} - ATP 酶；将转运 H^+ 的质子泵称为 H^+ - ATP 酶，以此类推。

1. 钠钾泵 钠钾泵具有载体和酶的双重活性，它的两种构象分别与 Na^+ 和 K^+ 有着不同的亲合力。钠钾泵属于 P 型 ATP 酶，P 是 phosphorylation 的缩写，意为这种泵在转运物质时，载体蛋白需要磷酸化和去磷酸化，Na^+ 依赖的磷酸化和 K^+ 依赖的去磷酸化引起载体蛋白构象交替变化，不断改变与 Na^+ 和 K^+ 的亲合力，这种交替非常迅速，每秒钟可发生上千次构象变化，每个循环消耗一个 ATP 分子，所释放出的能量可以逆浓度梯度泵出 3 个 Na^+，摄入 2 个 K^+。

钠钾泵工作过程：首先在膜的胞质面，静息状态下的钠钾泵暴露出与 Na^+ 的结合位点，3 个 Na^+ 与 Na^+ 结合位点相结合。这一结合激活了 Na^+，K^+ - ATP 酶的活性，ATP 水解导致 Na^+，K^+ - ATP 酶的磷酸化和构象发生改变，将 Na^+ 结合位点转向非胞质面。这时，磷酸化

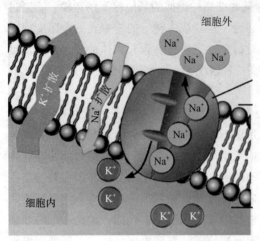

图 3-2 钠钾泵的工作原理

的酶与 Na^+ 的结合弱，将 Na^+ 释放到胞外。在膜的非胞质面，改变构象的酶对 K^+ 的亲合力大，2 个 K^+ 结合到 K^+ 结合位点，促使磷酸化的 Na^+，K^+ - ATP 酶发生去磷酸化，酶的构象再次发生改变，将与 K^+ 的结合位点又转向胞质面，去磷酸化的酶与 K^+ 结合弱，随即将 K^+ 释放至胞内，Na^+，K^+ - ATP 酶恢复原来的构象。如此反复（图 3-2）。

钠钾泵存在于一切动物细胞的细胞膜上，一般的动物细胞约要消耗 1/3 的总 ATP 来供钠钾泵活动，而神经细胞则要消耗 2/3 的总 ATP 来维持细胞外高 Na^+、细胞内高 K^+ 的离子梯度。这种离子环境的建立对于恒定细胞的体积、调节细胞渗透压、形成膜电位以及传递神经冲动都是非常必要的，同时这种离子环境也为细胞主动转运葡萄糖、氨基酸等营养物质提供了驱动力。

2. 钙泵 钙泵主要存在于真核生物的细胞膜和肌肉细胞的内质网膜上，它的作用是将 Ca^{2+} 从细胞质泵出细胞外或泵入内质网腔储存起来，使 Ca^{2+} 在细胞内维持低水平的浓度。钙泵也属于 P 型泵，其工作原理类似于钠钾泵，也有磷酸化和去磷酸化的过程。钙泵工作时，在胞质面侧有 Ca^{2+} 的结合位点，一次可结合 2 个 Ca^{2+}，结合 Ca^{2+} 后酶被激活，伴随着 ATP 的水解和酶的磷酸化，钙泵构象发生改变，将 Ca^{2+} 结合位点转向非胞质面，与 Ca^{2+} 的亲合力降低，Ca^{2+} 被释放，此时酶发生去磷酸化，钙泵构象恢复到静息状态。

肌肉细胞的内质网特化成肌浆网，肌浆网膜上分布着大量的钙泵，每水解 1 分子 ATP，可以逆浓度梯度将 2 个 Ca^{2+} 泵进肌浆网。肌浆网贮存 Ca^{2+} 如同建造钙库，这对调节肌细胞的收缩和舒张很重要。当神经递质与肌细胞膜受体结合时，触发了信号的级联反应，导致肌浆网 Ca^{2+} 的释放，引起肌纤维收缩；当钙泵将胞质中的 Ca^{2+} 重新泵入肌浆网时，又引起肌纤维舒张。

3. 质子泵 质子泵又名 H^+ 泵，有三种类型。第一种为 P 型泵，存在于细胞膜上，在结构上与钠钾泵和钙泵类似，在转运 H^+ 的过程中涉及磷酸化和去磷酸化。第二种为 V 型泵，存在于溶酶体膜上，在转运 H^+ 的过程中不需要磷酸化作用，但需要 ATP 供能，通过水解 ATP，从细胞质中主动摄取 H^+ 进入溶酶体，这种泵有助于保持细胞质基质中性的 pH 环境和溶酶体内酸性的 pH 环境，因此 V 型泵的作用是为溶酶体水解酶发挥功能创造了最佳的酸性 pH 环境。第三种为 F 型泵，这种泵主要存在于线粒体内膜上。F 是 factor 的缩写，F 型泵是氧化磷酸化的偶联因子，当 H^+ 沿质子通道顺浓度梯度流动时，利用 H^+ 浓度梯度蕴含的势能驱动 ADP 磷酸化合成 ATP。因此，F 型泵工作时，是以相反的方式发挥生理作用的，不是消耗 ATP 而是将 ADP 转化成 ATP，称它为 H^+ - ATP 合成酶更合适。

4. ABC 型泵 ABC 型泵也叫 ABC 转运蛋白（ATP - binding cassette transporter），是一大类以 ATP 供能的运输蛋白，现已发现有 100 多种 ABC 转运蛋白，因此属于一个庞大而多样的蛋白家族。ABC 型泵最早发现于细菌，是细菌质膜上的一种转运 ATP 酶，负责磷脂、糖、氨基酸和肽等物质的转运。在大肠杆菌中有 78 个基因（占全部基因的 5%）编码 ABC 转运器蛋白。真核生物的 ABC 型泵主要存在于细胞膜上，虽然每种 ABC 型泵只转运一种或一类底物，但其庞大的蛋白家族具备了转运重金属离子、氨基酸、核苷酸、多糖、多肽等物质的能力。此外，ABC 型泵还可以催化脂双层的脂类在两层之间翻转，使脂双分子层能平行伸展，这在膜的发生和功能维护上具有重要的意义。

每个 ABC 型泵都有两个跨膜结构域和两个 ATP 结合域（ATP – binding cassette），其中跨膜结构域是与底物的结合位点，而位于胞质侧的 ATP 结合域可以结合 ATP，具有 ATP 酶的活性，通过催化 ATP 水解引起跨膜结构域空间构型的变化，实现底物的转运。在真核细胞中发现的第一个 ABC 转运器是多药抗性蛋白（multidrug resistance protein，MRP），该基因通常在肝癌患者的癌细胞中过表达，因而降低了化疗的疗效。尽管 ABC 转运蛋白的底物在不断增加，包括抗癌药、抗病毒药以及免疫抑制剂等，但当细胞能够排出用于抑制或杀死其自身的治疗药物时就产生了多药耐药性（multiple drug resistance，MDR），与此同时，细胞除了对最初的药物产生抵抗作用外，还会抵抗其他类似的药物使细胞对药物产生耐受，药物不再能发挥治疗作用。MDR 是肿瘤化疗的瓶颈之一，肿瘤细胞初次接触化疗药物并大量死亡，但幸存的细胞其 ABC 转运蛋白表达上调，幸存的细胞增殖产生多药耐药细胞，此时给予化疗药物就被 ABC 转运蛋白泵出细胞。ABC 转运蛋白还与病原体对药物的抗性有关，如临床常用的抗真菌药物氟康唑、酮康唑、伊曲康唑等，真菌对这些药物产生耐药性的一个重要机制也是通过 MDR 降低细胞内的药物浓度。ABC 转运蛋白抑制剂的研制是阻止细胞产生 MDR 的一条有效途径。

二、离子浓度梯度驱动的协同运输

协同运输（cotransport）是由 ATP 驱动泵与载体蛋白协同作用，靠间接消耗 ATP 来完成物质转运的另一种主动运输方式。协同运输的驱动力不是直接消耗 ATP，而是依靠离子梯度所蕴含的势能来驱动。而建立和维持这种离子梯度的正是 ATP 驱动泵通过消耗 ATP 来实现的，所以是间接消耗 ATP 的运输。

在动物细胞，参与协同运输的离子常常是 Na+，如小肠上皮细胞和肾小管上皮细胞吸收葡萄糖或各种氨基酸，就是伴随着 Na+ 从细胞外流入细胞内而完成的。小肠上皮细胞从肠腔中摄取葡萄糖时，虽然肠腔中的葡萄糖浓度很低，但仍能从肠腔中吸收葡萄糖。这是因为在小肠上皮细胞的肠腔面侧分布着 Na+ – 葡萄糖转运体，其上有两个结合位点，可分别与肠腔中的 Na+ 和葡萄糖相结合。Na+ 和葡萄糖与转运体结合后，转运体的构象发生改变，当 Na+ 顺浓度梯度进入细胞时，葡萄糖利用 Na+ 浓度梯度的势能被一起"拉进"细胞内。Na+ 浓度梯度越大，葡萄糖进入细胞的速度越快；反之，当 Na+ 浓度梯度变小时，葡萄糖停止转运。可见，葡萄糖逆浓度梯度进入细胞的驱动力是利用了 Na+ 浓度梯度所蕴含的势能，而这种势能的建立正是依靠小肠上皮细胞基底面的钠钾泵。由于 Na+ 和葡萄糖的运输方向一致，则称为同向运输（symport）（图 3 – 3）。图 3 – 3 为小肠上皮细胞吸收葡萄糖示意图。肠腔面分布着 Na+ – 葡萄糖转运体，葡萄糖通过 Na+ 驱动的同向运输方式进入细胞；基底面分布着营养载体，葡萄糖以易化扩散方式进入血液；基底面的钠钾泵消耗 ATP 维持 Na+ 浓度梯度。

对向运输（antiport）是指物质运输的方

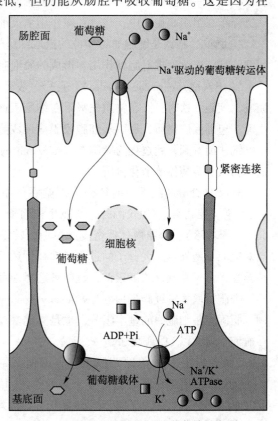

图 3 – 3 小肠上皮细胞吸收葡萄糖示意图

向与离子运输的方向相反的协同运输方式。例如，动物细胞常常通过钠氢交换体（$Na^+ - H^+$ exchange carrier）和钠钙交换体（$Na^+ - Ca^{2+}$ exchange carrier）以对向运输方式完成物质转运。前者是 Na^+ 的流入与 H^+ 的输出相偶联，以清除细胞在代谢中产生的过量 H^+，稳定 pH 环境；后者是当 Na^+ 顺浓度梯度进入细胞时，Ca^{2+} 逆浓度梯度排出胞外，以驱除细胞中过多的 Ca^{2+}。

第三节　胞吞和胞吐

大分子和一些颗粒物质不能直接穿越细胞膜，它们运输时是由膜将大分子和颗粒物质包裹起来，通过一系列膜泡的形成和融合来完成运输，因此称为膜泡转运（vesicle transport），这是真核细胞特有的一种主动转运过程，需要消耗能量。膜泡转运有多种类型，本节先讨论胞吞（endocytosis）和胞吐（exocytosis），下一节将介绍膜泡转运的更多类型。

一、胞吞

胞吞作用是通过质膜内陷将外来的大分子和颗粒物质包围成膜泡，然后脱离细胞膜，将物质转运到细胞内的过程。可分为吞噬（phagocytosis）、胞饮（pinocytosis）和受体介导的胞吞（receptor - mediated endocytosis）三种方式。

1. 吞噬　吞噬是细胞摄取较大的固体颗粒或大分子复合物的过程。吞噬时，细胞先伸出伪足包围被吞噬物，然后细胞向内凹陷形成吞噬体（phagosome）或吞噬泡（phagocytic vesicle），直径一般大于250nm。吞噬体或吞噬泡在细胞内与溶酶体融合，被吞噬物被溶酶体酶消化分解。细胞吞噬时伪足的伸出与微丝的聚合有关。用抑制肌动蛋白聚合的药物如细胞松弛素（cytochalasin）处理，伪足消失。

吞噬是单细胞原生动物如变形虫、草履虫等摄取食物的主要方式。在高等哺乳动物和人类，吞噬是一种防御措施，只有少数吞噬细胞具有此功能，如巨噬细胞和中性粒细胞，它们广泛分布在组织和血液中，通过吞噬作用消灭细菌、病毒以及衰老细胞和细胞碎片等。

2. 胞饮　胞饮是细胞非特异性的摄取细胞外液及其中的溶质或极微小颗粒的过程。大多数细胞都能连续地进行胞饮作用，形成的膜泡叫胞饮体（pinosome）或胞饮泡（pinocytic vesicle）或陷穴泡（caveolae vesicles），直径一般小于150nm。胞饮作用由细胞膜和膜下微丝共同完成，细胞吞饮时，液态物质先吸附在细胞表面，然后膜下微丝收缩，细胞膜凹陷形成一个小窝，包围液体物质，最后从细胞膜脱落形成胞饮泡。有的胞饮泡很小（直径为65nm），需用电镜才能看到，此过程为微胞饮（micropinocytosis）。大多数胞饮泡在细胞内与溶酶体融合，液态物质被溶酶体酶消化分解。

3. 受体介导的胞吞　受体介导的胞吞作用主要用于摄取特殊的生物大分子，例如激素（胰岛素、催乳素）、生长因子（表皮生长因子、血小板衍生生长因子）、淋巴因子（白细胞介素、干扰素）、营养物（低密度脂蛋白、转铁蛋白）以及胎儿摄取母体抗体等。这是一种高效摄取细胞外特定大分子的过程和选择性浓缩机制，细胞不必吸收大量的细胞外液，即使特异性大分子在胞外浓度很低，也能被选择性吞入，且速度比一般的胞吞作用快很多。

细胞摄取低密度脂蛋白（low density lipoprotein, LDL）是受体介导的胞吞的一个典型实例。胆固醇是细胞膜的基本组分，也是类固醇激素的前体。由于胆固醇是疏水分子，所以它在血液中通常以 LDL 颗粒的形式运输。

LDL 受体是一种单次跨膜蛋白，即使不结合配体，也会在细胞膜集中形成有被小窝（coated pit），有被小窝有类似分子筛的作用，能够捕获膜上的受体，使其聚集于有被小窝，同时牵拉细胞膜进一步凹陷。当血液中的 LDL 颗粒与受体结合后，形成的复合物聚集在有被小窝内，很快封闭成有被小泡（coated vesicle）进入细胞，并迅速脱去衣被成为无被小泡。

衣被返回细胞膜再参与形成新的有被小窝。

无被小泡与内体（endosome）融合形成大的内吞体。内体是小泡融合形成的膜泡，其作用是输送新摄入的物质到溶酶体去降解。内体膜上的质子泵能将内体的 pH 不断下降。当内体 pH 值下降到 5 时，引起受体和配体的解离，带有受体的内体膜出芽和脱落，可返回细胞膜继续结合 LDL 颗粒参与受体的再循环。含 LDL 的内吞体与溶酶体融合，LDL 被溶酶体酶降解，胆固醇被释放出来用于质膜的装配或进入其他代谢途径（图 3-4）。

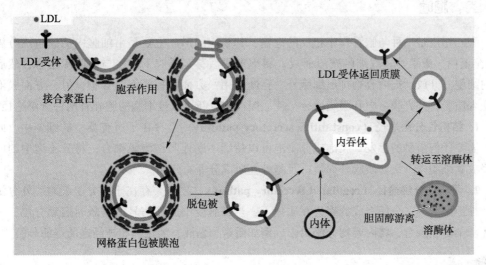

图 3-4 LDL 受体介导的胞吞过程

有被小窝或有被小泡的衣被是一种网格蛋白（clathrin），这是一种在进化上高度保守的蛋白质，是由 3 条较大的重链和 3 条较小的轻链组成的三腿蛋白复合物（triskelion），形似三条弯曲的臂并排成风车状结构，36 个三腿蛋白复合物组装成五边形或六边形的篮网状结构，所以网格蛋白又叫笼蛋白（clathrin）。网格蛋白和膜之间有一种接合素蛋白（adaptin），其作用是识别特异性受体，把特异的受体集聚在有被小窝处，将网格蛋白紧密地连接于有被小窝和有被小泡上，并驱动细胞膜表面凹陷（图 3-5）。

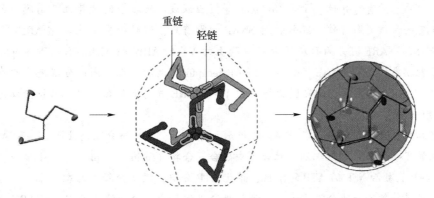

图 3-5 网格蛋白的结构（三腿蛋白复合物→装配→篮网结构）

细胞本身也能合成胆固醇。当细胞外 LDL 浓度高时，通过细胞膜 LDL 受体，抑制细胞合成胆固醇；反之，细胞外 LDL 浓度低时，细胞又恢复合成胆固醇。如果细胞内游离胆固醇聚集过多，细胞就停止合成胆固醇和 LDL 受体蛋白，此时细胞本身合成和摄入 LDL 均减少，这是一种反馈调节机制。家族性高胆固醇血症（familial hypercholesterolemia）的病因是 LDL 受体基因缺陷，导致患者肝细胞膜上 LDL 受体缺乏或减少，对血液中 LDL 的清除能力下降，致使患者血液中的胆固醇含量很高，出现持续的高胆固醇血症。胆固醇沉积在血管壁上，使血管变小、出现动脉粥样硬化的斑块，并导致心肌梗死、脑梗死。患者常于年轻时就死于冠心病。

少数内吞小泡可横穿细胞质，从细胞一侧移到另一侧，把胞饮的内容物释放出胞外，这种内吞和外吐相偶联的过程，称为穿胞吞吐（transcytosis）。例如肝细胞膜上有免疫球蛋白 A（IgA）受体，与肝血窦中的 IgA 结合形成复合物，通过受体介导的胞吞，IgA 进入肝细胞。IgA 的内吞泡穿越细胞质，经穿胞吞吐，从细胞的另一侧将 IgA 外排到微胆管中。

二、胞吐

胞吐作用是一种与胞吞作用相反的运输，其膜泡的形成主要是由细胞内的膜包围分泌物（分泌蛋白、激素等）或细胞残渣而成。膜泡形成后移至质膜下方，与细胞膜融合，然后膜泡向细胞外开放，把内容物排出细胞外。胞吐作用一方面卸掉膜泡内容物，另一方面膜泡的膜融入质膜，补充膜蛋白和膜脂成分，使质膜得到更新。真核细胞的胞吐有两种分泌途径。

1. 结构性分泌途径（constitutive secretory pathway） 存在于所有类型的细胞中。此过程不需要任何信号的触发，膜泡或分泌泡可以持续不断地与细胞膜融合，将分泌泡中的内容物释放到细胞外，例如质膜外周蛋白及胞外基质成分等的分泌。

2. 调节性分泌途径（regulated secretory pathway） 主要存在于内分泌细胞、外分泌细胞及神经细胞等。分泌泡成群聚集在质膜下，当细胞受细胞外信号的刺激时启动分泌，分泌泡才与细胞膜融合，将内容物分泌出去，例如激素、黏液、消化酶和神经递质等的分泌。

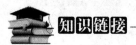 知识链接

分泌泡寻靶的 SNARE 假说

在胞吐过程中，分泌泡必须在膜上找到正确的靶点并与之融合才能把内容物分泌出去。1993 年，James Rothman 和他的研究团队提出了 SNARE 假说（SNARE hypothesis）。他们发现动物细胞融合需要一种可溶性的细胞质蛋白，这种蛋白叫 N – 乙基顺丁烯二酰亚胺敏感融合蛋白（N – ethylmaleimide – sensitive fusion protein，NSF）以及可溶性 NSF 附着蛋白（soluble NSF attachment protein，SNAP），NSF/SNAP 能够介导不同类型的膜泡的融合，说明它没有特异性。于是 Rothman 等提出假设：膜融合的特异性是由膜上的受体蛋白决定的，该蛋白可作为膜融合时 SNAP 的附着点，这种膜蛋白就是 SNARE 或 SNAP 受体蛋白。SNARE 可分为存在于分泌泡膜上的 V – SNARE（vesicle – SNAP receptor）和存在于靶膜上的 T – SNARE（target – SNAP receptor）两种，在不同的分泌泡上存在不同的 V – SNARE，它们能识别靶膜上特异的 T – SNARE 并与之结合，以此保证分泌泡到达正确的目的地。

在结构性分泌途径中，在 SNAP 的识别和介导下，NSF 与分泌泡上的 V – SNARE 和靶膜上的 T – SNARE 相互识别并结合形成融合复合物（fusion complex）。NSF 是一种 ATP 酶，SNAP 能激活 NSF 的 ATP 酶活性，催化 ATP 分解，促使分泌泡与靶膜融合，分泌泡的分泌物可持续不断地分泌出去。在调节性分泌途径中，分泌泡上的 V – SNARE 在与靶膜上的 T – SNARE 结合前先结合一种"分子夹"蛋白，然后才与 T – SNARE 膜蛋白结合形成复合物。因有"分子夹"，SNAP 不能与复合物相结合，分泌活动无法进行。只有当细胞接受细胞外信号的刺激后，"分子夹"移位或从复合物上脱落下来，NSF 才能在 SNAP 的介导下与复合物结合，引起膜融合，分泌物才分泌到细胞外。例如性腺受脑下垂体刺激时才分泌激素。

2013 年诺贝尔医学奖授予了提出 SNARE 假说理论的 James Rothman 等三位科学家。

第四节 区室物质流

细胞区室间的物质流动有两条途径：其一是膜泡转运，即膜泡以出芽方式从一个细胞器膜脱落后又与另一个细胞器膜融合的运输过程。例如胶原蛋白的合成在胞质核糖体起始后转移至内质网核糖体继续合成，然后边合成边转入内质网腔中，随后从内质网出芽再转到高尔基体进一步修饰、加工和装配，最后从高尔基体出芽运至细胞膜，分泌到胞外形成胶原纤维。这种运输形式是生物膜将所要运输的物质包装成膜泡进行运输。其二是在细胞质核糖体完成多肽链的合成后，释放到细胞质，一些蛋白质依靠新生肽链上特殊的信号序列（signal sequence）的引导，将蛋白质易位至靶细胞器或细胞的特定部位，如内质网、线粒体、过氧化物酶体和细胞核。新生肽链中没有分选信号的蛋白质，则留在细胞质基质中。

一、膜泡转运

上一节已经讲到，膜泡转运是真核细胞内物质运输的一种特有的方式，通过"芽生"膜泡和膜泡"融合"使蛋白质从一个细胞区室运输到另一个区室。膜泡在细胞器之间的寻靶是一个井然有序的过程，无论是产生膜泡的细胞器还是接受膜泡的细胞器，其表面都有特殊的标志以保证运输膜泡能找到正确的靶点，将转运的物质运至特定的部位。

膜泡转运时并不像布朗运动那样杂乱无章，细胞内各种运输膜泡或细胞器在细胞内位移时是沿着细胞骨架为它们铺设的轨道进行定向运输的。细胞骨架的分子"发动机"有3大家族：肌球蛋白（myosin）、驱动蛋白（kinesin）和动力蛋白（dynein），它们是细胞内能够利用ATP供能并将化学能转换成机械能以此运送细胞内"货物"的蛋白质。分子"马达"运送"货物"时，肌球蛋白以微丝作为运行轨道，驱动蛋白和动力蛋白以微管作为运行轨道。膜泡既是肌球蛋白的"货物"，也是驱动蛋白或动力蛋白的"货物"，膜泡既可沿微丝轨道运行，也可沿微管轨道运行。驱动蛋白和动力蛋白在运输功能上都是一样的，只是运输的方向不同。驱动蛋白是驱动膜泡沿微管轨道的（−）端向（＋）端移动，动力蛋白是驱动膜泡沿微管轨道的（＋）端向（−）端移动（图3−6）。

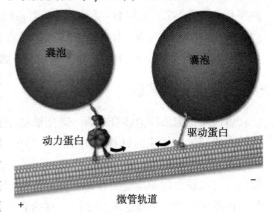

图3−6 驱动蛋白（kinesin）和动力蛋白（dynein）介导膜泡沿微管轨道运输

微管是轴浆流的轨道，由于神经轴中所有的微管都是（−）端朝向胞体，（＋）端朝向轴突的末端，所以在神经细胞中，驱动蛋白负责将膜泡或细胞器从胞体运向轴突末端，动力蛋白则负责将膜泡或细胞器运向胞体。

膜泡的类型有3种，这3种不同类型的运输小泡具有不同的物质运输作用。

1. COPⅡ有被小泡 COPⅡ有被小泡负责介导物质由内质网向高尔基体顺面的运输。向高尔基体的运输需要衣被蛋白（COP）COPⅡ的参与。COPⅡ由糙面内质网的过渡成分（transitional element）（过渡成分无核糖体附着）出芽形成衣被小泡（coated vesicle）。衣被小泡很快脱去COPⅡ衣被成为运输小泡（transitional vesicle），运输小泡的膜带有新合成的膜脂和膜蛋白，运输小泡的内容物是新合成的糖蛋白。运输小泡到达高尔基体顺面后，以膜融合的方式将内容物释放到高尔基体中。

2. COPⅠ有被小泡 COPⅠ有被小泡负责从高尔基体顺面中捕获内质网逃逸蛋白（escaped proteins），并将它们遣送回到 ER。内质网驻留蛋白（retention protein）在 C 端都具有一段含 4 个氨基酸 Lys – Asp – Glu – Leu（KDEL）的序列，这是内质网驻留蛋白的滞留信号（retention signal），也是 COP Ⅰ 有被小泡形成的信号。如果驻留蛋白被混淆运送到高尔基体顺面时，顺面有一种膜受体，能识别并特异性地结合位于驻留蛋白羧基端的驻留信号（Lys – Asp – Glu – Leu），并将整个驻留蛋白包裹起来，形成 COP Ⅰ 有被小泡，而衣被蛋白 COP Ⅰ 启动了返回 ER 的衣被小泡的形成。衣被小泡从顺面出芽后，很快脱去 COP Ⅰ 衣被成为运输小泡，将驻留蛋白捉回内质网，确保驻留蛋白停滞在内质网，以帮助新生肽的折叠。因此，衣被蛋白 COP Ⅰ 的功能是回收运输小泡中的驻留蛋白，将"搭错车"的驻留蛋白捉回（retrieval transport）内质网。

3. 网格蛋白衣被小泡　网格蛋白衣被小泡（clathrin coated vesicle）外披网格蛋白，此类小泡介导物质从高尔基体的反面向质膜、内体或溶酶体的运输。网格蛋白衣被小泡在受体介导的胞吞作用中，还负责将物质从质膜向细胞质、内体与溶酶体的运输，其过程详见第三节受体介导的胞吞作用。

溶酶体酶在内质网核糖体合成并在内质网腔进行 N – 连接的糖基化修饰后形成富含甘露糖的糖蛋白，然后转运到高尔基体的扁平囊执行 O – 连接的糖基化修饰。在高尔基体顺面，溶酶体酶的寡糖链保留全部甘露糖的同时使甘露糖磷酸化形成甘露糖 – 6 – 磷酸（M – 6 – P）。M – 6 – P 是溶酶体酶的标记和分选信号，在高尔基体的反面有相应的 M – 6 – P 受体，能够识别 M – 6 – P 并与之特异性地结合，将溶酶体酶聚集和分选出来，随即触发网格蛋白衣被小窝，进而芽生衣被小泡，衣被小泡脱离高尔基体后，其表面的网格蛋白衣被（笼蛋白）脱落成为光滑的无被小泡。无被小泡与细胞经胞吞作用形成的内体合并成前溶酶体（prelysosome）。前溶酶体膜上具有质子泵，能将 H^+ 泵入其内，当 pH 值下降到 6 左右时，具有 M – 6 – P 标记的溶酶体酶与 M – 6 – P 受体分离，M – 6 – P 受体卸载酶后从溶酶体膜出芽形成运输膜泡，返回高尔基体反面可被再利用。M – 6 – P 脱去磷酸根成为甘露糖，完成溶酶体酶蛋白的运输。

二、蛋白质易位

蛋白质在胞质核糖体合成后，新生肽链上带有信号序列的蛋白质便开始运输，期间蛋白质插入或穿过生物膜的过程称为蛋白质易位（protein translocation）。易位到线粒体、过氧化物酶体和细胞核的蛋白质，到达后就是运输的终点，故称为翻译后易位；而易位到内质网的蛋白质仅仅是合成和运输的开始，除了要继续合成外，还要进一步的加工、修饰、分选和包装。各种蛋白质的去路也不尽相同，有的插入内质网成为跨膜蛋白，而进入内质网腔并永久停留在内质网腔的是驻留蛋白，进入内质网腔后转而走膜泡转运程序的则是分泌蛋白和溶酶体蛋白。因此，这种蛋白质易位方式称为共翻译易位。

1. 蛋白质进入内质网　共翻译易位是蛋白质进入内质网腔的方式，核糖体在结合于易位装置表面的同时，蛋白质也边合成边易位至内质网腔中，这是一个需 GTP 的耗能过程。

1975 年卢贝尔（G. Blobel）和多伯斯坦（D. Sabatini）提出了信号假说（signal hypothesis），该假说解释了信号肽引导核糖体结合到内质网膜的机制。该机制 1999 年获得了诺贝尔医学和生理学奖。

信号假说认为：分泌蛋白、溶酶体蛋白、驻留蛋白及膜蛋白（membrane protein）的翻译和穿膜与信号肽（signal peptide）有关。信号肽是多肽链 N 端的一段特殊氨基酸序列，由 16 ~ 26 个氨基酸组成，它在某些蛋白质合成中最先被翻译，能够合成信号肽的核糖体能够易位至内质网与内质网膜结合，成为内质网核糖体；不能合成信号肽的核糖体则游离于胞质中为胞质核糖体。在胞质中存在信号识别颗粒（signal recognition particle，SRP），SRP 既能识别信号肽并与它结合，又能与内质网膜上的 SRP 受体结合，引导核糖体结合到内质网膜。SRP

受体为内质网膜上的停泊蛋白（docking protein，DP），可特异性地识别SRP。

共翻译易位的过程为：蛋白质首先在胞质核糖体上合成，当新生肽链延伸至80个氨基酸左右时，新生肽链N端的信号肽与SRP结合，SRP识别信号肽并在与信号肽结合的同时与核糖体结合，形成SRP-核糖体复合体，占据核糖体的A位，阻止携带氨基酸的tRNA进入核糖体，从而使肽链的合成暂停。SRP与SRP受体结合，同时拖拽核糖体并以核糖体的大亚基与内质网膜上的易位子（translocon）即核糖体结合蛋白I和II结合。SRP受体发生构象变化，SRP与SRP-核糖体复合体分离，重新回到细胞质准备下次引导任务，从而实现"SRP循环"。此时核糖体的A位空出，先前处于暂停状态的肽链合成重新启动直至合成终止。易位子通道开启，信号肽引导新生肽链进入内质网腔，信号肽的引导作用完成后，信号肽即被位于内质网腔面的信号肽酶（signal peptidase）剪切掉。分泌蛋白、溶酶体蛋白及驻留蛋白都是以这种共转移方式边合成边易位至内质网腔的。如果信号肽位于新生肽链的中间部位而不是N端，就叫内信号肽，内信号肽引导新生肽链的易位方式与信号肽基本相同，只是内信号肽不进入内质网腔，也不切除内信号肽序列，而是引导新生肽链并直接跨膜成为膜蛋白（膜受体和膜抗原）。

2. 蛋白质进入线粒体　翻译后易位是指蛋白质合成后从胞质核糖体释放，再转移至合适的靶膜，最后易位至靶细胞器中。进入线粒体及过氧化物酶体中的蛋白质在跨膜过程中不仅需要消耗ATP供能，而且还需要分子伴侣（molecular chaperone）帮助多肽链折叠；亲核蛋白的核输入通过核孔复合体进行，亲核蛋白入核时以完全折叠的天然构象进入，不需要折叠。

线粒体中约90%的蛋白质和酶是由核基因编码，在胞质核糖体上合成后再易位至线粒体发挥作用的，例如mtDNA进行复制、转录和翻译所需要的酶及线粒体核糖体的大、小亚基等。

引导线粒体前体蛋白进入线粒体基质的信号序列叫导肽（leader peptide），这段特殊序列位于线粒体前体蛋白的N末端，含20~80个氨基酸。导肽的作用如同"火车头"，被牵引的线粒体前体蛋白则是"车厢"。导肽引导前体蛋白进入线粒体基质时，首先导肽与线粒体外膜上的受体结合，然后再通过内、外膜之间的转位接触点（translocation contact site）进入基质。由于导肽只起引导作用，很快导肽就被基质中的导肽水解酶除去。如果前体蛋白进入线粒体的膜间腔及内、外膜则需要导肽和第二类信号序列引导。

前体蛋白在跨膜前后，需经历一个解折叠（unfolding）与重新折叠（refolding）的过程。解折叠跨膜与重新折叠装配是在分子伴侣参与下的耗能过程。分子伴侣是一类可识别新生肽链，并帮助新生肽链去折叠、穿膜和再折叠的蛋白质分子，其本身并不参与最终产物的形成，因此称为"伴侣"。分子伴侣的成员来自热激蛋白家族中的热激蛋白70（heat shock protein 70，Hsp70）分子，Hsp70对易位至线粒体的蛋白质有三个方面的作用：①解折叠并防止蛋白质分子折叠或聚集（aggregation）。Hsp70具有解折叠酶（unfoldase）的作用，因此前体蛋白在胞质核糖体合成以后都要与Hsp70结合，然后解折叠。Hsp70的作用非常重要，因为紧密折叠的前体蛋白根本不可能穿越线粒体膜。②拖拽穿膜。非折叠的前体蛋白到达线粒体表面后即与Hsp70分离，继而与线粒体膜上的特异性受体结合，而受体与膜上通道蛋白相偶联，并在转位接触点形成跨膜通道。导肽链在跨膜通道内做布朗运动摇摆不定。此时，另一种被称为线粒体基质热激蛋白70（mtHsp70）的分子伴侣可与进入线粒体腔的导肽链交联，导肽链一旦进入线粒体腔，立即有1分子的mtHsp70结合上去，防止导肽链后退。mtHsp70要拖拽导肽链，必须同时附在导肽链和线粒体膜上，这一排列方式使mtHsp70通过变构产生拖力。随着导肽链结合更多的mtHsp70，mtHsp70拖拽导肽链和前体蛋白一起进入线粒体基质。③重新折叠。前体蛋白转运至线粒体基质后，导肽立即被导肽水解酶水解除去。此时，mtHsp70作为折叠因子帮助前体蛋白重新折叠，恢复其天然构象。

3. 蛋白质进入过氧化物酶体 过氧化物酶体蛋白在游离核糖体合成后，在靶信号的引导下聚集于内质网区域，内质网区域出芽形成过氧化物酶体小泡，在小泡膜上载体蛋白的协助下，过氧化物酶体蛋白易位进入过氧化物酶体小泡内，完成过氧化物酶体蛋白的运输。过氧化物酶体蛋白的靶信号（peroxisomal targeting signal，PTS），其一是PTS1，信号序列是 – ser – lys – leu，存在于大多数过氧化物酶体蛋白的 C 端；其二是 PTS2，信号序列是 – arg/lys – leu/lle – 5x – his/gln – leu –，存在于极少数过氧化物酶体蛋白 N 端的前 20 ~ 30 个氨基酸位置中。

三、核质交换

核孔是细胞核和细胞质之间进行物质运输的渠道。水分子和一些离子如 Na^+、K^+、Mg^{2+}、Ca^{2+}、Cl^-，以及相对分子量低于 5000 的一些小分子如单糖、氨基酸、核苷酸等可以自由通过，而绝大多数大分子如 DNA 聚合酶、RNA 聚合酶、组蛋白、核纤层蛋白、核糖体蛋白、各种 RNA 以及装配好的核糖体亚基等则要通过核孔进行转运。通过核孔进行的运输具有选择性，非亲核蛋白不能进入细胞核，而核糖体亚基等较大的复合物却可以轻松地通过核孔。核孔介导的运输还具有双向性，亲核蛋白是核输入，RNA 和核糖体亚基是核输出。

亲核蛋白（karyophilic protein）是指在胞质的核糖体中合成，经核孔转运至胞核后发挥作用的蛋白质，如 DNA 聚合酶、RNA 聚合酶、组蛋白、核糖体蛋白等。入核信号称为核定位信号（nuclear localization signal），这段特殊的氨基酸序列由 4 ~ 8 个氨基酸组成。不同的核定位信号的氨基酸组成有差异，但这段核定位信号都富含赖氨酸（Lys）、精氨酸（Arg）和脯氨酸（Pro）。同时核定位信号序列可以位于蛋白质多肽链的任何部位，有的核蛋白可以有多个核定位信号。具有核定位信号的亲核蛋白才具备进入核的条件，核孔上具有核定位信号的受体，能识别核定位信号，将核孔孔径打开，帮助亲核蛋白进入细胞核。核定位信号的"定位""定向"的作用保证了亲核蛋白通过核孔向核内输入。

亲核蛋白的入核方式与其他细胞器的蛋白质输入有显著的不同，其区别在于：①亲核蛋白入核由可调节大小的亲水性的核孔调控，而不是通过跨膜蛋白载体；②核定位信号帮助亲核蛋白入核后，核定位信号序列不被切除，这样能使亲核蛋白在分裂期核膜降解后，暂时停泊在细胞质；而当分裂完成核膜重建后可再次输入细胞核；③亲核蛋白通过核孔运输时，可以保持完全折叠的天然构象，而其他细胞器的蛋白质输入必须以非折叠的形式进行。

细胞核内合成的 mRNA 和 tRNA 以及新装配的核糖体亚基也可被定向地由核孔转运至细胞质中。hnRNA 不能通过核孔，只有经过剪切、加工成为 mRNA 后才能通过。核孔除了有识别核定位信号的受体外，还具有识别 RNA 分子的受体。RNA 上一段特殊的碱基序列是核输出信号（nuclear export signal），它能被核孔上的相应受体识别并结合，促进 mRNA 的核输出。

核质之间频繁的物质交换为细胞的生命活动所必需，核孔介导核质之间的运输，入核信号是核定位信号，出核信号是核输出信号；有些物质需要往返于核质间，这些物质既要有核定位信号也要有核输出信号。因此，核定位信号和核输出信号是物质穿梭核孔复合体的身份证。

 本章小结

细胞与其生活的环境之间不断进行着物质交换，以获取新陈代谢中自我更新的原料，排出代谢物，维持细胞内环境的稳定。小分子物质和离子的运输是穿膜运输，穿膜运输有被动和主动两种形式。协助物质穿膜运输的有通道蛋白和载体蛋白，通道蛋白只介导被动运输，而载体蛋白既可介导被动运输，又可介导主动运输。大分子和颗粒物质出入细胞的方式是膜泡运输，膜泡运输也有胞吞和胞吐两种作用。物质跨膜离子浓度梯度的建立对于维持细胞的体积和渗透压具有重要的生物学意义，同时也为葡萄糖等营养物质的主动转运提供了驱动力。膜泡的形成与膜融合对于质膜的补充和更新至关重要，正是这条途径确保了细胞分裂前质膜生长的需要。信号序列具有地址和标签的作用，能够引导新合成的多肽链到达"指定"的目的地。各种物质在细胞中也要进行运输和分配，这种运输和分配活跃地发生在细胞质和细胞器、细胞器和细胞器以及细胞质和细胞核之间。

 思考题

1. 简述钠钾泵的工作原理及其生物学意义。
2. 蛋白质在真核细胞中是如何被分选和运输的？
3. 亲核蛋白的核输入方式与其他细胞器的蛋白质输入有什么不同？

（方　玲）

第四章　细胞的能量转换

学习要求

1. **掌握**　氧化磷酸化产生 ATP 的机制。
2. **熟悉**　能量转换与细胞运动的关系。
3. **了解**　能量与健康的关系。

细胞是一个复杂而有序的化学工厂，其中的大量生物化学反应无不消耗或释放着能量。太阳辐射的光能是地球上绝大多数生物体进行生命活动的能量源泉。不同种类的生物体利用光能的机制是不相同的，有些生物（如植物和蓝藻）能通过光合作用将无机物（CO_2 和 H_2O）转化成可被自身利用的有机物，把光能转化成化学能的形式储存，这类生物称为自养生物（autotroph）；而动物属于异养生物（heterotroph），细胞中没有叶绿体，它们以自养生物为营养物，通过同化作用将营养物转化为自身的组成物质，并储存能量。线粒体作为营养物代谢的中心，将储存在有机物中的能量转换为细胞生命活动的直接能源 ATP，用来驱动细胞的物质运输、生物合成、信息传递和各种形式的运动。

第一节　营养代谢

人和动物进行正常的生命活动需要大量的能量，这些能量来自于每天摄取的食物。食物中的营养物质包括水、无机盐等无机小分子以及糖类、脂类和蛋白质等有机大分子，其中有机大分子的代谢是机体获取能量的主要方式。摄取的食物经消化道的运动和消化腺细胞分泌的大量的水解酶的消化作用，大分子营养物质被降解为能够被细胞吸收利用的葡萄糖、氨基酸、脂肪酸等小分子营养物质，再由消化道上皮细胞吸收进入细胞内。进入细胞内的小分子物质可作为细胞直接利用的能源物质，也可以作为原料在细胞中重新合成大分子的糖类、脂类和蛋白质，在机体需要能量的时候再通过降解供能。

糖类、脂类和蛋白质三大营养物质的代谢都要经历三个共同阶段：生成乙酰 CoA、三羧酸循环（tricarboxylic acid cycle，TAC）、电子传递和氧化磷酸化。乙酰 CoA 的生成是三大营养物质降解的第一阶段，糖类、脂类和蛋白质在细胞质中分别被降解为丙酮酸、脂肪酸和氨基酸，它们均可进入线粒体基质。无论是丙酮酸、脂肪酸还是氨基酸，都要在线粒体基质中被降解成乙酰 CoA 才能进入三羧酸循环彻底氧化。因此，乙酰 CoA 是线粒体能量代谢的核心分子。

以葡萄糖的代谢为例，第一个阶段称为糖酵解，是指在细胞质中，1 分子葡萄糖分解形成 2 分子丙酮酸同时净生成 2 分子 ATP 的过程。这一过程释放的能量虽然较少，但是生物体可以通过这一途径在缺氧的条件下，给机体供能，或者应对能量急需。总反应式可概括为：

$$C_6H_{12}O_6 + 2NAD^+ + 2ADP + 2Pi \longrightarrow 2CH_3COCOOH + 2NADH + 2H^+ + 2ATP$$

糖酵解产物丙酮酸的代谢去路，因生物或细胞的生活状态不同而异。厌氧生物在无氧情况下或高等动物在激烈运动而供氧不足时，缺氧的细胞可由 NADH 供氢还原为乳酸和乙醇，从而完成无氧氧化（乳酸发酵或酒精发酵）。有氧生物在供氧充足时，丙酮酸和 NADH + H$^+$ 将进入线粒体中进行有氧氧化过程。在有氧氧化过程中，丙酮酸可通过线粒体外膜上的水相通道进入线粒体的膜间腔，而内膜上的氢离子和丙酮酸的协同转运载体则可利用氢离子的跨膜梯度将丙酮酸转运至线粒体基质腔。

糖酵解中，除了生成 2 分子的丙酮酸，还同时脱掉了 2 对 H 交给电子载体 NAD$^+$，形成 2 分子的 NADH 和 H$^+$。这一过程中只有一小部分自由能被释放出来，这部分能量能净生成 2 分子的 ATP，大部分的能量仍然储存在丙酮酸中。这种由高能底物水解放能，直接将高能化合物中的能量转移到 ADP 上形成 ATP 的过程称为底物水平磷酸化（substrate – level phosphorylation）。

在糖酵解过程中产生的 NADH 也有一对高能电子，这对高能电子将被携带进入线粒体参与电子传递。NADH + H$^+$ 本身不能通过线粒体内膜，但可以借助线粒体内膜上的特异性穿梭系统进入线粒体基质腔。

 知识链接

NADH + H$^+$ 进入线粒体基质的机制

NADH + H$^+$ 本身不能通过线粒体内膜，所以 NADH + H$^+$ 进入线粒体的方式比较复杂，必须借助于线粒体内膜上的特异性穿梭系统——苹果酸 – 天冬氨酸穿梭系统和 α – 磷酸甘油穿梭系统。

苹果酸 – 天冬氨酸穿梭系统：在心脏、肝、肾等细胞的细胞质中含有苹果酸脱氢酶，可催化草酰乙酸接受 NADH + H$^+$ 的 2 个 H 形成苹果酸。线粒体内膜上的苹果酸 – α – 酮戊二酸逆向转运载体通过构象的变化可将苹果酸引入到线粒体基质，同时将 α – 酮戊二酸从线粒体基质转运至细胞质中。当苹果酸进入线粒体基质后，又可以被苹果酸脱氢酶催化形成草酰乙酸，与此同时，NAD$^+$ 接受两个电子被还原成 NADH + H$^+$。草酰乙酸接下来有可被线粒体内的天冬氨酸转移酶转换为天冬氨酸。线粒体内膜上的第二个逆向转运载体谷氨酸 – 天冬氨酸载体又可以将天冬氨酸从线粒体基质转运进入细胞质，同时将谷氨酸由细胞质转运进入线粒体基质。在细胞质中，天冬氨酸可被细胞质天冬氨酸转移酶催化成为草酰乙酸（图 4 –1）。

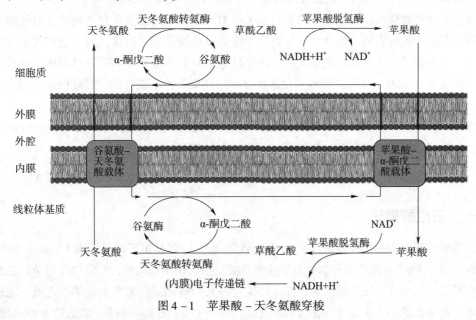

图 4 –1 苹果酸 – 天冬氨酸穿梭

α－磷酸甘油穿梭系统：在脑和骨骼肌中，还存在一种α－磷酸甘油穿梭系统。当 $NADH + H^+$ 浓度升高时，细胞质中的磷酸二羟丙酮首先被甘油磷酸脱氢酶还原成α－磷酸甘油，生成的α－磷酸甘油被线粒体内膜近外侧部的甘油磷酸脱氢酶催化氧化生成磷酸二羟丙酮。线粒体与细胞质中的α－磷酸甘油脱氢酶的辅酶不同，线粒体内的酶以 FAD 为辅基，而不是 NAD^+，FAD 所接受的质子和电子可直接进入线粒体内膜的电子传递链（图4-2）。

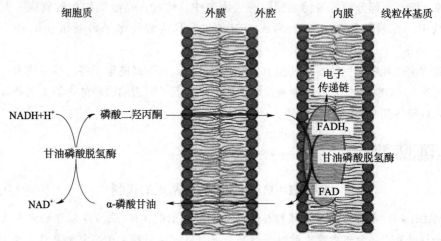

图4-2　α－磷酸甘油穿梭

$NADH + H^+$ 在不同细胞中以不同方式进入线粒体的电子传递，进入之后，由于电子载体不同，所以最终形成的 ATP 数不同。

第二节　细 胞 氧 化

细胞氧化（cellular oxidation）又称为细胞呼吸（cellular respiration），是营养物质降解的第二、第三阶段，主要发生在线粒体内，在 O_2 的参与下，进入线粒体内的物质被彻底氧化，生成 CO_2 和 H_2O，与此同时，氧化分解代谢所释放出的能量储存在 ATP 中。

细胞氧化与燃烧反应的最终产物都是 CO_2 和 H_2O，释放的能量也完全相同，但细胞氧化与燃烧还是有本质区别的。燃烧是一步到位，能量以热能的形式散发；而细胞氧化是在线粒体中由一系列酶系催化的氧化还原反应，整个反应过程分步进行，能量逐级释放，释放的能量以 ATP 的形式储存。此外，细胞氧化是在温和的环境条件下进行的，恒温恒压，需要水的参与。

在第二阶段，即丙酮酸进入线粒体基质后，在丙酮酸脱氢酶系的作用下，分解成乙酰 CoA，NAD^+ 作为受氢体被还原。反应式如下：

$$2CH_3COCOOH + 2HSCoA + 2NAD^+ \longrightarrow 2CH_3CO - SCoA + 2CO_2 + 2NADH + 2H^+$$

一、三羧酸循环

三羧酸循环又称为柠檬酸循环或 Krebs 循环，这一过程是由英国科学家 Krebs 于 1937 年发现的，并于 1953 年获得诺贝尔生理学或医学奖。在线粒体基质中，乙酰 CoA 与草酰乙酸缩合成柠檬酸，从而进入三羧酸循环。柠檬酸经过一系列酶促反应重新生成草酰乙酸，完成一轮循环，使得乙酰 CoA 的 2 个碳原子被氧化成 2 分子 CO_2。在循环中有一次底物水平磷酸化，可生成 1 分子 ATP。更重要的是还有 4 次脱氢反应，受氢体分别为 NAD^+ 或 FAD，生成 3 分子的 NADH 和 1 分子的 $FADH_2$（图 4-3）。三羧酸循环的总反应式为：

$$2CH_3COSCoA + 6NAD^+ + 2FAD + 2ADP + 2Pi + 6H_2O \longrightarrow$$
$$4CO_2 + 6NADH + 6H^+ + 2FADH_2 + 2HSCoA + 2ATP$$

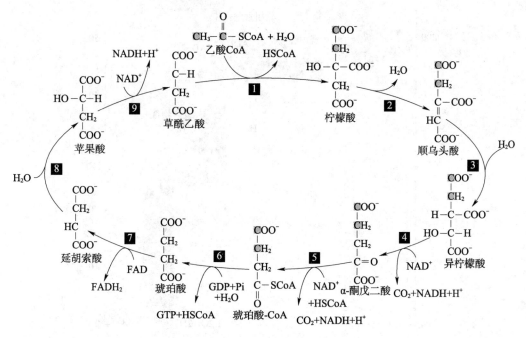

图 4-3　三羧酸循环

二、电子传递偶联氧化磷酸化

　　经糖酵解和三羧酸循环产生的 NADH 和 $FADH_2$ 是两种还原性的电子载体，它们所携带的高能电子经线粒体内膜上电子传递链的逐级定向传递，最后传给氧使氧带上负电荷，从而与线粒体基质中的 H^+ 生成水。电子传递过程中释放出大量能量，其中少部分以热的形式被释放，绝大部分被 ATP 合酶用于催化 ADP 磷酸化生成 ATP，这就是电子传递偶联氧化磷酸化作用。电子传递和氧化磷酸化两者之间的偶联机制可用目前被广泛接受的化学渗透假说（chemiosmotic coupling hypothesis）来解释，该假说认为，电子传递中的自由能差造成 H^+ 的穿膜传递，形成横跨线粒体内膜的电化学质子梯度，这种势能驱动了 ADP 的磷酸化反应，合成了 ATP。

　　1. 电子传递链上电子的传递和质子驱动力的形成　　葡萄糖在氧化过程中释放的高能电子在线粒体内膜上通过多个步骤的转移，最终会交给 O_2，与 H^+ 生成 H_2O。在电子传递过程中，能够可逆地接受和释放电子的化学物质被称为电子载体，它们在线粒体内膜上有序排列，形成电子传递链（electron transport chain）或呼吸链（respiratory chain）。

　　线粒体内膜上的电子载体主要有：黄素蛋白、细胞色素、泛醌、铁硫蛋白和铜原子。线粒体内膜上，除泛醌（CoQ）和细胞色素 c 外，其他成分分别组成Ⅰ、Ⅱ、Ⅲ、Ⅳ四种脂蛋白复合物。它们在线粒体内膜上按照氧化还原电位由低到高有序排列形成两种不同的电子传递链：①NADH→脂蛋白复合物Ⅰ→泛醌（CoQ）→脂蛋白复合物Ⅲ→细胞色素 c→脂蛋白复合物Ⅳ→O_2；②$FADH_2$→脂蛋白复合物Ⅱ→泛醌（CoQ）→脂蛋白复合物Ⅲ→细胞色素 c→脂蛋白复合物Ⅳ→O_2，它们分别将来自于电子载体 NADH 和 $FADH_2$ 的 1 对电子传递给电子的受体 O_2。

　　在两条电子传递链上，氧化还原电位越低，提供电子的能力越强，越易成为还原剂而处于电子传递链的前面。这样，电子载体从前一个载体获得电子被还原，再传递给下一个电子被氧化，从而伴随电子传递，能量被大量释放。其中有三个部位有较大的自由能变化，分别在 NADH 至 CoQ、细胞色素 b 和细胞色素 c 之间、细胞色素 a 和 O_2 之间（图 4 - 4）。

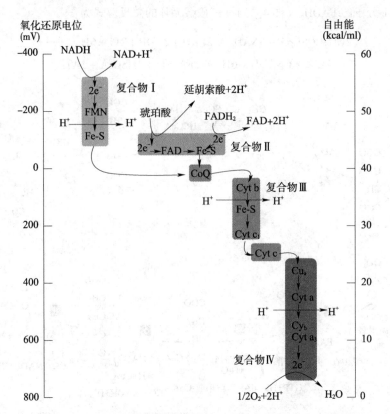

图 4 - 4　呼吸链及电子传递过程中的氧化还原电位和自由能变化

经测算，1 对电子经由第一种电子传递链传递，所释放的自由能可形成 2.5 个 ATP，而经由第二种电子传递链传递，可形成 1.5 个 ATP。但是这些释放的自由能并非直接用于 ATP 合成，而是用于 H^+ 的跨膜传递。

电子传递链在传递电子的同时，本身还起质子泵的作用，可以利用电子传递过程中释放的能量，将质子由线粒体基质转移到线粒体的膜间腔。复合物 I、复合物 III 可分别利用释放的电子自由能将 4 个 H^+ 泵入膜间腔，复合物 IV 可以泵出 2 个 H^+，而复合物 II 在传递电子时所释放的能量较少，不足以将 H^+ 泵出。所以第一条电子传递链在传递电子的过程中释放的自由能可以将 10 个 H^+ 由线粒体基质腔泵入膜间腔，而第二条电子传递链可以使 6 个 H^+ 进入膜间腔。

H^+ 的跨膜转移形成了内膜两侧的 H^+ 浓度梯度及电位差。在膜间腔有较低的 pH 和大量的正电荷，而基质侧存在较高的 pH 和大量的负电荷，因此形成了膜两侧的质子电化学梯度，这样电子传递所释放的能量就转化为质子的跨膜电化学势能，造成跨膜的质子驱动力。

2. ATP 合酶利用质子梯度回流并合成 ATP　ATP 合酶（ATP synthase）又称复合物 V（complex V），是生物体能量转换的关键酶。线粒体内膜上的 ATP 合酶由头部和基片组成。球形的头部朝向线粒体基质，并与内膜中的基片相连。ATP 的头部又称偶联因子 F_1，是由 5 种亚基组成的 $\alpha_3\beta_3\gamma\delta\varepsilon$ 九聚体，分子量为 360kDa，功能是催化 ATP 合成。基片又称偶联因子 F_0 镶嵌在线粒体内膜中，由 3 种疏水亚基 a、b、c 组成 ab_2c_{12} 十五聚体，形成质子穿膜通道，膜间腔中的 H^+ 可由基片组成的质子通道回流进入线粒体基质，并且释放出其中的电化学势能，释放出的能量驱动 F_1 因子催化 ADP 的磷酸化合成 ATP（图 4 - 5）。

F_1 因子是怎样利用 H^+ 的电化学梯度势能使 ADP 磷酸化生成 ATP 的呢？美国人 Paul D. Boyer 提出了结合变构机制（binding change mechanism），认为 ATP 合酶上 3 个 β 亚基作为催化亚基本质上是相同的，但在催化过程中，它们却分别以三种不同的构象存在：与 ATP

结合状态（紧密构象 T）、空置（开放构象 O）或结合 ADP 和 Pi（松弛构象 L）。H^+ 的跨膜电化学梯度所形成的质子驱动力使质子由基片（F_0）上的质子通道返回基质，释放的势能驱动 F_0 的 c 亚基环和 γ 亚基旋转，每旋转 $120°$，γ 亚基就会与一个不同的 β 亚基接触，这种接触迫使 β 亚基构象发生改变，每旋转一周，就会使 3 个 β 亚基经历 3 种不同的构象变化，释放 3 个 ATP（图 4 - 6）。

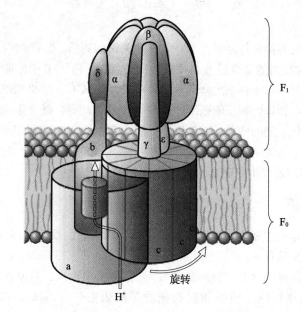

图 4 - 5　ATP 合酶的分子结构

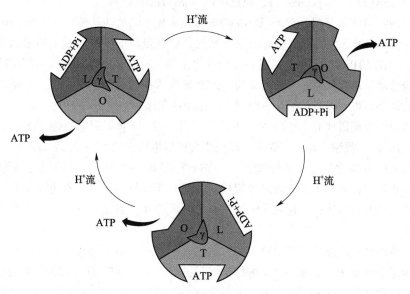

图 4 - 6　ATP 合酶的结合变构机制

　　所以在电子传递和氧化磷酸化偶联的过程中，原本储存在葡萄糖中的能量实际经历了一个转换过程，最终转移到了 ATP 中，即葡萄糖中的化学能先经氧化分解形成高能电子，高能电子经电子传递和质子跨膜转运释放自由能转变为 H^+ 梯度所含有的电化学势能，质子的电化学势能通过 ATP 合酶作用又储存在 ATP 中。

　　综上所述，葡萄糖完全氧化所释放的能量主要通过两种途径形成 ATP。①底物水平磷酸化生成 4 分子 ATP：分别在糖酵解和三羧酸循环各生成 2 分子 ATP。②氧化磷酸化生成 28（或 26）分子 ATP：在葡萄糖氧化过程中共生成 12 对 H，其中 10 对以 NAD^+ 为载体，经电子传递，生成 25 分子 ATP；2 对以 FAD 为载体，经电子传递，生成 3 分子 ATP（如果糖酵解生成的 2 对 H 经 α‑磷酸甘油穿梭进入线粒体，则 12 对 H 中 8 对以 NAD⁺ 为载体，经电子传递，生成 20 分子 ATP；4 对以 FAD 为载体，经电子传递，生成 6 分子 ATP）。整个过程一共形成 32（或 30）分子 ATP。

第三节 细胞运动

在生物体内能量的转换和传递中，ATP 是一种关键的物质，是细胞内能量转换的"中转站"。营养物质中所含有的能量经过细胞呼吸转换为 ATP，而 ATP 中的能量又可直接转换成为其他各种形式的能量，用于各项生命活动。这些能量形式有：①机械能，如肌肉收缩细胞运动等。②电能，如生物体内神经细胞所产生和传导的冲动等。③化学能，生物体内的各种物质的生物合成均有化学能的储存。④渗透能，细胞产生的 ATP 还可用于跨膜的主动运输过程，转换为渗透势能。⑤光能，如萤火虫等的生物发光现象中的能量。这一节中，我们主要介绍 ATP 转换为机械能过程中所驱动的细胞运动。

一、肌细胞收缩

高等动物个体的运动主要依赖于骨骼肌的收缩，肌细胞的收缩是将 ATP 转换为机械能，是产生机械运动的重要途径。

骨骼肌细胞即肌纤维内含有大量的肌原纤维（myofibril）束，肌原纤维由收缩单位肌小节重复排列而成。肌原纤维上明暗相间的横纹是由粗肌丝（thick myofilament）和细肌丝（thin myofilament）组成。粗肌丝的主要成分是肌球蛋白（myosin），细肌丝主要由肌动蛋白（actin）、原肌球蛋白（tropomyosin）、肌钙蛋白（troponin）组成。

肌细胞的收缩机制可用 1954 年 Huxley 和 Hanxon 提出的滑动丝模型（sliding filament model）来解释。该模型认为肌小节收缩的分子基础是肌球蛋白的头部与临近的细肌丝中的肌动蛋白结合，并在 ATP 的驱动下，通过一系列的构象变化，使得肌球蛋白的头部沿肌动蛋白由正极向负极移动，从而使肌小节长度缩短，ATP 转换为肌肉运动的机械能。肌动蛋白和肌球蛋白的相对滑动可以使得骨骼肌比平时状态收缩 100 倍还多。

肌肉组织的收缩需要有大量的 ATP 支持，一般来讲，人体骨骼肌中的 ATP 可以支持细胞进行 2~5 秒的剧烈收缩，加上细胞中的磷酸肌酸可以维持大约 15 秒的高 ATP 水平支持收缩。在这有限的 ATP 供应之外，如果骨骼肌仍需维持强烈的收缩反应，则必须通过代谢来完成。

人类的骨骼肌由两种类型的肌纤维组成：快肌纤维和慢肌纤维。在电子显微镜下，快肌纤维内几乎是没有线粒体的，也就无法通过有氧呼吸产生大量的 ATP，而慢肌纤维中含有大量的线粒体。

快肌纤维的快速收缩可以产生更多的力量用于进行举重或短跑等力量型项目，这个过程中消耗的能量主要来源于无氧条件下的糖酵解，虽然产生的 ATP 数量较少，但是比有氧氧化快速。由于产生 ATP 的同时伴有乳酸的形成，可使肌肉组织中的 pH 由 7 左右下降至 6.35 左右，这也是剧烈运动会伴随产生肌肉酸痛和痉挛的原因，并且随着酸度增加及糖原储备的消耗，还会产生肌肉疲劳。

在步行或游泳等有氧运动中，人们可以维持更长的运动时间而不产生肌肉酸痛或疲劳，与有氧运动中主要依赖于慢肌纤维的收缩有关。慢肌纤维中含有的线粒体数较多，它可以通过细胞呼吸产生大量的 ATP 而不形成乳酸，所以，它们可以较长时间地持续工作。

二、细胞的变形运动

许多动物细胞都会采用变形运动的方式进行位置的移动，比如变形虫、巨噬细胞和白细胞以及器官发生时的胚胎细胞的迁移，还有在体外培养条件下，细胞沿基质表面迁移等。

以成纤维细胞为例，当它在基质或相邻细胞表面迁移时通常相继发生以下几个步骤：①细胞前端通过肌动蛋白聚合伸出突起，②突起前端与基质形成新的锚着位点，③细胞以新的附着点为支点向前运动，④细胞后部附着点与基质脱离，细胞尾部前移。

在上述过程中，均涉及肌动蛋白丝多种形式的作用。当细胞受到外来信号刺激时，微丝结合蛋白 Arp2/3 被激活，并形成微丝组装的核心，ATP 结合的肌动蛋白由此向正极快速组装。当微丝延伸到一定程度时，Arp2/3 又可结合到微丝的侧面，启动新微丝的组装，形成分枝状的肌动蛋白网络并继续延伸，从而使细胞膜向信号源方向伸出伪足，产生推动细胞运动的力。这个网络中的肌动蛋白纤维延长时，ATP 肌动蛋白水解为 ADP 肌动蛋白，可从后端解聚，前纤维蛋白将解聚下来的 ADP 肌动蛋白转换成 ATP 肌动蛋白，使之重新具备多聚化的能力。

三、鞭毛和纤毛运动

一些细胞通过纤毛和鞭毛进行运动，如精子和原生动物可通过 ATP 支持的波浪状摆动使细胞在液体中游动，而一些原生动物则以纤毛为运动器官，高等动物呼吸道上皮细胞通过纤毛的拍打将痰液或异物清除。

鞭毛和纤毛是细胞表面的一种特化结构，跟许多细胞的运动有关。它们结构基本相同，外部包裹有一层质膜，内部则是由微管及结合蛋白组成的轴丝。纤毛和鞭毛的轴丝主要是"9+2"型微管，即中间是 2 根中央鞘包裹的中央微管，外围是 9 组二联体微管。微管连接蛋白将外围的二联体微管连接在一起，其中二联管的 A 管又以放射辐条与中央鞘连接，A 管上还有两个动力蛋白臂伸出，分别位于轴丝的内、外两侧。

鞭毛和纤毛的弯曲运动本质上是由轴丝动力蛋白所介导的相邻二联管的相对滑动。A 管伸出的动力蛋白与相邻二联管的 B 管接触，可使动力蛋白结合的 ATP 水解，并释放 ADP 和 Pi，造成动力蛋白头部构象改变，向相邻二联管正极滑动，使相邻二联管之间产生弯曲力。新的 ATP 结合使动力蛋白与相邻 B 管脱离，ATP 水解释放的能量可使头部复原，带有水解产物的动力蛋白与相邻二联管 B 管的另一位点结合，开始下一个循环。由于二联管之间由连接蛋白连为一体，相邻二联管的相对滑动受到整体性的阻碍，动力蛋白行走所产生的动力转化为鞭毛或纤毛的局部的弯曲，这种弯曲有规律地由基部开始沿轴丝向顶端传播从而将 ATP 中的能量转化为细胞的运动动力。

四、染色体运动

真核细胞有丝分裂和减数分裂过程中，细胞内会组装形成有丝分裂器，介导细胞中的染色体运动，完成遗传物质在子细胞中的分配。

有丝分裂过程中，与染色体动粒连接的微管的组装和去组装、动粒微管与动粒之间的相对滑动可推动染色体在细胞中的运动。在这一过程中，动粒微管与动粒之间的滑动主要依靠结合在动粒处的驱动蛋白和细胞质动力蛋白沿微管的运动来完成。驱动蛋白和动力蛋白都是细胞中马达蛋白，它们各有两个球状的头部和一个尾部，头部具有 ATP 水解酶活性，这一酶解反应所产生的能量可使头部产生一个循环的构象改变，从而完成微管与动粒之间的滑动，ATP 的能量即转变为染色体在细胞内运动的动力。

第四节　能量与健康

线粒体中发生的能量转换是细胞产生 ATP 的主要方式，而 ATP 是细胞生命活动中利用的直接能源，一旦线粒体中的能量转换受到影响，就有可能影响细胞或个体的生命活动和功能，导致机体功能的紊乱或者疾病甚至引起死亡。

一、能量均衡与失衡

人类的一切生命活动都离不开能量，食物中糖类、脂类、蛋白质等三大营养物质是人类摄取能量的主要渠道。摄取的能量对于成人主要用于维持人的基础体温和基础代谢、满足体力活动和脑力消耗所需；对于婴幼儿和青少年则还需要满足生长发育的需要；对于孕妇，则需要负担子宫和胎盘的组织增长以及胎儿的生长发育所需。健康人能量的摄入和消耗之间会保持相对的平衡，这样既可以使人体体重维持正常，又能维持正常的生命活动，也能够保证个体的生长和发育。如果能量的动态平衡被打破，轻微的可能会使人体体重发生变化，严重的时候则甚至可以导致机体功能的紊乱或疾病。

三种营养物质对于人体来说都是缺一不可的，任何一种物质的摄入量异常都有可能会使机体功能发生异常。当营养不良时，能量的消耗长期大于摄入，机体就会动用自身的糖、脂肪、蛋白质储备，从而体重减轻。尽管蛋白质的产热供能极低，但一旦发生蛋白质缺乏，成人就会出现营养不良性水肿，机体抵抗力降低；幼儿还会出现生长发育迟缓甚至死亡等一系列蛋白质缺乏症。如果蛋白质长期摄入不足也会引起这种疾病，发生在 2004 年的阜阳假奶粉事件，由于奶粉中蛋白质含量严重不足，导致了多名婴儿出现生长发育和组织更新停滞，造成 12 名婴儿因"毒奶粉"事件而死亡。当营养过剩时，能量摄入长期大于消耗，过多的能量就会以脂肪的形式储备起来从而导致肥胖，并增加高血压、高胆固醇血症、冠心病、糖尿病、关节炎、癌症等疾病的发病风险。当食物中蛋白质含量过多的时候，导致部分蛋白质不能被消化也不能被吸收，未被消化的蛋白质可在肠道中发生腐败，形成大量的胺等代谢废物，这些代谢废物在肝脏中会增加肝脏的解毒负担，同时蛋白质分解产生的尿素、肌酐等废物会通过肾脏排出，从而增加肾脏的排泄负担。

二、自由基与健康

细胞的代谢过程本质上是物质的氧化还原反应，在反应过程中，线粒体内膜上的电子沿电子传递链传递过程中还可产生氧自由基。氧自由基是机体中最主要的自由基，占机体内自由基的 95% 以上，是 ATP 产生过程中形成的副产物，含有未配对的电子，极不稳定，可以夺取其他分子中的电子，使自身处于稳定状态，对细胞和组织产生有害的生物学效应。

自由基活性强，能使质膜中的不饱和脂肪酸氧化，从而使膜内酶的活性破坏、蛋白质变性、膜脆性增加、膜结构改变，因而膜的运输功能紊乱以致丧失；自由基还能使 DNA 链断裂、交联等对 DNA 造成损伤。

自由基对细胞的破坏也是个体衰老的主要原因。随着年龄的增长，结缔组织中的胶原蛋白也可以在自由基的作用下发生交联，形成巨大的不溶性分子，导致胶原长度缩短，失去膨胀能力，因此皮肤出现皱纹，老年人皮肤上的老年斑也是因自由基对细胞产生破坏导致的。

三、缺氧及用氧障碍

在线粒体内膜上，电子传递链将氧化代谢产生的高能电子传递给末端的电子受体 O_2，释放的能量绝大部分最终转换为 ATP。如果氧气供应不足或用氧障碍，使能量转换受到抑制，导致细胞和组织器官代谢、功能和形态结构发生异常变化。

缺氧可损伤线粒体，线粒体损伤又可导致缺氧，两者互为因果。严重缺氧时导致线粒体受损是因为有氧氧化过程最终的电子受体缺乏，使得线粒体的有氧代谢发生障碍，可明显抑制线粒体呼吸功能和氧化磷酸化过程，使 ATP 生成减少；持续较长时间严重缺氧，还可以使线粒体的基质颗粒减少或消失，基质电子密度增加，嵴内腔扩张，嵴肿胀、崩解，外膜破裂等，严重影响线粒体功能甚至导致细胞死亡。

如 HCN、KCN、NaCN、NH_4CN 和氢氰酸有机衍生物（多存在于杏、桃和李的核仁中）等各种无机或有机氰化物（cyanide）经消化道、呼吸道、皮肤进入体内，CN^- 可以迅速与细胞内细胞色素氧化酶的三价铁结合形成氰化高铁细胞色素氧化酶，失去接受电子能力，使呼吸链上电子传递中断，导致组织细胞利用氧障碍。0.06g HCN 可以导致人迅速死亡。高浓度 CO 也能与细胞色素氧化酶 aa 的 Fe^{2+} 结合，阻断呼吸链。

四、运动障碍

运动障碍主要指人在意识清醒的情况下随意运动调节功能发生障碍，主要表现为肌张力异常和不自主运动等，典型的运动障碍疾病主要有帕金森病、小舞蹈症、亨廷顿病等。

帕金森综合征是一种常见的神经系统变性疾病，多见于老年人，我国 65 岁以上人群中的患病率大约是 1.7%。帕金森综合征患者体内多巴胺氧化代谢过程中产生大量的 H_2O_2 和超氧阴离子，在黑质部位 Fe^{2+} 催化下，可进一步生成毒性更大的羟自由基，而此时黑质线粒体呼吸链的复合物 I 活性下降，抗氧化剂消失，无法清除自由基，导致自由基通过氧化神经细胞膜上的脂类成分，破坏多巴胺神经元细胞膜功能或直接破坏细胞 DNA，最终导致神经元变性，出现静止性震颤、运动迟缓、肌强直和姿势步态障碍，及抑郁、便秘和睡眠障碍等非运动症状。

遗传、环境、年龄、氧化应激等因素均可能参与帕金森病患者多巴胺神经元的变性死亡过程。美国学者 Langston 等发现一些吸毒者会快速出现典型的帕金森病样症状。经研究发现，合成海洛因中的 1－甲基－4 苯基－1，2，3，6－四氢吡啶（MPTP）可以在脑内转化为高毒性的 1－甲基－4 苯基－吡啶离子 MPP^+，能选择性抑制多巴胺能神经元内线粒体呼吸链复合物 I 活性，促发氧化应激，从而导致神经元变性死亡。

 本章小结

线粒体是一种能把有机物代谢中释放的能量转换为细胞生命活动的直接能源 ATP 的细胞器。在线粒体基质中含有大量的氧化还原酶系，可以完成营养物质的彻底氧化，氧化反应中产生的电子经线粒体内膜上的电子传递链传递给 O_2，电子传递过程中释放的能量推动形成了 H^+ 跨膜梯度，H^+ 通过 ATP 合酶回流时，催化产生 ATP。ATP 分子作为能量货币，可以转换成其他的能量形式，用于驱动肌肉收缩、细胞运动、染色体位移、物质运输、产生和传导神经冲动等生命活动。能量的形成、转换和消耗过程一旦发生异常，很有可能会引起机体功能的异常甚至疾病。

 思考题

1. 怎样理解线粒体在细胞能量转换中的作用？
2. 葡萄糖彻底氧化要经过哪些步骤？
3. 电子传递和氧化磷酸化之间是如何偶联在一起的？
4. ATP 的形成有几种途径，分别发生在什么位置？
5. 细胞运动与线粒体能量转换之间是什么关系？

（赵　静）

第五章　细胞的信息传递

多细胞生物体是一个繁忙而有序的细胞社会，细胞与细胞之间无时不在接受和处理来自细胞内和细胞外的各种信号，这些信号的传递和整合在生命活动中具有重要作用，它不仅影响细胞自身的活动，而且还使单个细胞与细胞群体乃至机体的整体活动保持协调一致，完成各种生命活动。可以说细胞的一切生命活动都与信息传递有关，信息传递是细胞生存的必要条件。

细胞与细胞之间主要通过信号分子（signal molecule）来传递信息，信号分子与细胞膜上或细胞内的受体（receptor）结合，将信号转换后传给相应的胞内系统，使细胞对信号分子做出适当的反应，这一过程称为信号转导（signal transduction）。除此之外，遗传信息在 DNA、RNA 和蛋白质之间的传递是细胞信息传递的另一种方式。

第一节　信号分子和受体

一、信号分子

信号分子是细胞的信息载体，种类繁多，包括物理信号诸如声、光、电和温度变化等，以及化学信号诸如激素、神经递质、局部化学递质等。大多数信号分子是化学信号，它们由细胞合成和分泌，又被称为第一信使。信号分子的一级结构或空间构象携带某些信息，当它们与相应受体结合后，后者将接收到的信息转导给细胞的功能反应体系，从而使细胞对该信号做出应答。

根据化学信号的特点及作用方式，可将其分为三类：①激素，由内分泌细胞合成并释放，经血液或淋巴循环到达机体各部位的靶细胞，如肾上腺素、胰岛素和甲状腺素等。这类信号分子的作用特点是：距离远、范围大、时间较长。②神经递质，由神经元的突触前膜释放，作用于突触后膜上的特异受体，如多巴胺、乙酰胆碱和去甲肾上腺素等。这类信号分子的作用特点是：距离短、持续时间短。③局部化学介质，是一大类生物活性物质，由某些细胞合成并分泌，它们不进入血液，而是分泌到细胞外液中，经局部扩散作用于邻近的同种或异种靶细胞，如生长因子、前列腺素和一氧化氮（nitric oxide，NO）等。NO 发现于 20 世纪 80 年代，是人类发现的第一种气体信号分子，它能进入细胞直接激活效应分子，引起血管平滑肌舒张等多种生物学效应。

根据溶解度，可将化学信号分为两类：①亲脂性信号分子，主要代表是甾类激素和甲状腺素。亲脂性信号分子小、疏水性强，可直接穿过细胞膜进入细胞，与细胞内受体结合，形

成激素 - 受体复合物，进而调节基因表达。②亲水性信号分子，包括神经递质、局部化学介质和大多数肽类激素。亲水性信号分子不能穿过靶细胞的细胞膜，只能与其细胞膜上的受体结合，将细胞外信号转换为细胞内信号后，引起细胞内一系列生化级联反应，最终产生生物学效应。

根据信号分子与受体结合后细胞所产生的效应不同，还可以将其分为激动剂和拮抗剂，与受体结合后能产生细胞效应的称为激动剂，而与受体结合后不产生细胞效应的称为拮抗剂。一些化学信号分子及其功能见表 5 - 1。

表 5 - 1 一些化学信号分子及其功能

信号分子	合成或分泌位点	化学性质	生理功能
激素：			
甲状腺素	甲状腺	酪氨酸的衍生物	刺激多类细胞的代谢
皮质醇	肾上腺	类固醇	影响多数组织中蛋白质、糖和脂的代谢
胰高血糖素	胰腺 A 细胞	肽	促进糖原分解和脂肪分解
胰岛素	胰腺 B 细胞	蛋白质	降低血糖、促进蛋白质和脂质合成
肾上腺素	肾上腺	酪氨酸的衍生物	升高血压、增强心律和代谢
神经递质：			
乙酰胆碱	神经末梢	胆碱衍生物	兴奋性神经递质，刺激骨骼肌收缩、心肌舒张、腺体分泌等
γ - 氨基丁酸	神经末梢	谷氨酸衍生物	抑制性神经递质，降低神经元活性等
局部化学介质：			
表皮生长因子	多种细胞	蛋白质	刺激上皮细胞和多种细胞增殖
组胺	肥大细胞	组氨酸衍生物	扩张血管、增加渗透、参与炎症反应
NO	神经元和血管内皮细胞	可溶性气体	引起血管平滑肌松弛、调节神经元功能

二、受体

信号分子需要与受体结合后才能发挥作用。受体是一类存在于细胞膜上或细胞内的特殊蛋白质，能够识别细胞外专一信号分子并与之结合，激活细胞内一系列生化反应，从而引起细胞反应。与受体结合的生物活性物质又统称为配体（ligand）。不同类型的受体具有结构共性，都包含两个功能域，即结合配体的功能域和产生效应的功能域，分别具有结合特异性和效应特异性。受体在信号转导系统中具有关键作用，它通过识别和结合配体，触发整个信号转导过程。根据受体存在的部位，可将其分为细胞内受体（intracellular receptor）和细胞表面受体（cell - surface receptor）。

1. 细胞内受体 位于细胞质基质或核基质的受体叫细胞内受体，简称胞内受体，通常为 400 ~ 1000 个氨基酸组成的单体蛋白，主要识别和结合小的脂溶性分子，如甾类激素、甲状腺素、维生素 D 和视黄酸。

2. 细胞表面受体 位于细胞膜上的受体叫细胞表面受体，又称为膜受体，主要识别亲水性信号分子，包括分泌性信号分子（如神经递质、肽类激素和生长因子等）和膜结合型信号分子（如细胞表面抗原、细胞表面黏着分子等）。根据信号转导机制和受体蛋白类型的不同，又可将细胞表面受体划分为三类：离子通道型受体（ionotropic receptor）、G 蛋白偶联受体（G protein - coupled receptor）和酶联受体（enzyme - linked receptor）。

（1）离子通道型受体 又称配体门控受体，即配体门控通道，它是贯穿细胞膜或内质网膜具有离子通道功能的亲水性蛋白质，与相应的配体结合后可介导速度很快的信号转导过程，使离子通过。离子通道型受体具有组织分布的特异性，主要分布于神经、肌肉等可兴奋细胞。

（2）G 蛋白偶联受体　是与三聚体 G 蛋白偶联的一大类细胞表面受体，含 7 个穿膜结构域，与配体结合后激活与之偶联的三聚体 G 蛋白，启动不同的信号转导通路，导致各种生物学效应的产生。G 蛋白偶联受体是迄今发现的最大的受体蛋白超家族，其成员有 1000 多个，分布于不同组织的几乎所有类型的细胞上。M 型乙酰胆碱受体、胰高血糖素受体、视紫红质受体（脊椎动物眼中的光激活受体）、β 肾上腺素受体以及脊椎动物鼻中的许多嗅觉受体等都是 G 蛋白偶联受体。不同的 G 蛋白偶联受体具有共同的结构特征，它们都由一条多肽链组成，含 7 个跨膜 α 螺旋区，N 末端在细胞外侧，C 末端在细胞质侧（图 5-1）。其中螺旋 5 和 6 之间的细胞内环是 G 蛋白识别的区域，当受体被激活时，这一区域可与三聚体 G 蛋白结合，进而激活三聚体 G 蛋白。这一区域氨基酸组成的改变或数目减少，将导致受体不能与 G 蛋白偶联。G 蛋白偶联受体介导了很多胞外信号的细胞应答，如多种肽类激素、局部介质、神经递质和氨基酸衍生物，以及气味、味道和光信号等。

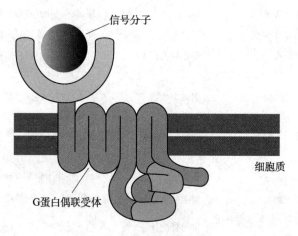

图 5-1　G 蛋白偶联受体

（3）酶联受体　又称催化受体，是分布在细胞表面的主要受体，其胞质区具有酶活性，或者与细胞质中的酶结合。当酶联受体与其配体结合后，受体胞质区的酶活性被激活，或者与之结合的酶被激活。酶联受体通常只有一个跨膜区。与 G 蛋白偶联受体一样，酶联受体也分布于不同组织几乎所有类型的细胞上。迄今为止主要发现了 5 类酶联受体，它们是受体酪氨酸激酶、受体丝氨酸/苏氨酸激酶、受体酪氨酸磷酸酯酶、受体鸟苷酸环化酶和酪氨酸激酶偶联受体。

三、受体与信号分子结合的特点

受体能特异性识别并结合相应的信号分子，受体与信号分子的结合具有以下几个特点：

1. 特异性　受体选择性地与特异配体结合，这种选择性依靠的是配体与受体之间的空间结构互补。但受体与配体之间不是简单的一对一关系，不同细胞对同一化学信号可能具有不同的受体，也就是说一种配体可以结合几种不同的受体，进而产生不同的效应。如乙酰胆碱作用于骨骼肌细胞引起肌肉收缩，作用于心肌细胞降低收缩频率，作用于唾腺细胞则引起分泌。

2. 高亲合力　受体与配体的结合力极强，极低浓度的配体与受体结合后，就可以产生显著的生物学效应。另一方面，不同的受体和配体之间，亲合力的大小差别很大。

3. 可饱和性　某一特定受体在特定细胞中的数量是相对恒定的，因此，增加配体的浓度可使其受体饱和。这是细胞控制自身对胞外信号反应强度的一种方式。

4. 可逆性 由于受体与配体是以氢键、离子键和范德华力等非共价键结合，当结合引发相应的生物学效应之后，二者解离，受体可恢复到原来的状态，并再次被利用，而配体则常常被立即灭活。

第二节　信号转导

信号转导是指信号分子与细胞膜上或细胞内的受体结合，将信号转换后传给相应的胞内系统，引起细胞内一系列生化级联反应，最终产生生物效应的过程。信号分子引起的细胞内生化反应是前后相连的，前一个反应的产物可作为下一个反应的底物或发动者，所以被称为生化级联反应。信号分子引发的细胞效应主要有两种：①改变细胞内预存蛋白的活性或功能，从而影响细胞的代谢和功能。②调控基因转录，影响细胞内特殊蛋白的表达。受体的类型不同，其信号转导途径也不同。

一、G 蛋白偶联受体的信号转导

G 蛋白偶联受体与胞外信号分子结合后，首先激活三聚体 G 蛋白，再由三聚体 G 蛋白激活效应器。活化的效应器，催化细胞内信号的生成。然后由细胞内信号引起细胞内系列生化级联反应，最终产生生物学效应。受体激活后在细胞内产生的、能介导信号转导的活性物质（即细胞内信号），称为第二信使（second messenger），胞外信号分子则被称为第一信使。已经发现的第二信使有许多种，其中最重要的有：环腺苷酸（cyclic AMP，cAMP）、二酰基甘油（diacylglycerol，DAG）、三磷酸肌醇（inositol trisphosphate，IP_3）和钙离子等。

1. G 蛋白 G 蛋白的全称为鸟嘌呤核苷酸结合蛋白（guanine nucleotide – binding protein），是一种具有 GTP 酶活性、在细胞信号通路中起信号通路转换器或分子开关作用的蛋白质。包括三聚体 G 蛋白、小分子量的单体小 G 蛋白和高分子量的其他 G 蛋白三类。G 蛋白偶联受体激活的是三聚体 G 蛋白，由 α、β 和 γ 三个亚基构成，锚定在细胞膜胞质面，为一种可溶性的外周蛋白。其中，α 亚基上存在 GDP 或 GTP 结合位点，能与 GDP 或 GTP 结合。

在静息状态下，α 亚基与 GDP 结合，并且 α、β 和 γ 三个亚基组成三聚体，此时的 G 蛋白与受体分离，无活性。当信号分子与 G 蛋白偶联受体结合后，受体的构象发生改变，与 G 蛋白 α 亚基的结合位点暴露，导致受体胞内部分与 G 蛋白 α 亚基接触并相互作用，进而使 G 蛋白的 α 亚基构象改变，与 GDP 的亲合力减弱，与 GTP 的亲合力增强，GTP 则取代 GDP 与 α 亚基结合，G 蛋白被激活。活化的 G 蛋白解离成两部分：α – GTP 和 βγ 二聚体。α – GTP 与细胞膜上的下游效应蛋白作用，激活效应蛋白。G 蛋白的 α 亚基还具有 GTP 酶活性，在配体与受体解离后，G 蛋白的 α 亚基水解与它结合的 GTP 为 GDP，α、β 和 γ 三个亚基重新组成三聚体，G 蛋白失活，回到静息状态（图 5 – 2）。

在哺乳动物中已发现 20 多种不同类型的 G 蛋白，如 G_s、G_i 和 G_q 家族。G_s 为激活型 G 蛋白，其 α 亚基是 $α_s$，能激活效应器腺苷酸环化酶（adenylate cyclase，AC）；G_i 为抑制型 G 蛋白，其 α 亚基是 $α_i$，能抑制效应器腺苷酸环化酶；G_q 为磷脂酶 C 型 G 蛋白，其 α 亚基是 $α_q$，能激活效应器磷脂酶 C（phospholipase C，PLC）。不同的 G 蛋白激活不同的效应器，生成不同的第二信使，构成不同的信号通路。

2. cAMP 信号通路 cAMP 信号通路激活的效应器是腺苷酸环化酶，如图 5 – 3 所示。激活型信号（如肾上腺素、胰高血糖素）与激活型受体（Rs）结合后，激活 G_s 蛋白，G_s 解离为 $α_s$ – GTP 和 βγ 二聚体；活化的 $α_s$ – GTP 再激活下游的腺苷酸环化酶，而激活后的腺苷酸环化酶将催化 ATP 转化为胞内信号（即第二信使）cAMP，使细胞内 cAMP 浓度升高。

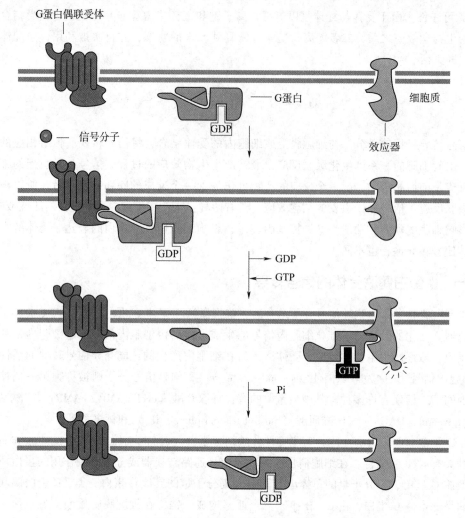

图 5 - 2　G 蛋白的激活与失活

随后，由第二信使 cAMP 启动细胞内的生化级联反应，最终产生细胞效应。cAMP 首先激活的是蛋白激酶 A（protein kinase A，PKA）。无活性的蛋白激酶 A 是由两个调节亚基和两个催化亚基组成的四聚体，每个调节亚基上有两个 cAMP 的结合位点。cAMP 与调节亚基的结合导致其构象发生改变，使调节亚基与催化亚基解离，暴露出催化亚基的底物结合位点，蛋白激酶 A 被激活，具备催化功能。然后，活化的蛋白激酶 A 催化靶蛋白的丝氨酸或苏氨酸残基磷酸化，激活靶蛋白。由于蛋白激酶 A 对底物蛋白特异性要求不高，因此在不同组织中，蛋白激酶 A 激活不同的靶蛋白，产生不同的生物学效应，如调节细胞代谢和基因表达等。例如在肝脏，当胰高血糖素与肝细胞膜上的胰高血糖素受体结合后，引起胞内 cAMP 浓度升高，激活蛋白激酶 A，活化的蛋白激酶 A 激活磷酸化酶激酶，然后活化的磷酸化酶激酶再激活磷酸化酶；最后，磷酸化酶催化糖原分解成葡萄糖，葡萄糖释放入血液，产生血糖升高的生物学效应。

其他一些激素（如肾上腺素）与相应受体结合转换为第二信使 cAMP 后，激活蛋白激酶 A，活化蛋白激酶 A 的催化亚基则转移到细胞核中，磷酸化某些重要的转录因子，如 cAMP 反应元件结合蛋白（cAMP - response element - binding protein，CREB）。磷酸化的 CREB 被细胞核内的 CBP/P300 蛋白特异性识别并结合，使 CREB 活化。然后，CREB - CBP/P300 蛋白复合体与特异 DNA 序列结合，调节各种靶基因转录，产生生物学效应（图 5 - 3）。

cAMP 信号通路的反应链可表示为：胞外信号分子→G 蛋白偶联受体→三聚体 G 蛋白→腺苷酸环化酶→cAMP→蛋白激酶 A→靶蛋白→生物学效应。

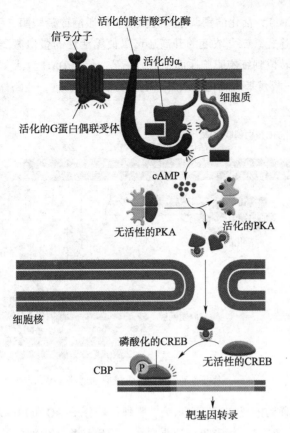

图5-3 cAMP信号通路

腺苷酸环化酶除了被激活型信号激活,其活性还能被抑制型信号抑制。抑制型激素(如前列腺素和腺苷)与相应抑制型受体结合后,激活 G_i,结果抑制了下游腺苷酸环化酶,降低靶细胞的 cAMP 水平(图5-4)。

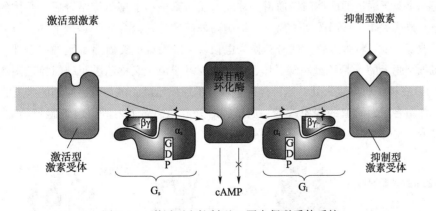

图5-4 激活型和抑制型 G 蛋白偶联受体系统

3. 磷脂酰肌醇信号通路 磷脂酰肌醇信号通路激活的效应器是磷脂酶 C。如图5-5所示,胞外信号分子与 G 蛋白偶联受体结合后,通过 G_q 激活磷脂酶 C;活化的磷脂酶 C 将细胞膜上的4,5-二磷酸磷脂酰肌醇(phosphatidylinositol-4,5-biphosphate,PIP_2)水解为两个胞内信使:IP_3 和 DAG,所以又称该通路为双信使通路。IP_3 在细胞质中扩散,DAG 是亲脂性分子,位于细胞膜上,这两个第二信使分别激活两个不同的信号通路。IP_3 与内质网膜上的 IP_3 受体(一种离子通道受体)结合,受体构象改变,通道打开,Ca^{2+} 从内质网释放,进入细胞质基质,使细胞质基质的 Ca^{2+} 浓度升高;然后,Ca^{2+} 再活化各种依赖 Ca^{2+} 的蛋白质如钙调蛋白（calmodulin，CaM），活化的钙调蛋白再激活蛋白激酶或磷酸酶，引起不同的细胞反应，这一通路称 IP_3/Ca^{2+} 途径。Ca^{2+} 浓度的升高还可以使无活性的蛋白激酶 C（protein kinase C，PKC）从细胞质基质转位到细胞膜胞质面，被另一第二信使 DAG 激活。活化的蛋白激酶 C 使靶蛋白的丝氨酸/苏氨酸残基磷酸化，最终产生生物学效应，这一通路称为 DAG/PKC 途径。

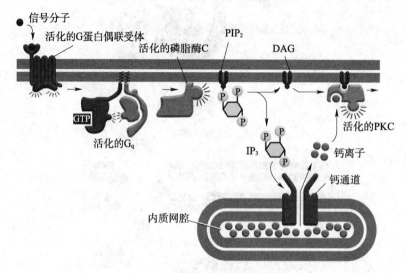

图 5-5　磷脂酰肌醇信号通路

磷脂酰肌醇信号通路的反应链可表示为：胞外信号分子→G 蛋白偶联受体→三聚体 G 蛋白→磷脂酶 C→①IP_3→Ca^{2+}→钙调蛋白→蛋白激酶或磷酸酶→生物学效应；②DAG→蛋白激酶 C（依赖 Ca^{2+}）→靶蛋白→生物学效应。

二、离子通道型受体的信号转导

离子通道型受体是由多亚基组成的蛋白复合物，它既是一个受体，具有信号分子结合位点，又是一个离子通道即配体门控通道。神经递质与离子通道型受体结合后，受体的构象改变，通道开放或关闭，从而改变了离子在细胞内外的转运。因为离子是带电的，所以离子跨膜转运的改变，快速将胞外化学信号转换为电信号，继而改变突触后细胞的兴奋性。如分布于骨骼肌细胞膜上的 N 型乙酰胆碱受体，由 5 个亚基组成，又称乙酰胆碱门控性阳离子通道（图 5-6）。在神经肌肉接头处，当神经末梢释放的递质乙酰胆碱与骨骼肌细胞膜上的 N 型乙酰胆碱受体结合后，通道的构象改变，通道瞬时开放，钠离子内流引起细胞膜局部去极化，膜电位改变，将化学信号转换为了电信号。

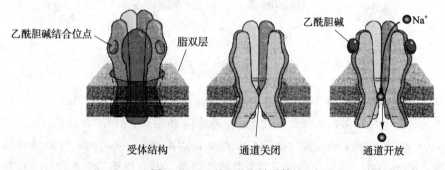

图 5-6　N 型乙酰胆碱受体

三、酶联受体的信号转导

酶联受体都是一次跨膜蛋白，胞外区与配体结合，胞内区具有酶活性或者与细胞内的酶结合。胞外信号分子与酶联受体结合后，激活受体胞内区的酶活性，或者激活与受体结合的酶活性，再激活下游信号蛋白，往往经过多步传递，最终改变基因表达，调节细胞的生长、增殖和分化等生命活动。根据酶联受体的作用性质可将其分为多种类型，如受体酪氨酸激酶、受体鸟苷酸环化酶、酪氨酸激酶偶联受体、受体丝氨酸/苏氨酸激酶和受体酪氨酸磷酸酯酶等。

1. 受体酪氨酸激酶介导的 Ras 信号通路　受体酪氨酸激酶是酶联受体中最大的一类，其胞内区具有酪氨酸激酶活性，能将靶蛋白的酪氨酸残基磷酸化。与受体酪氨酸激酶结合的胞外信号分子主要包括胰岛素和多种生长因子，如神经生长因子、表皮生长因子、血小板生长因子和血管内皮生长因子等。

Ras 蛋白最初发现于大鼠肉瘤病毒（Ras sarcoma virus，Ras），是 ras 基因的产物，为 190 个氨基酸残基组成的单体小 G 蛋白，具有 GTP 酶活性。与三聚体 G 蛋白一样，Ras 蛋白也锚定在细胞膜胞质面，结合 GTP 时为活化状态，结合 GDP 时为失活状态。在受体酪氨酸激酶介导的信号转导中，Ras 蛋白是一种关键组分。

绝大多数受体酪氨酸激酶是单体蛋白，生长因子等配体与受体结合后引发受体构象变化，导致受体二聚化形成二聚体，激活受体胞内区的酪氨酸激酶活性（缺乏信号刺激时，其激酶活性很低），在二聚体内彼此交叉磷酸化胞内肽链的酪氨酸残基，实现受体的自身磷酸化（autophosphorylation）。受体的磷酸化酪氨酸残基被衔接蛋白的 SH2 结构域识别并结合，衔接蛋白又通过其 SH3 结构域与 Ras 激活蛋白结合，激活 Ras 激活蛋白。活化的 Ras 激活蛋白促使 Ras 蛋白上结合的 GDP 被 GTP 取代，Ras 蛋白被激活（图 5-7）。

SH 结构域全称为 Src 同源结构域（Src homology domain，SH domain），src 是一种癌基因，最初发现于 Rous 肉瘤病毒（Rous sarcoma virus），scr 是 sarcoma 的缩写。细胞内许多参与信号转导的蛋白都含有 SH 结构域。SH 结构域首先在 Src 蛋白中被发现且高度保守，包括 SH1、SH2 和 SH3 结构域等。其中，SH1 是具有催化活性的结构域；SH2 可识别受体酪氨酸激酶的磷酸化酪氨酸残基，并与之结合；SH3 结构域能够识别富含脯氨酸和疏水性氨基酸残基的特异序列蛋白质，并与之结合，介导蛋白与蛋白的相互作用。具有 SH2 结构域的蛋白通常也具有 SH3 结构域。

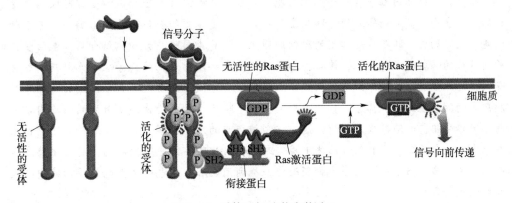

图 5-7　受体酪氨酸激酶激活 Ras

活化的 Ras 蛋白可进一步激活 MAP 激酶磷酸化级联反应。首先，活化的 Ras 蛋白结合并激活有丝分裂原活化蛋白激酶激酶激酶（mitogen-activated protein kinase kinase kinase，MAPKKK），MAPKKK 再结合并磷酸化有丝分裂原活化蛋白激酶激酶（MAPKK），使之激活；然后，MAPKK 结合并磷酸化有丝分裂原活化蛋白激酶（MAPK），使之激活。活化的 MAPK 进入细胞核，将转录因子磷酸化，调控基因转录，进而影响细胞的增殖、分化等生命活动（图 5-8）。

受体酪氨酸激酶介导的信号通路可表示为：胞外信号分子→受体酪氨酸激酶→衔接蛋白

→Ras 激活蛋白→Ras 蛋白→MAPKKK→MAPKK→MAPK→靶蛋白→生物学效应。

受体酪氨酸激酶介导的 Ras 信号通路与细胞的癌变密切相关，Ras 蛋白如果过度激活，将导致细胞增殖失控。有研究发现 30% 癌症患者体内的 ras 基因发生了激活突变。

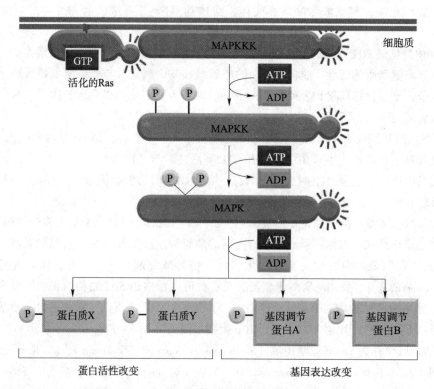

图 5-8　Ras 蛋白激活下游蛋白及其效应

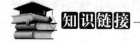知识链接

胰岛素受体与 2 型糖尿病

胰岛素是机体内唯一具有降血糖功能的激素，由胰腺 B 细胞合成，通过与胰岛素受体结合，发挥降低血糖等作用。胰岛素受体是酶联受体中的受体酪氨酸激酶，分布于肝细胞、脂肪细胞等胰岛素起作用的靶细胞膜上。胰岛素与胰岛素受体结合后，激活受体胞内区域的酪氨酸激酶活性，使靶蛋白磷酸化，最终产生血糖降低等生物学效应。肥胖等因素可导致脂肪细胞等细胞的细胞膜上胰岛素受体减少或功能异常，使脂肪细胞等对胰岛素的敏感性降低，临床上称为胰岛素抵抗。胰岛素抵抗使胰岛素激发的细胞内信号转导通路受阻，细胞糖代谢障碍，这是 2 型糖尿病的发病机制之一。当肥胖的 2 型糖尿病患者经饮食控制、体育锻炼后体重减轻时，可以使脂肪细胞等细胞的细胞膜上胰岛素受体数量增多，与胰岛素结合力加强而使血糖利用改善，这也是 2 型糖尿病治疗中必须减肥的理论依据。

2. 受体鸟苷酸环化酶介导的 cGMP 信号通路　受体鸟苷酸环化酶的胞内区具有鸟苷酸环化酶（guanylate cyclase，GC）活性，能催化 GTP 生成 cGMP。它的配体是房钠肽，由心房肌细胞分泌。房钠肽的受体分布在肾和血管平滑肌细胞表面，房钠肽与其受体结合后，激活受体胞内区鸟苷酸环化酶活性，催化 GTP 生成 cGMP。接下来，cGMP 激活蛋白激酶 G（protein kinase G，PKG），活化的蛋白激酶 G 使靶蛋白磷酸化，最终产生生物学效应。当血压升高时，心房肌细胞分泌房钠肽，经其受体介导的 cGMP 信号通路，促进肾细胞排水、排钠，同时引起血管平滑肌舒张，血压下降。这一信号通路的反应链可表示为：胞外信号分子→受体鸟苷酸环化酶→cGMP→蛋白激酶 G→靶蛋白→生物学效应。

除了在此介绍的镶嵌在细胞膜上的受体鸟苷酸环化酶外，细胞内还有一种存在于细胞质中的可溶性鸟苷酸环化酶，它们是 NO 作用的靶酶。

3. 受体丝氨酸/苏氨酸激酶介导的 TGF – β 信号通路　受体丝氨酸/苏氨酸激酶的胞内区具有丝氨酸/苏氨酸激酶活性，能将靶蛋白的丝氨酸或苏氨酸残基磷酸化。这类受体的主要配体是转化生长因子 – β（transforming growth factor – β，TGF – β），它们是一类在结构上类似的多肽生长因子，有近 30 多个成员。TGF – β 合成后分泌到细胞外，其活性形式大多为二聚体。经典的 TGF – β 信号通路如图 5 – 9 所示，TGF – β 二聚体与其特异性受体结合，激活受体胞内区的丝氨酸/苏氨酸激酶活性，将受体激活型 Smad（R – Smad）磷酸化。磷酸化的 R – Smad 在细胞质内与通用型 Smad（Smad 4）结合成为复合体，转运到细胞核中，发挥转录因子的作用，调控下游靶基因的表达，从而影响细胞生长、增殖、分化以及器官发育等生命活动。

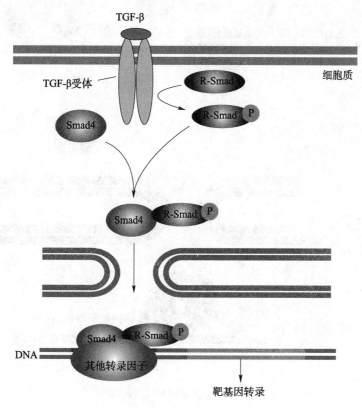

图 5 – 9　TGF – β 信号通路

4. 酪氨酸激酶偶联受体介导的 JAK – STAT 信号通路　酪氨酸激酶偶联受体的胞质区不具备酶活性，但是它与细胞质中的酪氨酸激酶如 JAK（janus activated kinase）结合。当酪氨酸激酶偶联受体与其配体结合后，激活与之相连的酪氨酸激酶如 JAK，活化的胞质酪氨酸激酶再磷酸化下游靶蛋白。活化的 JAK 先反过来催化酪氨酸激酶偶联受体胞内区的酪氨酸残基磷酸化，而后受体上磷酸化的酪氨酸残基被信号转导和转录激活因子（signal transducer and activator of transcription，STAT）的 SH2 结构域识别并结合，接着 JAK 就使 STAT 磷酸化，从而激活 STAT。活化的 STAT 从受体上解离并在细胞质基质中形成二聚体。STAT 二聚体进入细胞核，发挥转录因子作用，调控靶基因表达（图 5 – 10）。

细胞内有 30 种以上细胞因子和激素（如干扰素、IL – 6 等）与细胞因子受体结合，激活

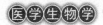

JAK – STAT 信号通路，调节细胞增殖、分化和凋亡等生命活动。

四、胞内受体的信号转导

与胞内受体结合的信号分子主要是亲脂性小分子，如甾类激素、甲状腺素、维生素 D 和视黄酸等。这些信号分子小，疏水性强，能直接穿过细胞膜，与胞内受体结合。胞内受体是转录调节蛋白，与其配体结合后，分子构象发生改变而被活化。活化的胞内受体发挥其转录因子作用，调控靶基因的表达。

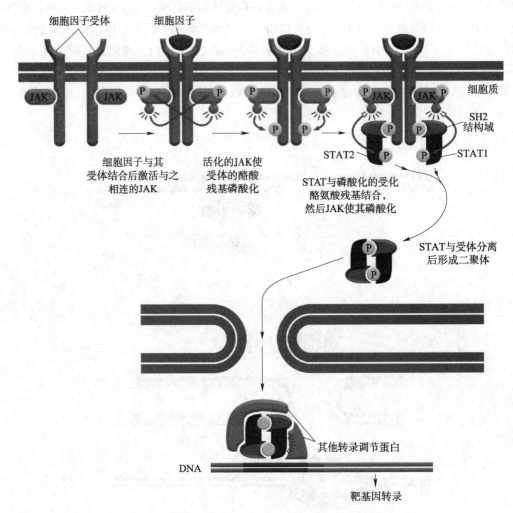

图 5 – 10 JAK – STAT 信号通路

五、细胞对信号的整合与控制

细胞随时都处在复杂环境的"信息轰炸"之下，这些信号分别或协同启动细胞内各种信号通路，细胞需要对这些信号进行整合和精确控制，最后作出适宜的应答。因此，细胞内各种不同的信号通路不可能是彼此孤立的，而是构成一个复杂的信号网络系统。人们把信号网络系统中各通路之间的相互关系，形象地称之为"交谈"（cross talking）。细胞的命运取决于细胞对胞外信号的不同组合进行的程序性反应，使细胞存活、分裂、分化或者死亡，如图 5 – 11 所示。

细胞对信号的控制不仅涉及信号的有效刺激和启动，而且还涉及信号的解除，信号的解除导致了细胞反应的终止。信号解除的方式多种多样，第二信使降解和信号蛋白失活是其中的两种。cAMP 可被特异的环核苷酸磷酸二酯酶迅速水解为 5' – AMP,失去信号功能。G 蛋白本身具有 GTP 酶活性，能水解与活化 G 蛋白相连的 GTP 为 GDP，使 G 蛋白自身失活。信号解除和终止异常可能导致疾病的发生。例如，霍乱弧菌产生的霍乱毒素具有 ADP – 核糖转移酶活性，进入小肠上皮细胞后催化细胞内 NAD$^+$ 的 ADP 核糖基与 G$_s$ 蛋白的 α 亚基共价结合，使 G$_s$ 蛋白丧失 GTP 酶活性，不能水解 GTP 而致使 G$_s$ 蛋白无法失活，持续活化。活化的 G$_s$ 蛋白不断地激活腺苷酸环化酶，使小肠上皮细胞内的 cAMP 水平异常升高达 100 倍以上，引起小肠上皮细胞内大量 Na$^+$ 和水分持续外流，导致严重腹泻而脱水。百日咳毒素则催化 G$_i$ 蛋白的 α$_i$ 亚基发生 ADP – 核糖基化，阻止 GDP 从 α$_i$ 亚基上释放，将 G$_i$ 蛋白"锁定"在非活化状态。非活化的 G$_i$ 蛋白无法发挥对腺苷酸环化酶的抑制作用，导致气管上皮细胞内 cAMP 水平异常增高，引起液体、电解质和黏液分泌减少。可见，为了确保细胞对信号的适度反应，信合的解除、终止和信号的启动同样重要。

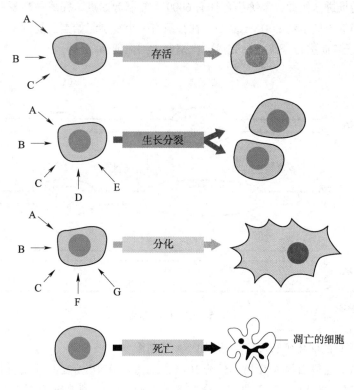

图 5 – 11　细胞对胞外信号的不同组合进行的程序性反应

第三节　遗传信息流

生物的遗传信息储存在遗传物质 DNA 或 RNA 中，是 DNA 或 RNA 中的核苷酸排列顺序，它们决定了生物体的性状和特征。绝大多数生物的遗传物质是 DNA，某些病毒的遗传物质是 RNA。遗传信息可通过复制传递给子代遗传物质；DNA 中的遗传信息还可以通过转录传递给 RNA，RNA 再通过翻译传递给蛋白质，这就是遗传信息传递的中心法则（central dogma）。随着生命科学的飞速发展，又发现了反转录酶（reverse transcriptase），它能以 RNA 为模板催化合成互补的 DNA，说明遗传信息还可以由 RNA 传递给 DNA，反转录的发现是对中心法则的重要补充。

一、遗传信息的复制

遗传信息的复制包括 DNA 复制和 RNA 复制，其中以 DNA 复制为主。以 DNA 为模板合成

DNA 称为 DNA 复制（DNA replication）。通过 DNA 分子的自我复制，实现亲子代之间遗传信息的传递，保证物种的相对稳定性。DNA 复制的方式为半保留复制（semiconservative replication），复制时 DNA 双链打开，在 DNA 聚合酶的作用下，分别以每条链为模板按照碱基互补原则（A＝T；C≡G）合成新的互补链。经过复制，得到两条与模板 DNA 完全相同的子代 DNA 分子，并且每个子代 DNA 分子中，一条链来自亲代 DNA，另一条为新合成的互补链。DNA 的这种复制方式被称为半保留复制。

DNA 复制是一个复杂的过程，需要包括 DNA 聚合酶在内的十多种酶的参与才能完成。复制开始于 DNA 链上某个特定的起始点，一个 DNA 分子中可以有多个复制起始点。DNA 解旋酶结合在复制起始点处，将复制起始点及其附近的 DNA 双链解螺旋；然后，DNA 聚合酶结合到解开的两条模板链上，分别以它们为模板开始合成互补链。这时，松开的两条链和未松开的双螺旋形状像一把叉子，故称作复制叉（replication fork）（图 5 – 12）。在互补链合成过程中，复制叉向前推进。例如，果蝇染色体有 6000 个复制起始点，完成一次复制仅仅需要 2 分钟。而大肠杆菌等原核生物的 DNA 复制，往往只有一个复制起始点，复制从这一点开始，沿着环状 DNA 分子双向进行至终点，完成一次复制大约需要 40 分钟。

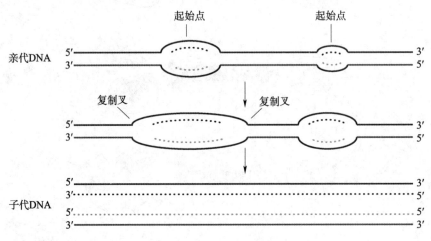

图 5 – 12　DNA 复制

DNA 聚合酶只能催化延长反应，所以 DNA 复制需要一段引物（primer），为 DNA 聚合酶提供所需的 3′端。这段引物为 RNA，长约 10 个核苷酸，在 DNA 复制开始时合成。另外，所有 DNA 聚合酶都只能沿 5′→3′方向催化合成新的 DNA 分子，即单核苷酸只能添加到新生链的 3′端。因此，在复制叉推进过程中，两条新链合成的机制是不同的。以 3′→5′方向阅读 DNA 模板链时，新链的延伸方向正好是 5′→3′，符合 DNA 聚合酶的作用特点，复制连续进行，可以优先完成新链的合成，称为先导链（leading strand）。另一条模板链的阅读方向为 5′→3′，新链的延伸方向为 3′→5′，而 DNA 聚合酶无法催化新链沿这个方向延伸，那么这条新链怎样合成呢？日本科学家冈崎发现，这条链的合成先以 5′→3′方向合成一些 100～200bp 的小片段，称为冈崎片段（Okazaki fragment）。然后再由 DNA 连接酶将它们连接起来成为一条完整的单链，所以这条链的复制不连续，合成要晚些结束，称为后随链（lagging strand）（图 5 – 13）。另外，每个冈崎片段的合成都需要一个 RNA 引物，合成结束时，这些 RNA 引物被切掉，余下的空隙再在 DNA 聚合酶的催化下互补合成，然后经 DNA 连接酶同相邻核苷酸链连接，最后成为一条完整的 DNA 互补链。

综上所述，DNA 复制主要有以下几个特点：①半保留；②单一或多起点；③多数为双向复制，少数为单向复制；④需要 RNA 引物；⑤新链延伸方向均为 5′→3′；⑥半不连续，新的 DNA 互补链一条是连续合成，另一条为非连续合成。

二、遗传信息的转录

以 DNA 为模板合成 RNA 称为转录（transcription），经过转录，遗传信息从 DNA 传递到 RNA。转录时，双链打开，以 DNA 分子中的一条单链为模板，在 RNA 聚合酶的作用下，按照碱基配对原则，合成一条互补的 RNA 链。RNA 互补链的延伸方向也是 5′→3′，被转录的那条 DNA 链称为模板链，又叫非编码链，另一条 DNA 链称为编码链。与 DNA 复制不同的是，尿嘧啶代替胸腺嘧啶与腺嘌呤配对，产物是一条单链的 RNA 分子。真核生物的转录在细胞核中进行。

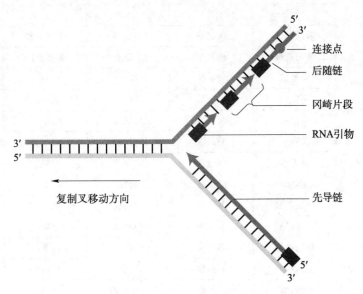

图 5 – 13　DNA 的半不连续复制

转录生成的 RNA 称为初级转录产物（primary transcript），需要进行加工修饰，才能成为成熟的 RNA 分子。把新生的、无活性的 RNA 初级转录产物转变为成熟的、有活性的 RNA 分子的过程称为转录后加工（post – transcriptional processing），也叫 RNA 成熟。mRNA 的初级转录产物是核不均一 RNA（heterogenous nuclear RNA，hnRNA），其相对分子量比细胞质中成熟的 mRNA 大 7 ~ 10 倍。hnRNA 在进入细胞质前，经过加工才能成为成熟的 mRNA。hnRNA 的加工包括以下三个步骤：①加帽（capping），在 hnRNA 的 5′端形成一个 7 – 甲基鸟嘌呤三磷酸（m^7Gppp）的帽子，当新生的 RNA 合成到 30 个核苷酸时就立即加帽。该帽子结构作为翻译起始的必要结构，为 mRNA 与核糖体的识别提供了信号。另外，它防止 RNA 分子被核酸外切酶降解。②加尾，在 hnRNA 的 3′端加上 100 ~ 250 个腺苷酸组成的多聚腺苷酸尾巴（polyA tail），多聚腺苷酸尾巴也具有稳定 RNA 的作用；③剪接，是指将真核基因的内含子切掉，然后再把外显子接起来的过程。经过以上三种加工，hnRNA 转变为成熟的 mRNA。tRNA 和 rRNA 在转录后，也需要进行转录后加工，才能成熟。

三、遗传信息的翻译

以 mRNA 为模板合成蛋白质称为翻译（translation），又称为蛋白质的生物合成。

1. 遗传密码　DNA 中蕴藏的遗传信息，通过碱基互补配对原则传递给 mRNA，那么，mRNA 中蕴藏的遗传信息（核苷酸排列顺序）如何传递给蛋白质（氨基酸排列顺序）呢？换句话说，就是 mRNA 的核苷酸排列顺序怎样转换为蛋白质中的氨基酸排列顺序呢？经 Nirenberg 等研究发现，mRNA 上每三个相邻的核苷酸决定一种氨基酸，称为密码子（codon），64 个密码子统称为遗传密码（genetic code）（表 5 – 2）。64 个密码子中，61 个编码 20 种氨基酸，3 个不编码氨基酸，是终止密码，它们是 UAA、UAG 和 UGA。密码子 AUG 具有双重功能，既编码蛋氨酸（也称甲硫氨酸），又是起始密码，是蛋白质合成的起始信号。自然界中由 mRNA 编码的氨基酸只有 20 种，它们是蛋白质生物合成的直接原料。某些蛋白质分子还有羟脯氨酸、羟赖氨酸等氨基酸，这些特殊氨基酸是在多肽链合成后通过修饰形成的。因此，核苷酸中由 4 种核苷酸序列编码的遗传信息通过遗传密码破译，解读为蛋白质一级结构中 20 种氨基酸的排列顺序，这一遗传信息的传递过程称为翻译。

表 5 - 2　遗传密码表

第一个核苷酸	第二个核苷酸				第三个核苷酸
	U	C	A	G	
U	苯丙氨酸	丝氨酸	酪氨酸	半胱氨酸	U
	苯丙氨酸	丝氨酸	酪氨酸	半胱氨酸	C
	亮氨酸	丝氨酸	终止	终止	A
	亮氨酸	丝氨酸	终止	色氨酸	G
C	亮氨酸	脯氨酸	组氨酸	精氨酸	U
	亮氨酸	脯氨酸	组氨酸	精氨酸	C
	亮氨酸	脯氨酸	谷氨酰胺	精氨酸	A
	亮氨酸	脯氨酸	谷氨酰胺	精氨酸	G
A	异亮氨酸	苏氨酸	天冬氨酸	丝氨酸	U
	异亮氨酸	苏氨酸	天冬氨酸	丝氨酸	C
	异亮氨酸	苏氨酸	赖氨酸	精氨酸	A
	蛋氨酸	苏氨酸	赖氨酸	精氨酸	G
G	缬氨酸	丙氨酸	天冬氨酸	甘氨酸	U
	缬氨酸	丙氨酸	天冬氨酸	甘氨酸	C
	缬氨酸	丙氨酸	谷氨酸	甘氨酸	A
	缬氨酸	丙氨酸	谷氨酸	甘氨酸	G

遗传密码具有以下特性：①通用性，从简单生物到人类都共用同一套遗传密码，无种属特异性。但动物细胞的线粒体和植物细胞的叶绿体中，有少数的密码子与通用密码的含义不同。②方向性，mRNA 中遗传密码的阅读方向为 5′→3′。③简并性，遗传密码中除了蛋氨酸和色氨酸之外，其他氨基酸都有 2 种或 2 种以上的密码子，这种特性称为简并性。编码同一种氨基酸的不同密码子称为同义密码子。同义密码子的前两个核苷酸通常相同，不同的是第三个核苷酸。④连续性，密码子之间是连续排列的，没有间隔，翻译时从起始密码开始，连续向 3′方向阅读。

2. 蛋白质生物合成的原料和运输工具　蛋白质合成的原料是氨基酸，由 tRNA 活化和转运。氨基酸在 tRNA - 氨酰基活化酶的催化下与 tRNA 3′末端 CCA - OH 结合。另外，tRNA 的反密码环上具有反密码子，反密码子与密码子的核苷酸序列互补。翻译时，通过反密码子与密码子的互补配对，识别 mRNA 上的密码子，这样携带相应氨基酸的 tRNA 就能准确地在 mRNA 分子上对号入座，保证翻译的准确性。

3. 蛋白质生物合成的场所　蛋白质合成的场所是核糖体，核糖体大、小亚基的许多蛋白成分是参与蛋白质生物合成的酶和蛋白质因子（图 5 - 14）。核糖体上与蛋白质生物合成相关的功能位点包括：

（1）mRNA 结合位点　位于原核生物核糖体 30S 小亚基中 16S rRNA 的 3′末端，该末端具有一个富含嘧啶的短核苷酸序列，如 - UCCUCC - ，能识别 mRNA 的 SD 序列，从而使核糖体小亚基与 mRNA 结合。

（2）P 位　又叫肽酰基 – tRNA 位（peptidyl – tRNA site）或给位，是结合起始氨酰基 – tRNA 并向 A 位给出起始氨基酸或延伸中的多肽链的位置。

（3）A 位　又叫氨酰基 – tRNA 位（aminoacyl – tRNA site）或受位，是结合新进入的氨酰基 – tRNA 的位置。

（4）E 位（exit site）　又叫 tRNA 结合位点，位于大亚基上，是肽酰基 – tRNA 将起始氨基酸或延伸中的肽链移交后空置的 tRNA 暂时停靠的部位，最终 tRNA 从 E 位离开核糖体。

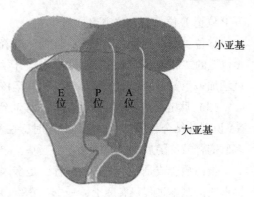

图 5 – 14　核糖体的功能位点

（5）转肽酶（transpeptidase）活性部位　位于 P 位和 A 位的连接部，能催化肽键形成。

4. 蛋白质生物合成的过程　蛋白质的生物合成在 mRNA、tRNA 和核糖体三者的密切配合下完成，可分为三个阶段：肽链合成的起始、肽链的延伸和肽链合成的终止。下面以原核生物为例，讲述蛋白质的生物合成过程。

（1）肽链合成的起始　包括三个主要步骤，如图 5 – 15 所示。首先，在起始因子（initiation factor，IF）的作用下，核糖体 30S 小亚基中的 16S rRNA 3′末端与 mRNA 的 SD 序列识别并互补结合，形成小亚基 – mRNA 复合物；然后，蛋氨酰 – tRNA（起始氨酰 – tRNA）通过反密码子 UAC 与 mRNA 的起始密码 AUG 互补结合，形成蛋氨酰 – tRNA – 小亚基 – mRNA 复合物；最后，核糖体 50S 大亚基与小亚基结合，形成完整的 70S 起始复合物，即蛋氨酰 – tRNA – 小亚基 – mRNA – 大亚基，此时，蛋氨酰 – tRNA 占据 P 位。至此，肽链的合成即告开始。

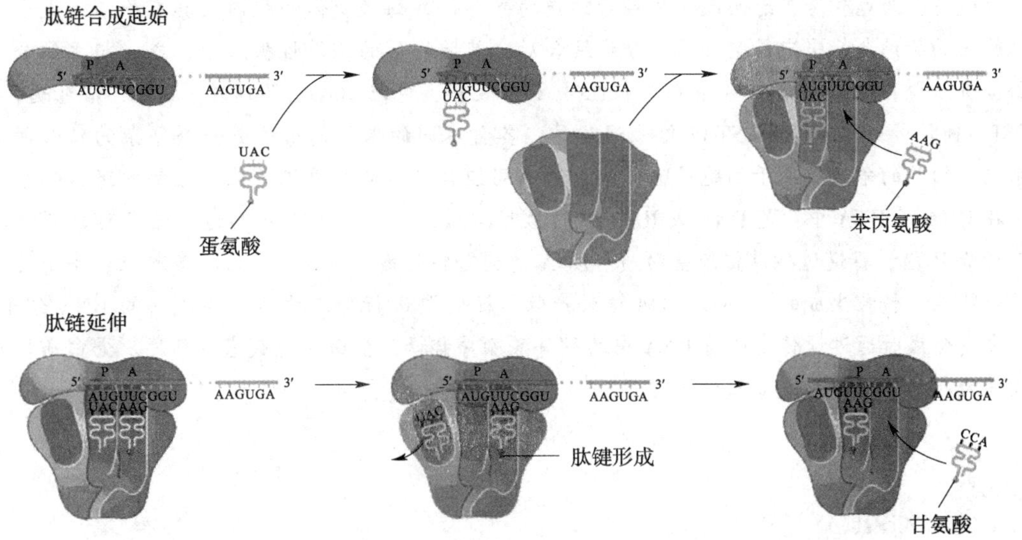

图 5 – 15　肽链合成的起始和延伸

（2）肽链的延伸　在转肽酶和延伸因子（elongation factor，EF）的共同作用下，结合、转肽和移位三个步骤循环往复，使肽链延伸。每循环一次，肽链就增加一个氨基酸，如图 5-15 所示。

结合：第二个氨酰 – tRNA 携带特定的氨基酸进入 A 位，该氨酰 – tRNA 的反密码子必须与 A 位的密码子互补配对。

转肽：在转肽酶的催化下，P 位氨基酸的羧基和 A 位氨基酸的氨基之间缩合形成肽键。肽键形成时，P 位的氨酰 – tRNA 释放氨基酸，A 位则形成二肽。然后，P 位 tRNA 卸货后离开 P 位至 E 位，而 P 位空出。

移位：在移位酶的作用下，核糖体沿着 mRNA 向 3′方向移动一个密码子的距离，使原来 A 位上的二肽转移到 P 位，A 位空出，开始新一轮的结合、转肽和移位。每循环一次，肽链就增加一个氨基酸，如此循环往复，直至核糖体 A 位上出现终止密码。

（3）肽链合成的终止　当核糖体移动到 mRNA 的终止密码时，不能被任何一个氨酰 - tRNA 识别并结合，肽链停止延伸。同时，在释放因子（release factor，RF）的作用下，合成的多肽链释放。随后，核糖体大、小亚基、mRNA 三者解离，肽链合成结束。

蛋白质合成是一个复杂的过程，是多因素、多种酶共同作用的结果，以上介绍的只是肽链形成的基本过程。实际上，一个成熟蛋白质（即有功能活性的蛋白质）的合成，除了肽链的合成，还包括非常复杂的后加工和修饰。

 本章小结

细胞之间主要通过信号分子来传递信息，信号分子与细胞膜上或细胞内的受体结合，将信号转换后传给相应的胞内系统，使细胞对信号分子做出适当的反应，这一过程称为信号转导。受体分为细胞内受体和细胞表面受体（包括离子通道型受体、G 蛋白偶联受体和酶联受体）。胞内受体与亲脂性小分子结合后，其构象改变而活化，进而调控靶基因的表达。G 蛋白偶联受体与信号分子结合后，激活三聚体 G 蛋白，再由三聚体 G 蛋白激活效应器。效应器的活化，催化细胞内信号的生成。然后由胞内信号引起细胞内一系列生化级联反应，最终产生生物学效应，包括 cAMP 信号通路和磷脂酰肌醇信号通路等。离子通道型受体本身又是一个离子通道，它与神经递质结合后，通道开放或关闭，改变离子在细胞内外的转运，将化学信号快速转换为电信号，继而改变突触后细胞的兴奋性。酶联受体的胞内区具有酶活性或者与细胞内的酶结合，当它与胞外信号分子结合后，其胞内区的酶活性被激活，或者与之结合的酶被激活，再激活下游信号蛋白，产生生物学效应，包括 Ras 信号通路、cGMP 信号通路、TGF - β 信号通路、JAK - STAT 信号通路等。各种不同的信号通路构成一个复杂的信号网络系统，细胞的命运取决于细胞对胞外信号的不同组合进行的程序性反应。生物的遗传信息储存 DNA 或 RNA 中，是 DNA 或 RNA 中的核苷酸排列顺序。DNA 中的遗传信息可以通过转录传给 RNA，再通过翻译传给蛋白质。DNA 复制需要引物，具有半保留、多起点、半不连续性等特点。转录生成的 RNA 是初级转录产物，还需要进行加工才能成为成熟的 RNA 分子。蛋白质合成时通过遗传密码将 RNA 中的核苷酸顺序翻译为蛋白质的氨基酸顺序。蛋白质的合成分为起始、延伸和终止三个阶段。

 思考题

1. 试分析细胞信号转导系统的组成及作用。
2. 比较不同种类受体介导的信号转导途径。
3. 遗传信息传递的方向有哪些？各有何意义？

（龙　莉）

第六章 细胞的生命历程

学习要求

1. **掌握** 细胞周期各时相的主要事件。
2. **熟悉** 细胞分化的机制。
3. **了解** 细胞凋亡的生物学意义。

机体的生长、发育以及成熟个体生命活动的维持，都要进行细胞增殖（cell proliferation），细胞增殖是生命得以延续的保证。细胞增殖包括细胞生长和分裂两个阶段，细胞生长时，RNA 和蛋白质加速合成，补充了细胞结构，其积累的生命物质构成了细胞分裂的基础。细胞分裂的方式有三种：无丝分裂（amitosis）、有丝分裂（mitosis）和减数分裂（meiosis）。无丝分裂是细胞分裂的特殊方式，DNA 复制后，核膜和核仁不崩解，染色质不凝集，也不形成纺锤丝，故名无丝分裂。其过程非常简单，细胞核伸长，细胞从中部溢缩，胞质一分为二，形成两个子细胞。由于两个子细胞获得的遗传物质不一定均等，其遗传的稳定性不一定能保证。人体中某些迅速分裂的组织如口腔上皮细胞，以及机体创伤修复时为了代偿性补充细胞会采用这种分裂方式，离体培养的细胞也会发生无丝分裂。真核生物体细胞的主要分裂方式是有丝分裂，有丝分裂的一切变化都紧紧围绕遗传物质均分这一主题，如纺锤丝的出现和染色体的组装，使母细胞复制后的两套遗传信息能平均地分配给两个子细胞，既维持了体细胞染色体数目的恒定，又确保了遗传的连续性和稳定性。减数分裂是有性生殖的个体形成性细胞时进行的一种特有分裂，分裂时 DNA 只复制一次，细胞却连续分裂两次，结果子细胞染色体数目减半（n），但当精、卵受精结合后又恢复了二倍体染色体数目（$2n$）。

细胞增殖是以周期性循环的方式实现的，一个完整的细胞周期包括四个时期：$G_1 \to S \to G_2 \to M$ 期。周期的控制有两个重要关卡（checkpoint），其一发生在 G_1/S 交接处，是对 DNA 复制起始进行监控，其二发生在 G_2/M 交接处，是对染色体凝聚进行监控。这两个关卡严格地监控着细胞周期事件的发生，并对出现的故障加以检测。如 G_1/S 检测点负责检查 DNA 是否有损伤，如有损伤必须先进行修复，然后才能进入 S 期复制，以免遗传信息出错；G_2/M 检测点负责检查有丝分裂促进因子（mitosis promoting factor，MPF）的活性是否能满足染色体凝聚的需要，同时 MPF 还监控着 M 期开始时染色体的凝聚和纺锤体的装配以及两者的连接是否正常。只有当故障修复或事件完成后，才允许细胞周期进一步运行。事实上，细胞周期中的诸多事件，如 DNA 复制、染色体凝聚、纺锤体装配、核物质分裂、胞质分裂等都是通过周期调控系统控制的，周期调控系统如同一个时间指针，当指针指到周期中的某一事件时即触发一个反应。其反应过程可形象地比喻为多米诺骨牌，一个事件的发生可作为下一个事件的起因，并通过"指针"调控系统调节细胞周期的进程。

多细胞生物是由不同类型的细胞构成的，这些不同类型的细胞都由一个受精卵发育而来，细胞增殖使细胞生长和数目增多，细胞分化则产生不同的细胞类型构成机体组织，细胞凋亡维持组织在细胞数量上的动态平衡。细胞增殖、细胞分化和细胞凋亡都是一系列基因调控的主动的生物学过程。任何细胞最终都逃脱不了衰老和死亡的命运，衰老和死亡是细胞生命历

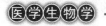

程的终结。

第一节 细胞周期

　　细胞周期（cell cycle）是指细胞从上一次分裂结束开始到下一次分裂终止所经历的全过程。这一过程可划分为间期（interphase，I）和分裂期（mitotic phase，M）。间期是细胞生长的时期，此期进行着活跃的物质合成，供细胞生长及为细胞分裂作准备。DNA 复制、RNA 和相关蛋白质的合成在此期完成，围绕着 DNA 复制这一事件，间期又分为 G_1 期（DNA 合成前期）、S 期（DNA 合成期）和 G_2 期（DNA 合成后期）。分裂期是细胞有丝分裂的时期，是把在间期复制的 DNA 均等地分给两个子细胞的过程，分裂期有前期（prophase）、中期（metaphase）、后期（anaphase）和末期（telophase）之分。

　　细胞周期时间（cell cycle time，T_c）是指一次细胞周期所经历的时间。G_1 期、S 期、G_2 期和 M 期的时长以 T_{G1}、T_S、T_{G2}、T_M 表示。人体各种细胞的 T_c 很不一致，有几十分钟、几十小时和几十年的差别。一般而言，间期时间较长，分裂期时间较短。例如，人的体外培养细胞，在 37℃ 条件下，18～22 小时完成一个周期，间期占 95%，约 17 小时以上，而分裂期只占 45～60 分钟，可见为分裂而进行的准备需要的时间是很长的，真正的分裂时间却很短（图 6-1）。各种细胞 T_c 的差别主要在于 T_{G1} 的长短，T_S、T_{G2}、T_M 相对稳定。正常细胞在 G_1 晚期有一限制点（restriction point），简称 R 点，R 点起到控制细胞增殖周期开和关的"阀门"作用。必须越过 R 点的限制作用，细胞才能够完成整个细胞周期，否则细胞则停留在 R 点暂不增殖或不再增殖。

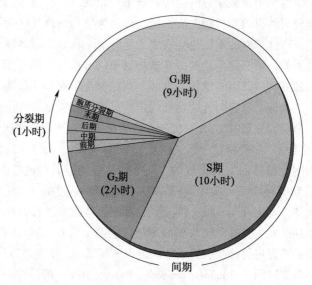

图 6-1　体外培养人体细胞各时相的平均时间长度

一、细胞周期各时相的特点

　　1. G_1 期　G_1 期即 DNA 合成前期（Gap 1），是细胞生长的主要阶段。此期的细胞大量合成 RNA 和蛋白质，如果 RNA 或蛋白质的量达不到阈值，细胞就不能进入 S 期。G_1 早期主要合成结构蛋白，供细胞生长；G_1 晚期 DNA 聚合酶的量急剧升高，为 DNA 复制做物质准备。G_1 期细胞的胞质物增加、体积增大、核质比变小。

　　G_1 晚期是推进细胞周期的一个关键时期。R 点调控着细胞周期的进程，由此出发，细胞有三种不同的命运：①继续增殖，细胞能够不断越过 R 点的限制，完成整个周期。这类细胞分化程度低，并始终保持旺盛的分裂活性。如骨髓干细胞、皮肤组织的基底细胞、消化道黏膜上皮细胞及生殖上皮细胞等。②暂不增殖，细胞暂时停留在 G_1 早期，处于相对的休眠状态，这种细胞也称为 G_0 细胞。G_0 细胞虽然在 R 点被阻留很长时间，但仍保持增殖潜能，一旦需要或给予适当的刺激后即可返回周期，如肝、肾的实质细胞以及淋巴细胞等。肝在受到损伤或部分切除后，保留在肝脏内的干细胞就会返回周期快速增殖，当肝组织长到原来的大小时，细胞又"退出"细胞周期，进入 G_0 状态。血液中的淋巴细胞也处于 G_0 状态，在植物凝集素（PHA）的刺激下能够返回周期继续增殖。③永不增殖，这类细胞丧失了增殖能力，并成为高度分化的专一细胞。例如神经细胞、心肌细胞、骨骼肌细胞、成熟红细胞和皮肤角质细胞等。

2. S 期 S 期即 DNA 合成期（DNA synthesis phase），此期主要进行 DNA 复制。DNA 复制是细胞增殖的关键，细胞进入 S 期后，开始合成 DNA，细胞一旦启动 DNA 的合成，在没有外来因素的干预下，细胞增殖就会继续下去直至细胞分裂完成。这一时期组蛋白、非组蛋白的合成与 DNA 的合成保持着一种"呼应"或"联动"关系，从而使新合成的 DNA 得以及时包装成染色质。S 期也活跃地合成 RNA 聚合酶，中心粒也在此期复制，同时核质比逐渐增大。T_S 一般为 6～8 小时。

3. G_2 期 G_2 期即 DNA 合成后期（Gap 2），此期是有丝分裂的物质准备期。在这一时期细胞加速合成微管蛋白，组装纺锤丝。动粒是着丝粒外侧的蛋白质结构，是纺锤丝的附着点，故此期也组装动粒。MPF 也在 G_2 期合成，MPF 对染色体凝集有重要作用，并促使细胞进入 M 期。G_2 期细胞核质比例大。T_{G_2} 约为 2 小时。

4. M 期 M 期即有丝分裂期，在细胞周期中所占的时间最短，T_M 约为 1 小时。这一时期蛋白质合成明显降低，非组蛋白的合成参与了染色体空间结构的构建。此期细胞形态变化最大，历经前、中、后、末四个时期（详见第二节）。

二、细胞周期的调控

真核细胞的基因组中具有细胞分裂周期基因（cell division cycle gene），简称 cdc 基因，是一类与细胞周期运行有关的基因，它们在细胞周期的不同阶段顺序表达，并通过基因表达产物直接或间接调控细胞周期。因此，细胞周期的有序性与 cdc 基因的顺序表达有关。

在细胞周期中的两个重要"开关"，即 $G_1 \rightarrow S$ 交接处和 $G_2 \rightarrow M$ 交接处，这两个交接处是周期中的 cdc 基因所表达的产物能打开开关使周期向前运行的关键。当然，一些抑制物也常常作用在这两个"开关"上，使 cdc 基因不能表达或破坏开关，使周期运行受阻。如能人为地进行调控，对于细胞的生长、发育、衰老与死亡和抑制肿瘤细胞的生长是非常有意义的。

1. 细胞周期蛋白 细胞周期蛋白（cyclin）是一类随细胞周期进程而周期性出现和消失的蛋白质。在细胞周期的各个时相，不同的周期蛋白相继表达，其中 cyclin A～E 对细胞周期的重大事件进行调控。

表 6–1 **cyclin 的类型、存在时相及其调控作用**

类型	存在时相	调控作用
cyclin C、D、E	G_1 – S	调控 G_1 期向 S 期转化
cyclin A	G_1 – S – G_2	调控 DNA 复制
cyclin B	G_2 – M	调控 G_2 期向 M 期转化及 M 期进程

不同的周期蛋白在分子结构上存在着共同的特点：①都具有周期蛋白框：周期蛋白框由一段高度保守的氨基酸序列组成，约含 100 个氨基酸残基。②具有介导自身降解的氨基酸序列，其中 cyclin C、D、E 是 PEST 序列，cyclin A、B 是破坏框（destruction box）。③cyclin A/B 常常是通过多聚泛素化途径被降解。泛素是一种蛋白质，经一系列酶的作用，在 cyclin A/B 的

破坏框附近形成一条多聚泛素链。多聚泛素链的结合如同 cyclin A/B 被献上死亡之"吻"，这个"吻"可作为一个标记被蛋白酶体识别，进而使 cyclin A/B 降解。

2. 细胞周期蛋白依赖性激酶　细胞周期蛋白依赖性激酶（cyclin - dependent kinase, CDK）是一类必须与 cyclin 结合后才具有激酶活性的蛋白激酶，它通过催化多种底物蛋白磷酸化，实现对细胞周期的调控。CDK 种类有 CDK 1~8。

CDK 的分子结构特点：①都具有激酶结构域和介导激酶与 cyclin 结合的区域。②CDK 被激活的条件是与 cyclin 结合，通过磷酸化其底物而起到调控作用。③CDK 的活性受到 CKI（CDK inhibitor）的负调控。CKI 是 CDK 的抑制物，是一类蛋白因子，通过与 CDK 或 cyclin - CDK 复合物结合，抑制 CDK 的激酶活性，阻断或延迟细胞周期的运行。如蛋白 p21、p27、p57 等。

3. cyclin - CDK 复合物　细胞周期的调控核心是 cyclin 和 CDK 构成的复合物（cyclin - CDK complex），这些复合物周期性的形成与降解，引发了细胞周期进程中特定事件的出现，促进了 $G_1{\to}S$ 以及 $G_2{\to}M$ 的转换。

G_1 期 cyclin D - CDK、cyclin E - CDK 含量及活性增大，这些复合物能使 G_1 晚期的细胞越过 R 点，启动与 DNA 复制相关基因的表达，产生一系列 DNA 合成所需的酶，实现 G_1/S 的转换。S 期 cyclin D/E - CDK 中的 cyclin 降解，cyclin A - CDK 复合物形成，启动 DNA 复制。在 G_2 晚期 cyclin B - CDK 复合物成为控制 M 期的入口，该复合物就是 MPF。MPF 的作用是：①催化组蛋白 H1 和染色体凝集蛋白磷酸化，诱导染色质凝聚。②催化核纤层蛋白磷酸化，引起核纤层降解，导致核膜崩解。③催化核仁蛋白磷酸化，rRNA 基因停止转录，核仁消失。④催化微管结合蛋白磷酸化，微管重排，组装纺锤丝，G_2/M 转换完成。cyclin B 在有丝分裂末期，经泛素化途径被降解，MPF 失活，上述磷酸化的蛋白发生去磷酸化，染色体解聚、核仁核膜重建。在促进 G_2 期细胞进入 M 期中起关键作用，

4. 影响细胞周期进程的因素　多种因素可以影响或调控细胞周期的进程。

（1）生长因子（growth factor, GF）　作用是对细胞周期进行正向调节，促使细胞周期加快。GF 是由不同组织细胞产生的一类多肽物质，可特异性地作用于细胞表面受体。GF 与受体结合后通过信号转导激活细胞内多种蛋白激酶，引起与细胞周期进程相关的蛋白质的表达改变，促进细胞增殖。GF 有很强的组织特异性，不同种类的细胞具有不同的 GF，它们普遍存在于机体的各种组织中，如表皮生长因子（epidermal growth factor, EGF）、血小板衍生生长因子（platelet derived growth factor, PDGF）以及神经生长因子（NGF）、胰岛素样生长因子（IGF）和成纤维细胞生长因子（FGF）等。许多细胞的表面同时存在一种以上的 GF 受体，能接受不同的 GF，通过顺序激活进行"接力"式调节。

（2）抑素（chalone）　作用是抑制细胞过度生长，对细胞周期起负性调节。抑素是由细胞自身产生和分泌的，对细胞周期具有抑制作用的调节因子。抑素具有严格的组织和细胞特异性，它们只对相应的同类细胞增殖具有抑制作用，如上皮抑素只是抑制上皮细胞的增殖；肝抑素只是抑制肝细胞的增殖；粒细胞抑素只是抑制粒细胞的增殖。抑素的调节作用也是先与细胞膜上的受体结合，通过信号转导引起与细胞周期相关蛋白的表达改变。抑素和生长因子在细胞周期的监控上相互拮抗、相互协调和相互制约。

（3）细胞内信号　cAMP 和 cGMP 是细胞的第二信使，cAMP 对细胞增殖起负控制作用，即抑制增殖和促进分化；而 cGMP 与 cAMP 相互拮抗，对细胞增殖起正控制作用。

第二节　有丝分裂

有丝分裂即细胞周期中的 M 期，因在分裂过程中伴有纺锤丝的出现而得名。机体每时每

刻都在进行着有丝分裂，小肠绒毛膜上皮细胞不断地更新，子宫内膜的周期性更迭等。人体红细胞平均寿命仅 120 天，机体大约每秒钟就有 2.5×10^6 个细胞在进行有丝分裂以补充衰老或死亡的细胞。此外，机体创伤的修复也是依靠细胞的增殖来实现的。有丝分裂过程是一个复杂而连续的过程，根据其形态变化可人为地划分为核分裂（karyokinesis）和胞质分裂（cytokinesis）两个时期。

一、核分裂

核分裂包括前期（prophase）、中期（metaphase）、后期（anaphase）和末期 telophase）四个时期。

1. 前期　前期的主要表现是染色质凝集成染色体、分裂极的确定、核膜崩解和核仁消失。

（1）染色质凝集成染色体　染色质凝集是核内染色质装配成染色体的过程。由于 DNA 在间期已经复制，因此每条染色体都由两条染色单体组成，并借助着丝粒（centromere）相连。着丝粒的两侧附有动粒（kinetochore），是特殊的蛋白质结构，为纺锤丝的附着点。

（2）分裂极的确定　动物细胞中分裂极的确定与中心粒有关。中心粒为一对相互垂直的短筒结构，位于细胞核附近。间期的 S 期，中心粒复制形成两对；前期时，两对中心粒分开到达细胞的两级。两极的中心粒成为微管装配的始发区域，即微管组织中心（microtubule organizing center，MTOC）。微管在此组装形成纺锤丝，每一染色体以动粒与纺锤丝相连，纺锤体（spindle）形成。围绕在中心粒周围的微管呈放射状排列，其游离端伸向胞质，构成星体微管（astral mt），分裂极确定。

（3）核膜崩解、核仁消失　核膜崩解时，位于核膜下的核纤层蛋白磷酸化，降解成核纤层蛋白 A、核纤层蛋白 B 和核纤层蛋白 C。核膜失去核纤层的支持，裂解成小泡与核纤层蛋白 B 相连，分散在胞质中。核仁的消失是构成核仁的核仁相随染色质回缩到各自所属的染色体的核仁组织者部位。核膜、核仁的崩解及消失，标志着前期的结束。

2. 中期　中期的染色体达到最大凝集状态，并排列在细胞中央赤道面（equatorial plane）上，形成赤道板（equatorial plate）。此时的纺锤体呈典型的纺锤样，如用秋水仙素药物处理，可抑制微管的聚合装配、破坏纺锤体的形成，细胞将被阻断在中期。中期的星体（astar）、纺锤体和染色体组成的复合装置称为有丝分裂器（mitotic apparatus），有丝分裂器与染色体的运动和均分有关。

3. 后期　着丝粒纵裂为二，两条染色单体在着丝粒处分开，然后在纺锤丝的牵引下分别移向细胞的两极，两极的染色体数目相等。微管解聚说和微管滑动说解释了染色体向两极移动的机制，理由之一是连接着丝粒处的纺锤丝微管不断解聚，长度变短，从而牵引染色单体向极移动；理由之二是纺锤丝微管和星体微管的相互滑动产生推力和拉力，一推一拉使染色体向极移动。

4. 末期　到达两级的染色体解聚伸展成染色质。纺锤丝、星射线消失。核纤层蛋白去磷酸化，核纤层蛋白聚合，核膜、核仁重现。组织核仁时，核仁组织者处的染色体解螺旋成染色质，即核仁相随染色质，为常染色质，此处的 DNA 转录出的 rRNA 经剪切、加工、修饰并与蛋白质结合形成核仁；其周围不转录的染色质不解螺旋，叫核仁周围染色质，属于异染色质。人的核仁组织者位于 13、14、15、21、22 号染色体短臂的次缢痕。

二、胞质分裂

胞质分裂期几乎与有丝分裂末期同时开始。末期细胞拉长，两个子细胞核形成后，细胞从中央内陷，微丝肌动蛋白和肌球蛋白在此组装形成收缩环（contractile ring）。通过两种纤维反向平行滑行，收缩环直径变小，使细胞缢缩，最后分成两个子细胞。收缩环亦解聚消失。

第三节 减数分裂

减数分裂由两次分裂构成，分别称为减数分裂Ⅰ和减数分裂Ⅱ。减数分裂的每一次分裂均可分前、中、后、末四个时期，其特殊的过程主要发生在第一次分裂。减数分裂Ⅰ之前还包括减数分裂前间期（pre-meiosis interphase），是为减数分裂作准备的阶段，遗传物质DNA在此期复制，复制后的DNA由着丝粒相连。其特点还包括：①染色质只在一侧组装动粒，故第一次减数分裂时，姐妹染色单体不分离，共同进入一个子细胞；②中心粒复制。

一、减数分裂Ⅰ

1. 前期Ⅰ 前期Ⅰ历时长而复杂，根据染色体的表现，分为细线期（leptotene）、偶线期（zygotene）、粗线期（pachytene）、双线期（diplotene）、终变期（diakinesis）等五个不同的阶段。

（1）细线期 染色质凝集，细胞核出现细线状的染色体。虽然DNA已在前间期复制，但每条染色体分不出两条染色单体。

（2）偶线期 在二倍体细胞中，染色体是成对存在的，每对染色体在形态结构、大小和着丝粒位置上基本相同，其中一条来自父方的精子，一条来自母方的卵子，称为同源染色体（homologous chromosomes）；而不同对染色体彼此称为非同源染色体。在偶线期，同源染色体相互识别、两两靠拢、准确配对，这种配对称为联会（synapsis）。联会后每对染色体形成紧密相伴的二价体（bivalent），人有23对染色体共形成23个二价体。联会是交叉互换的前提，联会的同源染色体之间形成一种蛋白质复合结构叫联会复合体（synaptonemal complex）。

（3）粗线期 染色体进一步螺旋，明显缩短变粗，此时每个二价体含四条染色单体，又称为四分体（tetrad）。同源染色体的染色单体之间称为非姐妹染色单体。在二价体某些区段上，可见非姐妹染色单体之间发生交叉现象（chiasma），表明遗传物质在某个片段已经进行了交换（crossing-over）。

（4）双线期 二价体进一步缩短变粗。随着联会复合体的解体，配对的同源染色体开始分开，但仍存在多处交叉，同时交叉点逐渐向染色体臂的端部移动，称为交叉端化（chiasma terminalization）。由于交叉部位仍连在一起，交叉点位置的不同使染色体呈现出"＋、O、－、∞"等各种构象，人的生殖细胞每个二价体平均有2.36个交叉。人和一些动物的减数分裂，在双线期常停留非常长的时间。例如，女性的双线期可以持续50年，卵母细胞在五个月胎儿时已达此期，直到成年性成熟排卵时才继续分裂，接着完成减数分裂的过程。

（5）终变期 二价体达到最大程度凝集，端化继续，交叉数目减少。核仁、核膜逐渐消失。

2. 中期Ⅰ 中期Ⅰ各二价体（四分体）排列在细胞中部的赤道板上。间期复制的一对中心粒体彼此分开分向两极，两极的微管加速聚合，构成纺锤体。与有丝分裂中期不同的是，每一个二价体的动粒只与一侧的纺锤丝相连（图6-2）。

3. 后期Ⅰ 后期Ⅰ同源染色体彼此分离，在纺锤丝的牵引下分别移向细胞的两极，每一极只获得同源染色体中的一个成员，即二分体（dyad）。同源染色体在分离的同时，非同源染色体随机组合并移向两级。由于粗线期非姐妹染色单体之间的交叉互换，每条染色体上的两条染色单体的DNA组成可能不同。由于是同源染色体分离，故每一极的染色体数目减半（n）。图6-3显示减数分裂后期Ⅰ（左）同源染色体分离，非同源染色体随机组合，每一极的染色体数减半为n，但着丝粒不纵裂，每条染色体仍为二条染色单体；有丝分裂后期（右）两条染色单体分开，每一极的染色体数仍为$2n$。

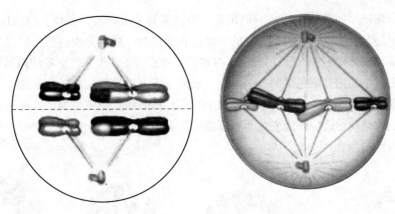

图6-2 减数分裂中期Ⅰ（左，二价体排列在赤道板上）和有丝分裂
中期（右，染色体排列在细胞中部的赤道板上）

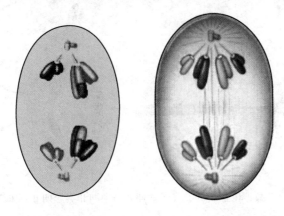

图6-3 减数分裂后期Ⅰ（左）与有丝分裂后期（右）

4. 末期Ⅰ 在第一次减数分裂的末期，一般不发生染色体去凝集以及核膜和核仁的重建过程，到达两极的染色体仍保持凝缩状态，但每一极的染色体数目减少了一半。以人为例，原来细胞中有23对同源染色体，现在只有23条染色体，但每条染色体含有2条DNA分子，故染色体数目减半。

二、减数分裂Ⅱ

减数分裂Ⅰ和Ⅱ之间的间期短暂，不进行DNA复制，只进行中心粒复制，同时染色体在两侧组装动粒。

此分裂过程与有丝分裂相似，前期Ⅱ纺锤体形成，纺锤丝连接到染色体的动粒上，牵引染色体运动。中期Ⅱ每个二分体排列在赤道板上。后期Ⅱ着丝粒纵裂，姐妹染色单体彼此分开，姐妹染色单体分离的同时，非姐妹染色单体随机组合移向细胞两极。末期Ⅱ染色体解螺旋，核膜、核仁重现。胞质分裂，两个细胞形成四个子细胞，此时，每个子细胞中有23条染色体，每条染色体含有1条DNA分子。实现了染色体在质量上的减半（图6-4）。

三、生殖细胞的发生及减数分裂的生物学意义

减数分裂的发生部位仅限于生殖腺（人的睾丸和卵巢）。一个精母细胞经过减数分裂，产生4个均一的具有生理功能的精子；一个卵母细胞经过减数分裂，只产生1个很大的卵细胞和3个很小的极体。

体细胞中染色体成对（2n），生殖细胞数目减半（n），当精、卵细胞结合后又成为二倍体细胞，恢复了染色体的数目，再经有丝分裂长成的个体中，所有体细胞的染色体数目均为

$2n$。减数分裂保证了物种染色体数目的恒定。染色体是遗传物质的载体，染色体数目恒定，遗传特性相对稳定，这是物种得以保存的重要生物学机制。减数分裂过程中同源染色体的联会，非姐妹染色单体间 DNA 片段的交换，造成遗传物质的重新组合和生殖细胞间的差异；同源染色体的分离，非同源染色体的自由组合，形成含不同遗传物质的生殖细胞。染色体数目越多，组合类型越多，生殖细胞间的差异范围越广。精卵结合是随机的，这样也使后代的遗传类型增多，这是物种适应环境变化而不断进化发展的机制之一。因此，减数分裂是个体变异和物种多样性的源泉。

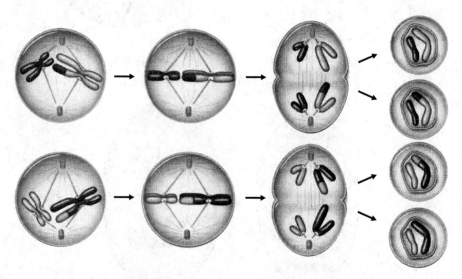

图 6-4　减数第二次分裂（示前期Ⅱ→中期Ⅱ→后期Ⅱ→末期Ⅱ）

第四节　细胞的分化、衰老和死亡

在个体发育过程中，一方面细胞增殖使数目增加，例如人类在婴儿期约有 10^{12} 个细胞，到了成人约有 10^{14} 个细胞。另一方面细胞分化（cell differentiation）使细胞和细胞之间逐渐产生稳定性差异，例如神经细胞伸出长的突起，具有传导神经冲动的功能，肌肉细胞呈长梭形，具有收缩和舒张的功能。这是严格按照时间、空间顺序，经历由细胞→组织→器官→系统→个体的发育过程。细胞分化贯穿于高等生物个体发育的全过程，但以胚胎期最为典型，它是个体组织和器官形成的基础。机体的各种组织和器官的细胞都是从受精卵演变而来的。在发育潜能上，受精卵和 8 细胞期以前的卵裂球（blastomere）属于全能性细胞（totipotent cell），这些细胞具有发育成为各种不同的组织细胞类型的潜能。绝大多数情况下，在形成囊胚（blastula）之前，细胞的分化方向尚未决定，但从原肠胚细胞排列成三个胚层以后，细胞的分化潜能出现了一定的局限性，各胚层细胞只能发育成本胚层的组织器官，如外胚层（ectoderm）只能发育为表皮、神经等；中胚层（mesoderm）发育为肌肉、骨骼等；内胚层（endoderm）发育成消化系统和呼吸系统的上皮等，因此三胚层细胞属于多能性细胞（pluripotent cell）。在胚胎发育过程中，细胞分化潜能逐渐"缩窄"，最后成为稳定的只具备某一特定功能的单能性细胞。

一、细胞分化概述

1. 决定　决定（determination）就是决定细胞的分化方向，然后向决定的方向分化。决定先于分化，细胞决定之后，分化的方向一般不会中途改变，这就保证了上百种细胞有秩序地组成组织、器官和系统。两栖类胚胎移植实验亦证明，细胞在出现可识别的特征之前，就已经预先对分化方向作出了选择。原肠胚期是发育的一个重要时期，原肠胚期有三个胚层，虽然各胚层的细胞在形态上看不出差异，但此时形成各器官的预定区已经决定，只能按决定了的分化方向发育成特定的组织、器官和系统。如果把一个胚胎内尚未决定分化方向的细胞群（供体）移植到另一个胚胎（宿主）中，那么这群细胞（供体）会按宿主原来决定的方向分化。如果把一个胚胎内已经决定分化方向的细胞群（供体）移植到另一个胚胎（宿主）中，那么这群细胞（供体）仍按供体原来决定的方向分化（图6-5）。

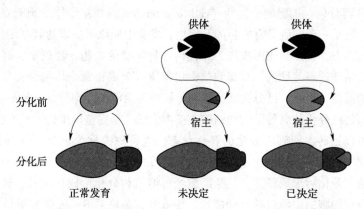

图6-5 两栖类胚胎移植实验证明细胞决定先于细胞分化并制约着细胞的分化方向

2. 分裂 已经决定或尚未决定的细胞都要进行分裂，使预定器官增大。在机体的新陈代谢中，皮肤细胞、血细胞等因寿命有限，需要更新换代，然而已经高度分化的细胞在执行专一功能的同时也失去了可塑性，因而失去了继续增殖的能力。因此，在成体的许多组织中仍保留有一部分分化程度低的干细胞（stem cell）以弥补体细胞潜能的局限性。

3. 分化 已经决定了分化方向的细胞，逐渐开始分化。首先细胞分化具有稳定性。已分化的细胞所具有的形态、结构和功能是稳定的，包括已分化的细胞在体内的位置是不可能轻易改变的。细胞一旦分化为稳定性的细胞后，就不能逆转到未分化状态。例如，哺乳动物高度分化的成熟红细胞不会再逆转到幼红细胞或原红细胞甚至骨髓中的干细胞状态。其次细胞分化具有时空性。时间上的分化是指一个细胞在不同的发育阶段，可以有不同的形态结构和功能；空间上的分化是指同一来源的细胞，由于所处的空间位置不同，表现出前端和后端、内部和外部、背面和腹面的不同。又如，原红细胞有核不能合成血红蛋白，幼红细胞有核能合成血红蛋白，而成熟的红细胞去核、形态变化为双凹圆盘状，体现出分化上的"时"。位于体表的外胚层向表皮组织的方向发育，而由外胚层内陷演化来的神经管发育为神经组织，体现出分化上的"空"。在个体的发育过程中，细胞由全能性（totipotency）局限为多能性（pluripotency）再局限为单能性（unipotency）是细胞分化的一个普遍规律。

4. 干细胞 干细胞是具有自我更新能力且可以分化成一种以上类型细胞的多潜能细胞。在形态上，干细胞表现为一种幼稚的原始细胞，圆形或椭圆形，体积较小，核质比例较大；在生化特征方面，干细胞表现为端粒酶活性较高，具有特殊的标志分子（marker）。干细胞的增殖比较缓慢，但数量比较恒定，这是因为干细胞的分裂方式有对称分裂和不对称分裂两种方式。前者是均等分裂，分裂后的两个子细胞还是干细胞；后者采取胞质不均等分裂的方式，分裂后，一个细胞是干细胞，另一个则按发育途径产生功能专一的细胞。

身体对终末分化细胞（terminal differentiated cell）的需求依靠干细胞来补充。干细胞有胚胎干细胞（embryonic stem cells）和成体干细胞（adult somatic stem cells）两种类型。胚胎干细胞是指在早期胚胎中，能被诱导分化为机体所有细胞类型的细胞，它可以无限增殖并分化成全身200多种细胞类型，因此在分类上它属于全能干细胞。成体干细胞是指存在于成体组织和器官中，能被诱导分化形成部分组织细胞类型的细胞，在分类上它具有多能性或专能性。

骨髓造血干细胞（hematopoietic stem cell，HSC）就是一种多能干细胞，它可分化出至少12种血细胞类型，但它不能分化出造血系统以外的其他细胞。上皮组织基底层的干细胞属于专能干细胞（limited potential stem cell），它只能向一种类型或密切相关的两种类型的细胞分化，如表皮生发层细胞。

二、细胞分化机制

1. 去分化和再分化　细胞的全能性（cell totipotency）是指单个体细胞能发育成为完整个体的能力，其实质是一个细胞具有完整的基因组，发育中应该可以表达其基因库（gene pool）中任何一种基因能力，并能分化形成该个体任何一种类型的细胞。理论上，高等动物已分化的体细胞核与受精卵核是等能的，其细胞核中仍保留有形成正常个体的全套基因，具有发育成一个有机体的潜能，因此，已分化细胞的细胞核称为全能性细胞核（totipotent nuclear）。目前的技术还无法使已分化的高等动物的细胞直接再生成一个完整的个体，但在特殊的条件下，已分化的细胞可以逆转，回到未分化的胚性状态，这种现象称为去分化（dedifferentiation），然后通过再分化（redifferentiation）可再生一个完整的个体。例如：蝾螈的断肢再生就是蝾螈断肢的断端细胞去分化后形成胚芽，胚芽细胞经再增殖和分化形成再生肢。核移植实验亦证明高等动物已分化细胞的细胞核具有全能性，1996年，苏格兰Roslin研究所科学家Wilmut利用体细胞克隆技术培育出了世界上第一只克隆动物"多利"（Dolly）羊。Dolly没有父亲，但她有三个母亲。其技术路线是：首先，从A羊（Scottish Blackface）的体内取出一个未受精的卵细胞，去核。将无核的卵细胞A与另一只品质良好、泌乳量高的B羊（Finn Dorset）乳腺细胞的细胞核进行融合，重新组建细胞。重组细胞在体外培养6天后，再植入代孕母亲C羊（Scottish Blackface）的子宫内，148天后孕育出克隆羊Dolly。有意思的是，提供细胞核的是B羊，因此Dolly酷似B羊，但Dolly只认C羊为母亲。克隆羊实验证明体细胞的细胞核具有全能性。

2. 基因的差次表达　细胞分化的标志是细胞内特异性蛋白质的优先合成，其结果是产生了形态、结构和功能各异的细胞群，经发育形成了个体的不同组织和器官。

细胞分化的关键是基因的差次表达。在胚胎发育中，新细胞类型的出现，是基因按照一定顺序差次表达的结果，这叫基因的差次表达（differential expression）或顺序表达。体细胞含有与受精卵相同的基因组，但在分化细胞中，基因组并非都同时进行表达。在某一时间内，一些基因表达，其余基因处于关闭状态；而在另一时间，原来开放的基因可能继续表达，也可能关闭，而原来关闭的基因则可能转为开放状态。细胞内整个基因组中大约不超过10%的基因能表达，其余基因处于关闭状态。例如，基因的差次表达使人血红蛋白在不同的发育阶段有不同类型，这些差异反映了胚胎、胎儿和成体的Hb在不同发育阶段所需的呼吸量不同，胎儿血红蛋白（HbF）比成体血红蛋白（HbA）对氧有更高的亲合性。又例如，同是来自中胚层的细胞，优先合成血红蛋白就分化成红细胞；优先合成肌动蛋白和肌球蛋白就分化成肌细胞，蛋白质的差异造就了细胞表型的差异。根据基因和细胞分化的关系，可以把基因分为两类：一类是管家基因（housekeeping gene），是维持细胞最低限度的功能所不可缺少的基因。管家基因在各类细胞的任何时期均可表达，它对细胞分化一般只起协助作用。tRNA、rRNA及组蛋白均由管家基因编码，管家基因编码的蛋白质称管家蛋白，是维持细胞生存所必需的蛋白质。另一类是对细胞分化起着决定性作用的奢侈基因（luxury gene），奢侈基因是指编码特异性蛋白质即奢侈蛋白的基因，它只在特定的分化细胞中表达，并受时期限制，丧失这类基因对细胞的生存并无直接影响。奢侈基因编码的奢侈蛋白如角蛋白、血红蛋白、卵清蛋白等。

细胞分化时，基因差次表达的调控主要发生在转录水平上。转录因子多为蛋白质，可与基因表达调控区相互作用调控基因的表达。转录因子分为通用转录因子和组织细胞特异性转录因子，前者调控管家基因表达，后者调控奢侈基因表达。细胞含有不同的组织细胞特异性转录因子，就会向不同方向分化。

三、影响细胞分化的因素

1. 细胞质的决定作用 受精卵每次分裂，核质复制后能均等分到两个子细胞，而胞质在受精卵的分布，以及在子细胞的分配是不均匀的，细胞质的不均一性，在细胞分化中起决定作用。例如，蛙受精卵的灰色新月区对发育非常重要，第一次卵裂为经裂，两个卵裂球都含有一部分灰色新月区物质，每个卵裂球都能分别发育成为正常的胚胎。若人为地控制受精卵的卵裂，有灰色新月区的卵裂球，可以发育成一个个体；没有灰色新月区的卵裂球，仍是细胞团，不会发育成一个个体。这说明胚胎细胞质在胚胎发育和分化中起重要作用。哺乳类的受精卵胞质较少，且相对均一，故 8 细胞期时，细胞仍具有全能性。在早期胚胎细胞中，不均一性的胞质含多种转录因子即胞质决定子，可以调控核基因的选择性表达，决定细胞的分化方向。哺乳类早期胚胎中因细胞质的不均一性，导致细胞分裂时胞质的不均等分配，使细胞选择不同的分化方向。人成体干细胞一分为二时，细胞质是不均等分裂的，由于两个细胞所含的胞质决定子不同，一个仍然是干细胞，另一个为分化细胞。畸胎瘤就是在错误的时空下进行的决定和分化。未分化的干细胞杂乱聚集形成无组织的肿块，持续增殖而不分化，行为上像早期的胚胎，畸胎瘤无限制生长最终导致宿主死亡。

2. 细胞间的相互作用可诱导或抑制细胞分化 在胚胎发育过程中，一部分细胞对邻近细胞产生影响，并决定其分化方向，这种胚层之间相互促进分化的正向作用称胚胎诱导（embryonic induction）。通常在三个胚层中，中胚层首先独立分化，然后对内、外胚层产生胚胎诱导作用。例如眼的发育，一开始，中胚层脊索诱导外胚层分化为神经管，神经管的前端发育成脑，两侧长出视杯；紧接着，视杯又诱导其外表面的外胚层分化成晶状体，视杯本身形成视网膜和虹膜。最后，晶状体再诱导其外表面的外胚层形成角膜。

抑制（inhibition）是指胚胎发育中，已分化的细胞抑制邻近细胞向相同方向分化的负反馈调节作用。抑制使发育的器官间相互区别而避免器官重复生成。例如心脏（眼睛）形成后，抑制周围细胞不再形成心脏（眼睛）。胚胎诱导和分化抑制都发生在相邻细胞之间的近距离作用，是通过细胞信号转导系统完成的。其机制是：诱导组织释放化学信号（旁分泌因子），作用于邻近组织；通过信号转导途径调节基因表达或诱导或抑制邻近组织分化。

3. 激素 远距离细胞之间的相互作用是通过激素实现的。激素的调节主要出现在胚胎发育的晚期，此时细胞已经决定。激素由内分泌细胞分泌的信号分子，经血液循环作用于远距离的靶细胞。经过一系列的信号传递过程，影响靶细胞的分化。

4. 空间位置 哺乳类的囊胚（胚泡）中，细胞由于所处的空间位置不同，会选择不同的分化方向。胚泡外部的细胞将发育成滋养层，参与形成绒毛膜，再发育成胎盘；胚泡内部的内细胞团将发育成胚胎。

四、细胞衰老

细胞衰老（cell senescence）是指细胞在正常环境条件下发生的形态结构、增殖能力及生理功能逐渐衰退的现象。细胞衰老和机体衰老（aging）是两个概念，但两者又密切相关。绝大多数细胞不可能与机体的寿命一样长，因此机体内总有细胞在不断地衰老与死亡，但又有新增殖的细胞来补充它们，细胞衰老贯穿于整个个体发育中，即使在胚胎期和幼年期也存在。机体衰老是建立在总体细胞衰老的基础上，机体衰老并不意味着所有细胞都衰老，但个体整体水平上的老化是细胞衰老的反映，机体衰老的内环境也必然影响着全身细胞的寿命。Dolly 是利用 6 岁母羊的乳腺细胞的细胞核通过核移植技术孕育的，与同龄羊相比，Dolly 提前出现了衰老现象。

机体细胞都有其各自的寿命，更新越快的细胞寿命越短。细胞寿命接近或等于机体寿命的细胞，如神经元、脂肪细胞、骨骼肌细胞和心肌细胞等属于长寿命细胞；更新缓慢的细胞，如肝细胞、肾皮质细胞、呼吸道上皮细胞、胃壁细胞，细胞寿命低于机体寿命，属于中等寿命细胞；快速更新的细胞，其细胞寿命短，如皮肤表皮细胞 4～10 天、白细胞 5～7 天、红细胞 120 天，属于短寿命细胞。

机体细胞的增殖能力不是无限的，而是有一定界限的，这个界限叫 Hayflick 界限（Hayflick limitation）。体外培养的二倍体细胞其分裂增殖的次数是有限的，一旦达到 Hayflick 界限，细胞就会走向衰老和死亡。1961 年，Leonard Hayflick 首次报道了体外培养的人成纤维细胞（human fibroblasts）具有增殖分裂的极限。他用来自胚胎和成体的成纤维细胞分别进行体外培养，结果发现，从胚胎培养的成纤维细胞，分裂传代 50 次后开始衰退和死亡；而来自成体组

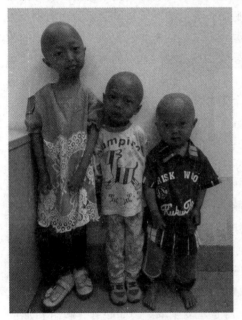

织的成纤维细胞只培养 15～30 代就开始死亡。因此他认为，体外培养细胞的寿命与物种的寿命、供体的年龄等有关。物种寿命与培养细胞之间存在着正相关的关系，即物种寿命愈长，其培养细胞的传代次数愈多。儿童早老症亦称 HGPS 综合征（Hutchinson – Gilford Progeria syndrome，HGPS）是一种极端罕见且严重过早老化性疾病，呈常染色体隐性遗传。在临床上，早老儿童表现为秃头、突眼、尖鼻、小下颌、身材矮小、体重严重不足、双手指屈曲、肢体皮肤硬化、关节僵硬、全身皮下脂肪消失、头皮静脉显露等症状。早老儿童的平均寿命仅 14 岁左右，相应地，取其成纤维细胞在体外培养只能传 2～10 代。在广西壮族自治区贺州市有一儿童早老症家庭，该家庭 5 名成员中，父母表型正常，却是早老基因的携带者，他们的 3 个孩子均罹患儿童早老症，均表现出典型的儿童早老症状（图 6-6）。

图 6-6　广西贺州儿童早老症三姐弟（左起：姐姐 10 岁，妹妹 6 岁，弟弟 3 岁）

细胞衰老的特征包括细胞水分减少，细胞皱缩，体积变小，不溶性蛋白质增多，导致细胞硬度增加；细胞核表现为核膜内折，染色质固缩，端粒变短，核质比减小，脂肪细胞几乎看不见细胞核，哺乳类的红细胞核完全消失。细胞膜流动性下降，但透性和脆性增大；线粒体数量减少，细胞内酶含量和活性下降，惰性物质如脂褐质（lipofuscin）沉积增多，如皮肤中的脂褐质沉积便形成"老年斑"。脂褐质在细胞中沉积，细胞内空间被占据，必然影响细胞的正常活动，造成生物合成速率下降、代谢减慢等。

 知识链接

过目不忘的儿童早老症

2016 年 1 月 11 日，印度孟买男孩尼哈尔·比策（Nihal Bitla）度过了他 15 岁的生日后，于 2016 年 5 月 5 日在家中过世。15 岁对尼哈尔·比策来说具有里程碑的意义，因为尼哈尔·比策是一名儿童早老症（progeria）患者，而早老症儿童的平均寿命预期只有 14 岁。因患儿童早老症，尼哈尔·比策身体衰老的速度比正常衰老过程快 5～10 倍，体内的器官亦快速衰老。不仅多器官受累，未老先衰让尼哈尔·比策的容貌似"外星人"那样让人过目不忘：秃头、雕仰鼻、鸟样脸、严重的皱纹，像个小老头。儿童早老症堪称

罕见病中的罕见病，属于常染色体隐性遗传病，据美国早老症研究基金会官网介绍，每400万~800万个新生儿中会出现一个早老症患者，目前全世界确诊病例不超过350例，我国约报告了14例儿童早老症。

1886年，Hutchinson首次报道了早老症病例。1904年，Gilford再次描述了这种疾病，并将这种病命名为早老症或HGPS综合征（Hutchinson-Gilford progeria syndrome，HGPS，OMIM176670）。2003年美国早老症研究基金会的科研团队找出了此病的罪魁祸首——LMNA基因的突变。LMNA基因定位于1q21.1-21.3，共有12个外显子，其编码的lamin A是组织细胞核的核纤层蛋白，这种蛋白质起到一种构架作用，支撑细胞核结构。LMNA基因突变后制造出"异常"的Lamin A蛋白，有缺陷的Lamin A蛋白破坏了细胞核的稳定性，正是这种不稳定导致了儿童提前衰老和"老年病"的出现。

在广西壮族自治区贺州市有一早老症家庭，父母系非近亲婚配，表型正常但都是早老基因的携带者。他们的三个孩子均患罹HGPS，表现为发病早、病情重的特点，遗传背景十分清晰可靠。尽管姐弟仨在刚出生时看起来很健康，但他们在18~24个月大的时候，就开始表现出许多加速老化的症状。除了容貌衰老外，生长发育迟缓，体重不足明显。姐姐晓琳10岁，身高97cm，体重9.5kg；妹妹晓安6岁，身高82cm，体重只有8kg；弟弟晓晖3岁，身高77cm，体重9kg。但早老儿童的智力不受影响。HGPS是由LMNA基因发生突变引起的，贺州HGPS家系的基因突变检测结果显示：LMNA基因的第9个外显子上的C1579T的点突变导致了相应蛋白第527位氨基酸的改变，使得碱性精氨酸改变为中性的半胱氨酸。家庭中姐弟3人均为R527C的纯合突变，父母为携带者，均为R527C的杂合突变。

五、细胞死亡

细胞死亡（cell death）是细胞生命活动的停止。单细胞生物的细胞死亡即是机体死亡，多细胞生物的细胞死亡与机体死亡是两个概念，人的心脏停止跳动后，各种细胞尚能短暂生存，神经细胞因缺氧是最先死亡的一种细胞，某些皮肤细胞是最后死亡的一类细胞，死后10小时的皮肤仍可以植皮。在刚死亡的机体中，血管里的白细胞还在作变形运动，气管、支气管的上皮细胞纤毛还在摆动，一些脏器因其细胞依然存活而可用来做组织培养和器官移植等。在机体的生命历程中无时不刻都存在着大量的细胞死亡，即使是胚胎期也不例外，如人体外周血细胞和上皮细胞的不断更新等。细胞衰老是细胞死亡的主要原因，因为细胞在衰老过程中，细胞摄入养料及氧气逐渐减少，代谢能力逐渐降低，而细胞内代谢产物逐渐累积，细胞也就逐渐地停止生命活动而死亡。细胞的死亡伴随着细胞组成成分的迅速崩解，这说明细胞一旦间断能量供应，细胞各种结构就迅速而完全地受到破坏。

细胞在一定发育时期发生的"正常"的细胞死亡，称为细胞凋亡（apoptosis）。凋亡的概念来自古希腊语，原意是指树叶或花的自然凋落，因此细胞凋亡属于生理性变化。由于细胞凋亡是由基因控制的细胞自主性死亡过程，故又称为程序性细胞死亡（programmed cell death）。细胞凋亡是一种主动死亡，这与细胞坏死（necrosis）根本不同，细胞坏死是由于细胞受到强烈的外界因素作用后造成的细胞意外死亡，细胞坏死属于病理性死亡（表6-2）。

表6-2 细胞凋亡与细胞坏死的区别

比较项目	细胞凋亡（apoptosis）	细胞坏死（necrosis）
诱因	生理刺激	缺血、缺氧、高温、低温、微生物侵袭等
死亡	细胞生理性、主动性死亡	细胞病理性、被动性死亡

续表

比较项目	细胞凋亡（apoptosis）	细胞坏死（necrosis）
本质	基因指令，细胞主动有序地死亡	不受基因指令，细胞被动无序地死亡
细胞形态	皱缩	崩解
细胞膜	完整，没有细胞内容物外泄	破裂，细胞内容物外泄
细胞器	溶酶体结构完整	溶酶体膜破裂水解酶释放
细胞核	核固缩	核破碎
染色质	凝集	絮状
核内DNA	有规律地被剪切成200bp片段	被随机剪切
凋亡小体	有	无
后果	无炎症反应	有炎症反应
结局	单个细胞凋亡	细胞成片死亡
意义	维持细胞稳定	危害细胞
	替换衰老细胞，剔除损伤细胞	被巨噬细胞吞噬或形成肿块

细胞凋亡的启动与细胞内一系列基因的激活、调控、表达有关。首先线粒体通过呼吸作用产生自由基，造成线粒体损伤，线粒体内膜通透性改变，释放细胞色素 c，激活凋亡蛋白酶，引起细胞凋亡的级联反应；其次细胞凋亡表现为钙离子浓度升高，Ca^{2+} 在 ATP 的配合下，使 DNA 链舒展，暴露出核小体之间的 DNA 连接部的酶切位点，核酸内切酶在核小体的 DNA 连接部切割，形成长度为 200bp 倍数的 DNA 片段。提取其中的 DNA，在琼脂糖凝胶电泳中呈现出特征性的梯状 DNA 条带（DNA ladder），核小体间片段化降解被视为最典型的凋亡指标。随后染色质在核膜下聚集成块，细胞不断脱水，胞质凝缩，核膜在核孔处断裂，细胞膜将细胞分割、包裹形成凋亡小体（apoptotic body）。凋亡小体内有结构完整的细胞器、凝缩的染色质。凋亡小体始终有膜封闭，其内溶物不释放，不会引起炎症反应。凋亡小体可被邻近巨噬细胞吞噬。

细胞凋亡的生物学意义在于：①在个体发育过程中，许多器官的形成是细胞凋亡的杰作。牙龈与唇的分开，指（趾）间的分离，气管、食管、血管等管腔的形成，并不是细胞的拉开，而是细胞凋亡的结果。②控制细胞数量。神经系统发育过程中约 50% 的神经元发生凋亡，去除"多余"的细胞，使之与需要神经元支配的靶细胞的数量相匹配。淋巴细胞在发育、分化和成熟的过程中，始终伴随着细胞凋亡。③清除体内衰老或受损的细胞。当细胞遭到病毒攻击时，细胞可通过凋亡这种"自杀"行为阻止病毒的复制和侵害，这是细胞的自我保护作用。④产生无细胞器的细胞，如哺乳动物的红细胞，在分化的最后阶段失去核和细胞器。

 本章小结

细胞的生命历程中一个很重要的阶段是细胞增殖，早在 19 世纪，德国病理学家 Virchow 就指出：细胞来自于细胞，意思是"细胞都是由原来的细胞分裂而来的"。机体各种不同类型的细胞均来自于一个受精卵，通过细胞增殖和细胞分化实现数目的增加和类型的不同。周期性的细胞增殖具有严格的调控机制，调控的核心是 cyclin－CDK 复合物，其周期性的形成与降解，引发了细胞周期进程中特定事件的出现，促进了 $G_1 \rightarrow S$ 以及 $G_2 \rightarrow M$ 的转换。周期检测点监控着细胞周期的运行，只有当细胞周期中发生的事件完成或出现的故障修复后，才允许细胞周期进一步运行。机体对永不增殖即不育细胞的需求依靠干细胞，干细胞"潜伏"于个体发育的各个阶段的组织器官中，是各种分化细胞或特化细胞的初始来源。细胞的全能性揭示，已经分化的细胞通过去分化和再分化可再生一个完整的个体，这为控制生物的生长和

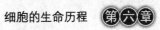

发育提供了前景。机体的衰老是以细胞总体的衰老为基础的，细胞衰老是老年病发病的基础。无论细胞寿命有多长，最后的结局都是衰老和死亡，生长、发育、成熟、衰老与死亡是细胞生命过程中的自然规律。

 思考题

1. 谈谈间期细胞中核质比的变化。
2. 如何理解细胞凋亡时 DNA 凝胶电泳图呈特征性的梯状条带？
3. 简述胚胎干细胞的应用前景。

（方　玲）

第二篇

遗传：生命的编码传承

　　生物界的每一个物种都能产生同种后代。物种特征的世代延续取决于繁殖过程中传递的遗传信息。遗传是生命不同于所有非生命现象的核心特征。生命的实现需要由遗传信息来确定一套极其复杂的反应系统，而生命的进化则是基于对可遗传的变异进行长期的自然选择。

　　遗传学（genetics）是研究生物的遗传和变异的科学。孟德尔的豌豆杂交实验结果首次表明，生物传递给后代的并非具体的结构或性状，而是遗传因子（基因）中决定结构或性状的信息。DNA 双螺旋结构的发现从分子水平上揭示了基因的本质，使得现代遗传学成为主要研究基因的结构及其传递、表达和变异规律的统一生物学的核心基础学科。

　　遗传病是遗传物质的改变所导致的疾病，主要分为单基因病、多基因病和染色体病，此外还有人提出了体细胞遗传病和线粒体遗传病的概念。事实上，所有疾病都有其遗传基础，从遗传物质和遗传规律的角度分析疾病及其预防、诊断和治疗方法，是现代医学发展的一大趋势。基因组时代的遗传学正在迅速植入医疗卫生实践。测序技术和基因芯片等强大新工具的发展，已经应用于临床的诊断、治疗和预防，对医学的发展产生了深远的影响。

　　本篇分为四章，先介绍遗传的基本规律（第七章），然后讨论人类的遗传物质（第八章），进而分析各类遗传病的特点（第九章），最后在第十章介绍遗传学在临床医学中的实际应用。

第七章　遗传学基础

遗传学是研究生物的遗传和变异的科学。遗传是指生物的子代与亲代相似的现象，而变异是指同种个体之间的差异。大量的研究事实表明，子代与亲代相似的原因是因为受精卵接受了来自父体和母体的遗传物质——基因，从而决定了子代与亲代性状的相似性。基因是存在于染色体上具有遗传效应的 DNA 片段，通过生殖细胞从亲代向子代世代相传。

第一节　遗传学基本定律

早在 19 世纪中叶，奥地利学者孟德尔用了十余年时间，从事以豌豆为材料的植物杂交实验，于 1865 年发表了《植物杂交实验》论文。实验中孟德尔选了 34 个豌豆品种，种了两年后选出 22 个纯系进行观察，选用了豌豆的 7 对相互间容易区分而又稳定的相对性状作为研究对象，严格控制实验条件，保证自花传粉，同时还采取互交（即让杂交亲本互为父本或母本），仔细观察各种相对性状在杂种后代中的表型，实验进行到第 7 代。综合实验结果，孟德尔提出了分离律（law of segregation）和自由组合律（law of independent assortment）。

一、分离律

实验中孟德尔分别用纯种的高茎豌豆和矮茎豌豆作为亲本，以人工杂交方法，得到的子一代（F_1）为高茎豌豆，又将子一代植株自花授粉形成了子二代（F_2）植株，其中既有高茎又有矮茎，其比例为 3:1。孟德尔对其他几对性状也做了同样的实验，得到了相同的结果。据此，孟德尔提出了遗传学第一定律。

分离律：生物在形成生殖细胞时，成对的等位基因彼此分离，分别进入到不同的生殖细胞，每个生殖细胞只能得到成对基因中的一个，这一基因的行动规律就称为分离律，它的细胞学基础就是减数分裂过程中同源染色体的彼此分离。

二、自由组合律

在豌豆杂交实验中，孟德尔又同时观察了两对相对性状，用黄色子叶圆形种子和绿色子叶皱形种子的纯种豌豆做亲本进行杂交，观察子一代、子二代情况，结果发现子二代出现了 4 种不同的表型，除了原来亲本类型（黄色圆粒和绿色皱粒）外，还出现了黄色皱粒与绿色圆粒，显示出不同相对性状的组合，黄圆、黄皱、绿圆、绿皱间的比例接近 9:3:3:1。据此，孟德尔提出了遗传学第二定律。

自由组合律：生物形成生殖细胞时，在每对等位基因彼此分离的同时，不同对的非等位

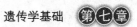

基因之间则随机组合在一个同一个生殖细胞中。这就是自由组合定律，它的细胞学基础是减数分裂过程中非同源染色体之间的随机组合。

三、连锁互换律

美国学者摩尔根从 1905 年开始以果蝇为材料进行遗传实验。当野生型灰身长翅与突变型黑身残翅杂交时，子一代全为灰身长翅。用子一代雌果蝇与黑身残翅雄果蝇测交，子二代出现了 4 种不同的表型，除了原来的两种亲本类型各占 41.5% 外，还出现了黑身长翅、灰身残翅的重新组合类型，各占 8.5%。

通过果蝇杂交实验，摩尔根提出，基因在染色体上呈直线排列，染色体之间可以自由组合，而排在一条染色体上的基因不能自由组合，这些位于同一条染色体上的基因一起遗传的现象称为连锁（linkage）。如果同源染色体上的等位基因之间发生交换，使原来连锁的基因发生变化，构成新的连锁关系，这一现象称为互换（crossing over）。连锁互换律又称为遗传学第三定律。

连锁互换律：位于同一染色体上的两个或两个以上基因在遗传时，连锁在一起的频率大于重组互换的频率。

四、遗传平衡定律

英国数学家 Hardy 于 1908 年和德国医生 Weinberg 于 1909 年分别证实，如果一个群体无限大，群体内的个体随机婚配，没有突变发生，没有任何形式的自然选择，没有大规模的个体迁移所致的基因流，则群体中的基因频率和基因型频率可以保持世代不变，这就是遗传平衡定律（law of genetic equilibrium），又称为 Hardy – Weinberg 定律。

在适合的条件下群体的基因频率代代相传，保持不变，而且不论群体的起始基因型频率如何，经过一代随机交配后，群体的基因型频率将达到平衡，只要平衡条件不变，基因型频率也代代保持不变。如果一个群体达到了这种基因型频率稳定的状态，就是遗传平衡的群体，否则就是遗传不平衡的群体。

第二节 基 因

自从 1900 年重新发现孟德尔遗传定律以后，遗传学家们很快证明基因是线性排列在细胞的染色体上，并对基因展开了各种研究。现代遗传学是关于基因和基因组的科学，遗传学的各种基本概念都是围绕着基因的概念而建立和发展的。

一、基因概念的形成和演变

基因的研究已有一百多年历史，对基因的认识也经历了一个由浅入深的曲折发展过程。孟德尔首先提出生物的性状是由遗传因子（hereditary factor）决定的，并总结出遗传因子传递的分离律和自由组合律。20 世纪初丹麦遗传学家 W. Johannsen 将遗传因子更名为基因，并一直沿用至今。随后美国遗传学家摩尔根和他的学生通过果蝇的杂交实验证实，基因在染色体上呈直线排列，又总结出了基因传递的连锁与交换律，发表了著名的《基因论》。1927 年Muller 等人证明人为因素（如 X 射线等）可使基因发生突变。

早在 1902 年 Garrod 就提出尿黑酸尿症的病因是体内缺乏与某种生化反应相关的酶，于是人们开始将基因与酶联系起来。随后，Beadle 等（1936 年）对果蝇朱砂眼型、朱红眼型和野生型进行研究，再次证实了基因与酶的关系。1941 年他们根据对粗糙链孢霉的研究结果，提出了"一个基因决定一种酶"的假说。然而，后来学者们的进一步研究揭示，基因除了决定酶之外，还决定其他蛋白质，于是有人提出"一个基因一种蛋白质"的假说。随后，又有学者发现，有的蛋白质由几条多肽链组成，因此又提出"一个基因一条多肽链"的假说。

经过百余年的研究，基因的概念逐渐清晰。1944 年 Avery 等用实验方法直接证明了 DNA 是生物的遗传物质。1953 年 Watson 和 Crick 对 DNA 的分子结构进行了深入研究，提出了著名的 DNA 双螺旋结构模型。这个模型显示 DNA 具有编码信息和自我复制的功能，从而揭开了遗传之谜。至此人们认识到，基因是具有特定效应的 DNA 片段，它决定细胞内 RNA 和蛋白质的合成，从而决定生物性状。基因是遗传的结构和功能的基本单位。

基因表达的产物并不都是多肽链，还有功能性的 rRNA 和 tRNA，因此，现代遗传学认为，基因是决定一定功能产物的核酸序列。这种功能产物主要是蛋白质和由 DNA 编码的 RNA。一个基因的结构除编码特定功能产物的 DNA 序列外，还包括对这个特定产物表达所需的邻近的 DNA 碱基序列。

二、等位基因、基因型和表型

经典遗传学围绕着基因的概念对各种性状进行遗传分析，建立了等位基因、基因型、表型等一系列遗传学基本概念。这些概念在中学就已经介绍过，这里再加以明确。

等位基因（allele）是指位于一对同源染色体相同位置上的基因。等位基因编码同一种蛋白质，但在序列上可能发生一定变异，因而产物的功能也会发生改变，例如，有些等位基因可能会突变为致病基因。人群中不同等位基因的分布是长期积累的突变和选择的结果。

基因型（genotype）是指个体的两个等位基因的组合。具有两个相同等位基因的个体称为纯合子（homozygote）；具有两个不同等位基因的个体称为杂合子（heterozygote）。对男性而言，X 和 Y 染色体上的所有基因座都只有一个拷贝，因此，就性染色体上的基因而言，男性都是半合子（hemizygote）。

表型（phenotype）又称为性状（trait），是指观察到的基因型的表现，包括形态、临床、细胞、生化等方面的特征。与一对不同的等位基因的纯合子相对应的一对不同的性状互称为相对性状。一对相对性状中，在杂合子中表现出来的是显性性状，不表现的是隐性性状。显隐性关系常常受到生物复杂性和环境的影响，表型与基因型的对应关系可能出现各种情况，如共显性、半显性、延迟显性、从性显性、多基因数量性状等，这些概念将在第九章介绍。

三、基因序列的类型

人类基因组包含大约 4 万个基因，其中约 2.5 万个为蛋白质编码基因，其余 1.5 万个为非编码 RNA 基因，此外还有大约 1 万个假基因。根据基因序列、数目及分布的特点，分为单一基因（solitary gene）、基因家族（gene family）、串联重复基因（tandemly repeated genes）和假基因（pseudogene）四大类。

单一基因亦称单一序列或不重复序列。是指基因组中出现一次或极少几次的 DNA 序列，即单拷贝序列。这些序列包括编码多种蛋白质和酶的结构基因及基因的间隔序列。人类基因组中有 60% ~ 70% 是单拷贝序列或低拷贝序列。

基因家族指由一个祖先基因经过重复和变异所形成的一组基因。它们的 DNA 序列只有微小差别，成簇排列在同一条染色体上，同时发挥作用，合成某些蛋白质；也有可能分布在不同的染色体上，但它们编码的是一组关系密切的蛋白质，只是氨基酸顺序不完全相同。

串联重复基因是指不同数目核苷酸的重复拷贝串联在一起的高度重复序列。主要有 45S rRNA、5SrRNA、各种 tRNA 基因及组蛋白基因。rRNA 基因的每个拷贝完全或几乎相同，但在基因之间的间隔 DNA 相差很大；组蛋白基因家族较复杂，但每种组蛋白基因的拷贝完全相同。

假基因是指基因家族中某些不能转录和转录后生成无功能基因产物（RNA、蛋白质）的DNA序列。其核苷酸序列与正常功能的基因具有同源性，很相似，起初可能是有功能的基因，后由于发生突变失去了活性而没有功能。假基因的序列分析揭示它们是来自失去了一些重要核苷酸序列的正常基因。

第三节 基因突变

自然界中，一切生物细胞内的遗传物质都能保持其相对稳定性，但是在一定内外因素的影响下，遗传物质可能发生变化。这种遗传物质的变化及其所引起的表型改变称为突变（mutation）。广义的突变包括染色体畸变和基因突变，前者是染色体数目与结构改变，后者主要是指基因组 DNA 分子在结构上发生碱基对组成或序列的改变。狭义的突变就是基因突变。本节着重讨论基因突变。

基因突变是自然界中存在的普遍现象，是生物进化发展的根本源泉。通常只涉及某一基因的部分遗传信息的改变，导致组成蛋白质的氨基酸的改变，从而引起表型改变，甚至是遗传病的发生。基因突变可以发生在生殖细胞中，突变的基因可通过有性生殖传给后代，并存在于子代的每一个细胞里，从而使后代的遗传性状发生相应改变；也可以发生在体细胞中，即体细胞突变（somatic mutation），不会传递给子代，但可传递给由突变细胞分裂所形成的各代子细胞，在局部形成突变的细胞群，可能成为病变甚至癌变的基础。目前已经发现 1000 多个基因中发生 20000 多种引起人类疾病的突变。

一、基因突变的诱因

根据基因突变发生的原因，可分为自发突变（spontaneous mutation），也称自然突变和诱发突变（induced mutation）。在自然条件下发生的突变即为自发突变，经过人工处理而发生的突变即为诱发突变。能够诱发基因突变的各种内外环境因素统称为诱变剂（mutagen）。不同的诱变剂可以诱发相同性质的突变，也可诱发不同类型的突变。诱发突变是人们探索遗传规律、改良品种的有效手段，是研究突变发生机制的重要途径。很多物理、化学和生物因素都可诱发基因突变。

1. 物理因素

（1）电离辐射　其诱变作用是射线（X - 射线、β - 射线、α - 射线、γ - 射线和快中子等）直接击中 DNA 链，能量被 DNA 分子吸收，引起染色体内部的辐射化学反应，导致 DNA 链和染色体断裂，DNA 片段在重接过程中如果发生错误将引起染色体结构畸变。辐射还能使胞质溶液电离产生大量的自由基，这些极不稳定的离子具有极强的氧化还原性质，不仅能对多种碱基进行修饰，改变碱基配位性质，而且可直接作用于糖苷键和磷酸二酯键使 DNA 断裂。此外，电磁波辐射也能引起基因突变。

（2）非电离辐射　有紫外线和热辐射等。在紫外线的照射下，细胞内的 DNA 结构发生损伤，通常是 DNA 顺序中相邻的嘧啶类碱基结合成嘧啶二聚体。最常见的为胸腺嘧啶二聚体，另外还有胞嘧啶二聚体等。两个嘧啶是以牢固的共价键形成的二聚体，这种异常结构使 DNA 的螺旋结构局部变形，当复制或转录进行到这一部位时，碱基配对发生错误，引起新合成的 DNA 链的碱基改变，从而发生突变。

2. 化学因素　化学因素引起基因突变的认识最早来自化学武器杀伤力的研究，以后对癌症化疗、化学致癌作用的研究使人们更加重视诱变剂或致癌剂对 DNA 的作用。

（1）羟胺　可作用于胞嘧啶，使其氨基变为羟基，而不能正常地与鸟嘌呤配对，改为与腺嘌呤互补。经过两次复制后，C - G 碱基对就转换为 A - T 碱基对。

（2）亚硝酸和亚硝基化合物　可使碱基中的氨基脱去，产生结构改变。如使腺嘌呤脱去氨基变成次黄嘌呤（HX），还可使胞嘧啶变成尿嘧啶。次黄嘌呤、尿嘧啶分别与胞嘧啶、腺嘌呤配对，经复制后可形成 A－T→G－C 和 G－C→A－T 转换。

（3）烷化剂　包括甲醛、氯乙烯、氮芥、硫酸二乙酯等一类具有高度诱变活性的诱变剂，可将甲基、乙基等引入多核苷酸链上的任何位置使其烷基化，被烷基化的核苷酸将产生错误配对而引起突变。如硫酸二乙酯使鸟嘌呤烷基化后不与胞嘧啶配对，而与胸腺嘧啶配对，经复制后形成 G－C→A－T 转换。

（4）碱基类似物　包括 5－溴尿嘧啶（5－BU）和 2－氨基嘌呤（2－AP）等，是一类在组成和结构上与 DNA 分子中的碱基十分相似的化合物，可取代某些碱基插入 DNA 分子引起突变。如 5－溴尿嘧啶的化学结构与胸腺嘧啶类似，它既可以与腺嘌呤配对，也可以与鸟嘌呤配对。假使 5－溴尿嘧啶取代胸腺嘧啶以后一直保持与腺嘌呤配对，所产生的影响并不大；但如果转换成与鸟嘌呤配对，经过复制后则形成 A－T→G－C 转换。

（5）吖啶类　包括原黄素、吖黄素和吖啶橙等扁平分子构型的化合物，可嵌入 DNA 分子的核苷酸序列中，导致碱基插入或丢失的移码突变。

3. 生物因素

（1）病毒　如 Rous 病毒、麻疹病毒、疱疹病毒等是诱发基因突变和染色体断裂的明显生物因素，但是关于病毒引起突变的机制，目前还不很清楚。RNA 病毒有可能是通过反转录酶合成病毒 DNA，再插入到宿主细胞的 DNA 序列中，导致基因失活、结构改变而引起突变发生。另外，病毒普遍带有癌基因或可以激活机体内的原癌基因而引起突变。

（2）真菌和细菌　真菌和细菌所产生的毒素或代谢产物也能诱发基因突变。如生活于花生、玉米等上的黄曲霉所产生的黄曲素 B_1、B_2、G_1、G_2 具有致突变作用，并被认为可能是引起肝癌的致癌物质。

二、基因突变的类型

从分子水平来讲，DNA 分子中碱基的种类和排列顺序发生改变，是基因突变的本质。在各种诱变剂的作用下，使其遗传效应随之变化，特定的生化功能也发生改变甚至丧失。一般讲基因突变分为点突变、片段突变和动态突变。

1. 点突变　点突变是 DNA 链中一个或一对碱基发生的突变，又称为碱基替换（base substitution），有转换（transition）和颠换（transversion）两种形式。转换是一种嘌呤－嘧啶对被另一种嘌呤－嘧啶对所替换，是点突变最常见的一种形式；颠换是一种嘌呤－嘧啶对被另一种嘧啶－嘌呤对所替换，这种点突变比较少见。

如果碱基替换是发生在某一基因的编码区内时，可导致 mRNA 中密码子的改变，则会对多肽链中氨基酸的种类或顺序发生影响，就会出现同义突变（same sense mutation）、错义突变（missense mutation）、无义突变（non－sense mutation）和终止密码突变（terminator codon mutation）等遗传效应。

（1）同义突变　指碱基被置换之后，一个密码子变成了另外一个密码子，由于密码子具有兼并性，所以改变后的密码子与改变前的密码子所编码的氨基酸保持不变，因此同义突变并不产生突变效应。

（2）错义突变　指碱基被置换之后，编码某种氨基酸的密码子变成编码另一种氨基酸的密码子，从而使多肽链的氨基酸种类和序列发生改变。这种突变可导致机体内某种蛋白质或酶结构和功能的异常，如人镰形红细胞贫血症（sickle cell anemia）。

（3）无义突变　指碱基被置换之后，改变了 mRNA 上的一个密码子，变成不编码任何氨基酸的终止密码子 UAA、UAG 或 UGA，这样使翻译时多肽链的延伸提前到此终止，形成一条无活性的多肽片段。多数情况下会影响蛋白质的正常功能，引起致病效应。

（4）终止密码突变　指碱基被置换之后，使原来的终止密码子突变为编码某个氨基酸的密码子，从而使多肽链的合成至此仍能继续下去，直至下一个终止密码子为止，形成延长的异常多肽链，又称延长突变（elongation mutation）。如中国人群常见的血红蛋白的 a 链突变型 Hb Costant Spring 可因终止密码发生突变，而形成比正常 a 链多 31 个氨基酸的异常链。

2. 片段突变　片段突变是 DNA 分子中某些片段的碱基序列发生缺失、重复或重排，而导致基因结构的明显变化，使所编码的蛋白质失去正常的生理功能。

（1）缺失（deletion）　指 DNA 分子在复制或损伤后的修复过程中，某一片段没有被复制或修复造成的缺失。这主要是由于复制或修复时，DNA 聚合酶带着已合成的片段，从模板链上脱落，再向后跳过一段距离，又回到模板链上继续复制，所以，新链中出现缺失被跳过的片段的碱基序列。

（2）重复（duplication）　指 DNA 分子已复制完的某一片段，又复制一次，其结果使新链出现这一片段的重复序列。这主要是由于 DNA 聚合酶带着已合成的新链，从模板链上脱落后，又返回到已复制的模板片段上再度复制。

（3）重排（rearrangement）　指 DNA 分子链发生多处断裂，断裂以后断片的两端颠倒重接或几个断片重接的序列与原先序列不同。

（4）转座子插入（transposonal insertion）　许多生物都会有可移动的 DNA 长片段（长几百至几千 bp）称转座因子。转座子按某种复杂的方式进行复制，一套复制物保留在原来插入部分，另一套复制物插入到染色体的其他区域，复制插入到第二部位的过程称为转座。这些较大的 DNA 片段的插入，引起显著的突变。

引起大片段的缺失、插入、重复等突变的还有拼接突变、染色体错误配对、不等交换等，它们不仅会引起移码突变，还会导致插入处基因的中断、失活、结构改变等，甚至还会带来某些有害基因，增加基因突变的频率。

3. 动态突变　近年来，一类被称作动态突变的现象引起了临床遗传学家的关注。串联重复的三核苷酸序列，在靠近基因或位于基因序列时，它们在一代一代的传递过程中，拷贝数明显增加，并导致相应的病理改变，这种逐代累加的突变方式称为动态突变（dynamic mutation）或重复扩增。在人类基因组中有大量的重复序列称短串联重复序列（short tandem repeat，STR）。现已发现与动态突变有关的疾病达 20 几种，一些疾病在相关基因的编码顺序和非编码顺序有三核苷酸重复扩增，由这类动态突变所引起的疾病称为三核苷酸重复扩增疾病。如以脆性 X 综合征为代表，患者的 X 染色体 q27.3 有脆性部位，利用限制性内切酶 Pst I 切割 X 染色体，可得到包括脆性部位在内的限制性片段，经序列分析表明，在这一限制性片段中存在的（CGG）$_n$ 重复拷贝数可达 50~1000 个，而正常人仅为 30 个。进一步研究证明，这一重复序列正好位于 X 染色体的脆性部位，而在（CGG）$_n$ 的两边侧翼序列却与正常人无差异。

三、基因突变的表型效应

基因受物理、化学、生物等各种因素的影响，使其造成突变，突变的结果是 DNA 分子发生改变，导致所编码的蛋白质的数量与质量改变，其表型改变是十分复杂并多种多样的。根据突变对表型的最明显的效应，可以分为以下几种：

1. 中性突变　中性突变（neutral mutation）是指基因中有一对碱基对发生置换，引起的 mRNA 中密码子的改变，但多肽链中相应位点发生的氨基酸的取代并不影响蛋白质的功能。例如密码子 AGG 突变成 AAG，导致赖氨酸取代了精氨酸，这两种氨基酸都是碱性氨基酸，性质十分相似，所以蛋白质的功能并不发生重大的改变。相对无害，变异后果轻微，对机体不产生可察觉的效应。

2. 可见突变　可见突变（visible mutation）的效应能在生物体表型上看出来。例如，形态结构、形状大小、色泽等的改变，故又称形态突变（morphological mutation）。

3. 生化突变　生化突变（biochemical mutation）影响生物的代谢过程，导致一个特定的生化功能的改变或丧失。在人类群体中，由于某种生化突变产生了代谢缺陷，如苯丙酮尿症和半乳糖血症等，将这类遗传病称为先天性代谢缺陷。

4. 遗传多态现象　遗传多态现象（polymorphism）是引起正常人体生物化学组成的遗传学差异的重要原因。这种差异可在 DNA、mRNA、蛋白质、染色体等不同水平体现出来。例如，血清蛋白类型、ABO 血型、HLA 类型以及各种同工酶型。遗传多态现象可以作为基因定位、个人身份鉴定、器官移植、遗传的易感性等重要的依据。但在某种情况下，个体差异也会引起严重后果。例如不同血型间输血，不同 HLA 型间的同种移植产生排斥反应等。

5. 基因突变与疾病　从生化遗传的角度讲，生物体内的蛋白质结构和数量发生改变所引起的疾病称分子病（molecular disease）。人类机体是由多种多样的蛋白质构成的，编码这些蛋白质的基因均有可能发生突变，从而使相应蛋白质的性质或数量发生异常变化，引起很多分子病，如运输蛋白、免疫蛋白、膜载体蛋白、受体蛋白等异常所引起的相应分子病。

基因突变除引起蛋白质性质或数量发生的缺陷外，如果编码酶蛋白的基因发生改变，还会引起酶蛋白合成障碍或结构和功能出现异常，通过影响酶蛋白分子的结构和数量，而导致性状的改变，甚至疾病的发生。酶蛋白分子结构和数量的异常，导致酶活性降低或增高所引起的疾病，称为遗传性酶病（hereditary enzymopathy）。常见的基因突变导致酶的遗传变异可表现为酶活性降低、酶活性正常及酶活性增高。绝大多数遗传性酶病是由于酶活性降低引起的，仅少数表现为酶活性增高。酶是生物体内物质代谢的特殊催化剂。人体内的每一步代谢反应，绝大多数都需要某种特异性的酶催化才能完成。基因突变所引起的酶的结构改变或合成障碍，都有可能引起某种代谢过程的中断或紊乱。如果这种基因突变发生在生殖细胞或受精卵中，就有可能传递给后代。

第四节　DNA 修复

自然界中的很多物理、化学及生物因素都会与生物体内的 DNA 发生直接或间接的作用，对碱基组成或排列顺序产生影响，如果这些影响都表现为基因突变，那么生物就难以生存。但是事实并不是这样，生物体细胞内存在着多种 DNA 修复系统，当 DNA 受到损伤时，这些修复系统常常可以修正 DNA 分子的损伤，从而大大降低突变所引起的有害效应，保持 DNA 分子相对的稳定性。DNA 损伤修复有多种机制，包括光修复（photo repair）、切除修复（excision repair）、重组修复（recombination repair）、跨损伤修复等。

每一天，我们的 DNA 都会在紫外辐射、自由基和其他致癌物质的作用下发生损伤。即使没有这些外部伤害，人体细胞的基因组中天天都要发生数千次的自发变化。每当 DNA 发生复制时，缺陷都会产生。而我们身体内的各种遗传物质并不会瓦解，原因则在于，一系列的分子机制持续监视并修复着 DNA。

一、光修复

光修复又称光复活修复（photoreactivation repair），是在损伤部位就地修复。关键因素是光复活酶（photoreactivating enzyme）和 300～600nm 的可见光。光复活酶能识别嘧啶二聚体，并与之结合，形成酶–DNA 复合物，在可见光的照射下，利用可见光提供的能量，解开二聚体，然后光复活酶从复合物中释放出来，完成修复过程（图 7–1A）。

二、切除修复

切除修复又称暗修复（dark repair），为取代损伤部位的修复（图 7 –1B）。切除修复发生在复制之前，需要四种酶参与：核酸外切酶、核酸内切酶、DNA 聚合酶、连接酶。首先核酸内切酶在胸腺嘧啶二聚体等附近切开该 DNA 单链，然后以另一条正常链为模板，由 DNA 聚合酶按照碱基互补原则，补齐需切除部分（含 TT 等）的碱基序列，最后又由核酸外切酶切去含嘧啶二聚体的片段，并由连接酶将断口与新合成的 DNA 片段连接起来。这种修复方式除了能切除嘧啶二聚体外，还可切除 DNA 上的其他损伤。人的色素性干皮症、隐性纯合体的体征、皮肤肿瘤、光过敏、白内障、神经异常，是由于患者的成纤维细胞 DNA 损伤后，造成被切除修复缺陷，解旋酶、核酸内切酶基因突变异常所致。

三、重组修复

重组修复又称复制后修复，大致经过以下三步。①复制：含有嘧啶二聚体或其他结构损伤的 DNA 仍可进行复制，当复制到损伤部位时，DNA 子链中与损伤部位相对应的部位出现缺口，复制结束；②重组：完整的母链与有缺口的子链重组，使缺口转移到母链上；③再合成：重组后母链上的缺口由 DNA 聚合酶合成互补片段，再由连接酶使新片段与旧链连接完整，从而使复制出来的 DNA 分子的结构恢复正常（图 7 –1C）。

在重组修复过程中，不能从根本上消除亲代 DNA 结构中的二聚体损伤，但它能使复制出来的 DNA 分子结构保持正常；当第二次复制时，又要重复上述过程。虽然二聚体始终没消除，但是经多次复制之后，受损伤的 DNA 分子在生物体的比例会大大降低，逐渐被"稀释"，最终无损于机体细胞正常的生理过程。

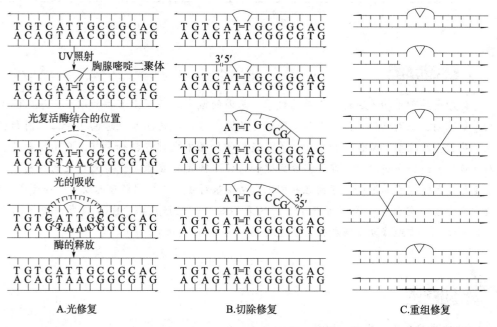

A.光修复　　　　　　　　B.切除修复　　　　　　　　C.重组修复

图 7 –1　三种 DNA 损伤修复机制

四、跨损伤修复

当 DNA 复制在损伤部位中断时可发生耐受损伤的跨损伤修复，或称 SOS 修复，是指 DNA 受到严重损伤、细胞处于危急状态时所诱导的一种 DNA 修复方式。这是以损伤核糖核酸为模板，通过 DNA 聚合酶使碱基掺入至复制中止处进行 DNA 合成，从而延长 DNA 链的修复。修复结果能维持基因组的完整性，提高细胞的生成率，但留下的错误、掺入的碱基易在

DNA 链中产生碱基序列的差异。因此是一种易误修复过程，往往可致突变形成。

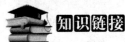 **知识链接**

2015 年诺贝尔化学奖

2015 年诺贝尔化学奖授予了 Tomas Lindahl、Aziz Sancar 和 Paul Modrich 三位科学家，以表彰他们揭示了细胞如何修复损伤的 DNA 以及如何保护遗传信息。评审委员会认为，他们的工作为我们了解活细胞是如何工作提供了最基本的认识，有助于新癌症疗法的开发。

Lindahl 首先发现了 DNA 损伤的现象以及碱基切除修复机制的存在。他发现 DNA 并不像人们想象的那样稳定，而是会在紫外线、自由基及其他内外条件影响下发生损伤。正是由于一系列的分子机制持续监视 DNA，并及时"修修补补"，我们体内的遗传物质才免于崩溃瓦解，生命体的相对稳定状态才得以维持。研究陆续发现，生命体的衰老、癌症和许多重大疾病都和基因组不稳定有关。DNA 修复研究还将有助于基因检查，可能突破对癌症的早期诊断和预防的难题。

Sancar 揭示了核苷酸切除修复机制，细胞利用切除修复机制来修复 UV 造成的 DNA 损伤。这种机制说明有缺陷的人暴露在太阳光下，可导致皮肤癌，细胞还可利用此机制修复致突变物或其他物质引起的 DNA 损伤。

Modrich 证明了细胞在有丝分裂时如何修复错误的 DNA，这种机制就是错配修复。错配修复机制使 DNA 复制出错几率降低了 1000 倍。如果先天缺失错配修复机制可导致遗传性结肠癌的发生。

 本章小结

遗传学是关于生物的遗传和变异的科学。基因的概念经历了上百年的演变。基因的类型包括单一基因、基因家族、假基因和串联重复基因。遗传学的基本概念包括等位基因和相对性状、基因型和表型、纯合子和杂合子等。遗传学的基本定律包括分离律、自由组合律、连锁与互换律、遗传平衡定律，其中，分离律和遗传平衡定律在医学中得到广泛的应用。基因突变是指受各种因素的影响，基因在结构上发生碱基对组成或排列顺序的改变，分为点突变、片段突变和动态突变等类型，可产生不同的表型效应，包括疾病。DNA 修复机制包括光修复、切除修复、重组修复、跨损伤修复等类型。

 思考题

1. 试述基因和等位基因的概念。
2. 遗传学有哪些基本定律？
3. 试述基因突变的类型。
4. DNA 损伤修复有哪些途径？

(吴 静 张 闻)

第八章 人 类 遗 传

学习要求

1. **掌握** 人类基因组的组成；线粒体 DNA 的结构和线粒体遗传的特点。
2. **熟悉** 线粒体遗传病；表观遗传的机制与疾病。
3. **了解** 人类基因组计划。

第一节 人类基因组

人类基因组（human genome）是人体所有遗传信息的总和，包括两个相对独立而相互关联的基因组：核基因组（nuclear genome）与线粒体基因组（mitochondrial genome）（图 8-1）。如果不特别注明，人类基因组通常是指核基因组。

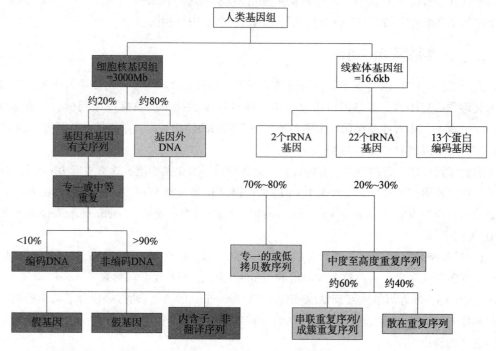

图 8-1 人类基因组的组成

一、基因的结构

真核生物的结构基因是割裂基因（split gene，见图 8-2），由编码序列（外显子，exon）和非编码序列（内含子，intron）组成，两者相间排列。不同基因所含内含子的数目和大小各不相同，例如，导致杜氏肌营养不良症（Duchenne muscular dystrophy，DMD）的基因 dystrophin 全长 2.5Mb，是目前已知人类最大的基因，大约由 80 个外显子和相应的内含子组成，

cDNA 全长为 11 000bp，编码相对分子质量为 427 000 的蛋白质，从 dystrophin 转录形成一条完整的 mRNA 分子需要 16 小时。

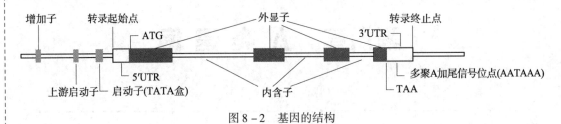

图 8 - 2　基因的结构

基因中内含子和外显子的关系不完全是固定不变的，有时会出现如下情况，即在同一条 DNA 分子上的某一段 DNA 序列，在作为编码某一条多肽链的基因时是外显子，但它作为编码另一条多肽链的基因时是内含子，这是由于 mRNA 剪接加工的方式不同所致。结果使同一个基因（确切地说是同一段 DNA 序列）产生两条或以上的 mRNA 链。这是真核生物基因的表达中，由于一个基因的内含子成为另一个基因的外显子，产生基因的差异表达，构成割裂基因结构上的一个重要特点。每个割裂基因中第一个外显子的上游和最末一个外显子的下游，都有一段不被转录的非编码区，称为侧翼序列（flanking sequence）。包括启动子、增强子以及终止子等对 DNA 转录起调控作用的 DNA 序列。

外显子 - 内含子的接头区是高度保守的一致序列，称为外显子 - 内含子接头。这是割裂基因结构上的又一个重要特点。每一个内含子的两端具有广泛的同源性和互补性，5′端起始的两个碱基是 GT，3′端最后的两个碱基是 AG，通常把这种接头形式叫作 GT - AG 法则。这两个序列是高度保守的，在各种真核生物基因的内含子中均相同。

二、人类基因组的组成

人类基因组按 DNA 序列分类既有单拷贝序列，也有重复频率不等的多拷贝序列。单拷贝序列又称非重复序列。在基因组中仅有单一拷贝或少数拷贝，单拷贝序列的长度在 800 ~ 1000bp 之间，其中有些是编码细胞中各种蛋白质和酶的结构基因。单拷贝或低拷贝 DNA 序列可占到人类基因组的 60% ~ 70% 。

重复多拷贝序列有的较短，有的较长，分散穿插于整个基因组，这些重复 DNA 是通过变性、复性实验研究被发现的，重复 DNA 的复性速度较非重复 DNA 快。根据复性的速度，又可分为简单序列重复（simple - sequence repeats）DNA 与中度重复（intermediate repeats）和可动 DNA 因子。

1. 简单序列重复 DNA　简单序列 DNA 以 5bp、10bp 或 20bp、200bp 为一个重复单位，它们串联重复很多次，约占整个基因组的 10% ~ 15% ，大多数重复次数多（高度重复），长度可达 105bp，即为简单序列 DNA 或卫星 DNA（satellite DNA）。通过原位分子杂交检测，已知简单序列的 DNA 大多数位于染色体的着丝粒或染色体的臂和端粒区，进一步研究证明是位于染色体的异染色质区。

由 15 ~ 100bp 组成的重复单位（常富含 GC），重复 20 ~ 50 次形成 1 ~ 5kb 的短 DNA，叫作小卫星 DNA（minisatellite DNA），又叫作可变数目串联重复（variable number of tandem repeat，VNTR），比上述的卫星 DNA（105bp）短。而在基因组的间隔序列和内含子等非编码区内，广泛存在着与小卫星 DNA 相似的一类小重复单位，重复序列为 1 ~ 6bp，称为微卫星 DNA（microsatellite DNA）或短串联重复，如 $(A)_n$/$(T)_n$、$(CA)_n$/$(TG)_n$、$(CT)_n$、$(AG)_n$ 等。由于这些微卫星 DNA 区域在人类基因组中出现的数目和频率不同，表现为多态性，为人类遗传分析提供了大量的多态遗传标志，其多态信息量大于 RFLPs，可用于基因定位、群体进化以及基因诊断等研究。近年来，在脆性 X 染色体综合征、脊髓小脑共济失调等疾病中都发现微卫星 DNA 如（CAG）$_n$、（CTG）$_n$ 等的不稳定性，往往发生三核苷酸重复扩增突变。

2. 中度重复和可动 DNA 因子 中度重复 DNA 是以不同的量分布于整个基因组的不同部位。这些间隔的 DNA 长度可短至 100 ~ 500bp，称为短散在核元件（short interspersed nuclear elements，SINE）；也可长达 6000 ~ 7000bp，称为长散在核元件（long interspersed nuclear elements，LINE），占整个基因组的 25% ~ 40%。

Alu 家族是 SINE 的典型例子，是人类基因组含量最丰富的中度重复序列，占基因组总 DNA 含量的 3% ~ 6%，长达 300bp，在一个基因组中重复 30 万 ~ 50 万次。在 Alu 序列内含有一个限制性内切酶 Alu I 的特异性识别位点 AGCT，可被 Alu I 酶裂解为一个 170bp 和 130bp 的两个片段，故称为 Alu 序列。研究表明，神经母细胞纤维瘤的发生是由于 NF1 抑癌基因突变所致，曾发现一例患者的一对 NF1 等位基因之一有新的 Alu 序列，使这一 NF1 基因失活，当另一个 NF1 基因发生突变后，遂造成神经母细胞纤维瘤。某些隐性遗传病也是由于 Alu 序列插入到外显子中，致使蛋白质编码区的结构改变，出现临床症状。

Kpn I 家族是 LINE 的典型例子，是中度重复顺序中仅次于 Alu 家族的第二大家族，用限制性内切酶 Kpn I 消化，可分解成 4 个长度不等的片段，分别是 1.2kb、1.5kb、1.8kb 和 1.9kb，即所谓的 Kpn I 家族，形成 6.5kb 的中度重复顺序，拷贝数为 3000 ~ 4800 个。Kpn I 家族成员顺序比 Alu 家族长，散在分布，占人体基因组的 3% ~ 6%。

三、人类基因组计划

人类基因组计划（the Human Genome Project，HGP）是 20 世纪 90 年代初开始的全球范围的全面研究人类基因组的重大科学项目，旨在阐明人类基因组 DNA 3.2×10^9 bp 的序列，发现所有人类基因并指明其在染色体上的位置，破译人类全部遗传信息，使得人类第一次在分子水平上全面认识自我。

HGP 的整体目标是阐明人类遗传信息的组成和表达，为人类遗传多样性的研究提供基本数据，揭示上万种人类单基因异常（有临床意义的约计 6000 种）和上百种严重危害人类健康的多基因病（例如冠心病、高血压、糖尿病、恶性肿瘤和自身免疫性疾病等）的致病基因或易感基因，建立对各种疾病新的诊治方法，从而推动整个生命科学和医学领域发展。HGP 的基本任务，是建立人类基因组的结构图谱，即遗传图、物理图、转录图与序列图，并在"制图 - 测序"的基础上鉴定人类基因，绘出人类的基因图。

从基因组学的范畴来说，1990 ~ 2004 年 HGP 的重点在于研究人类基因组的结构，属于基因组学的最基础的结构基因组学（structural genomics）的研究。HGP 是奠定阐明人类所有基因功能的功能基因组学（functional genomics）研究的基础。结构基因组学主要包括四张图，即遗传图、物理图、转录图与序列图的制作。

2004 年 10 月 21 日，Nature 杂志公布了人类基因组的完成序列，标志着 HGP 的完成。后续的人类基因组研究计划包括人类基因组多样性计划、比较基因组学、工业基因组学、药物基因组学、疾病基因组学以及蛋白质组学等方面。

人类基因组多样性计划（human genome diversity project，HGDP）是研究各人群的基因组，比较不同人种、民族、族群基因组的差异，探讨人类进化的历史，研究不同人群对疾病的易感性和抗性上的差异，为预防医学提供基础。

比较基因组学（comparative genomics）是在基因组的层次上，比较不同基因组之间的异同。HGP 的启动意味着比较基因组的问世。致病基因的鉴定，肿瘤"表达图"的构建，及不同组织、不同时间的"基因图"的构建，都已属于比较基因组的范畴。而"模式动物"的基因组研究，更是比较基因组学的重要内容。基因组学在人类基因组研究中的成功，使它很快进入所有其他生物基因组的研究。"人类基因组计划"的4大模式生物：酵母、线虫、果蝇、小鼠，在人类基因组研究与人类基因鉴定中发挥了重要作用。

工业基因组学（industrial genomics）是21世纪的支柱工业之一，是研究基因组学的工业应用的学科。随着人类及其他生物基因组学研究的进展，它的前景已展现在人们面前。作为动物反应器来生产人类生物制品的转基因猪、牛、鸡都已问世。能够提供人体器官的转基因动物已在实验室进行尝试。在基因组层次上改良原有的遗传结构来培育新的动、植物品种也已取得可喜的进展。可以预料，在21世纪新的食品、药品将越来越多地打上基因组学的印记。

药物基因组学（pharmacogenomics）是研究药物人体作用的遗传分布，以满足临床需要。遗传多样性对个体差异，临床症状的长短、费用和临床治疗的疗效等起决定作用，全基因组扫描可以用来寻找这些遗传多态性。得到影响药物作用的多态性后，可以优化药物设计和发现新化合物等。应用大规模系统研究基因组以加速发现对药物反应的标记，包括药物作用靶点和药物代谢通路的标记。

疾病基因组学（morbid genomics）的主要任务是分离重要疾病的致病基因与相关基因，以及确定其发病机制。我国许多疾病的发生可能与西方人群可能存在一定的差别。以肿瘤为例，中国人肝癌、鼻咽癌、食管癌的发生率明显高于西方人；又如，中国人1型糖尿病发生率明显低于西方人。这表明，除环境因素之外，遗传因素也有重要影响。近年来，心血管病、糖尿病、老年痴呆症、精神分裂症等多基因疾病的发生率在中国不断增高，在大城市已接近西方国家水平。利用这些疾病遗传资源，分离在我国发生率高、危害性大的重要疾病的致病基因或相关易感基因，是今后医学研究的重点之一。

蛋白质组学（proteomics）研究细胞或组织中基因组所表达的全部蛋白质，尤其是不同生命时期，或正常，或疾病或给药前后的全部蛋白质的变化。

基因组研究必将为医学发展提供线索和机遇，从基因表达谱的变化、细胞内信号转导过程异常等角度认识疾病将是医学发展中的重要变化，也将在各个层次和水平上为疾病的诊治提供新的线索。

第二节　线粒体遗传

线粒体是真核细胞的能量代谢中心，其内膜上富含呼吸链－氧化磷酸化系统的酶复合体，可通过电子传递和氧化磷酸化生成ATP，为细胞提供进行各种生命活动所需要的能量。大量研究表明，线粒体内含有DNA和转译系统，能够独立进行复制、转录和翻译，是许多人类疾病的重要病因。

一、线粒体DNA

线粒体DNA（mitochondrial DNA，mtDNA）是独立于细胞核染色体外的又一基因组（图8－3），被称为人类第25号染色体，遗传特点表现为非孟德尔遗传方式，又称核外遗传。mtDNA分子量小，结构简单，进化速度快，无组织特异性，具有特殊的结构特征、遗传特征和重要功能，而且在细胞中含量丰富（几乎每个人体细胞中都含有数以百计的线粒体，一个线粒体内有2～10个拷贝的DNA），易于纯化，是研究基因结构和表达、调控的良好模型，在人类学、发育生物学、分子生物学、临床医学、法医学等领域受到广泛的重视，并取得令人瞩目的成就。

1981年，Anderson等人完成了人类线粒体基因组的全部核苷酸序列的测定。mtDNA所含信息量小，在呼吸链－氧化磷酸化系统的80多种蛋白质亚基中，mtDNA仅编码13种，绝大部分蛋白质亚基和其他维持线粒体结构和功能的蛋白质都依赖于核DNA（nuclear DNA，nDNA）编码，在细胞质中合成后，经特定转运方式进入线粒体。此外，mtDNA基因的表达受

nDNA 的制约，线粒体氧化磷酸化酶系统的组装和维护需要 nDNA 和 mtDNA 的协调，二者共同作用参与机体代谢调节。因此线粒体是一种半自主细胞器，受线粒体基因组和核基因组两套遗传系统共同控制，nDNA 与 mtDNA 基因突变均可导致线粒体中蛋白质合成受阻，细胞能量代谢缺陷。

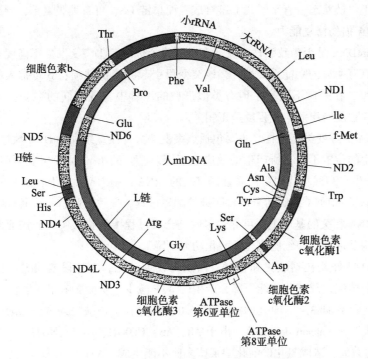

图 8-3 线粒体基因组

线粒体基因组全长 16569bp，不与组蛋白结合，呈裸露闭环双链状。mtDNA 编码区为保守序列，不同种系间 75% 的核苷酸具同源性，此区包括 37 个基因：2 个基因编码线粒体核糖体的 rRNA（16S、12S），22 个基因编码线粒体中的 tRNA，13 个基因编码与线粒体氧化磷酸化（OXPHOS）有关的蛋白质，其中 3 个为构成细胞色素 c 氧化酶（COX）复合体（复合体Ⅳ）催化活性中心的亚单位，这三个亚基与细菌细胞色素 c 氧化酶是相似的，其序列在进化过程中是高度保守的；还有 2 个为 ATP 合酶复合体（复合体Ⅴ）F0 部分的 2 个亚基；7 个为 NADH - CoQ 还原酶复合体（复合体Ⅰ）的亚基；还有 1 个编码的结构蛋白质为 CoQH2 - 细胞色素 c 还原酶复合体（复合体Ⅲ）中细胞色素 b 的亚基。

线粒体基因组各基因之间排列极为紧凑，部分区域还出现重叠，即前一个基因的最后一段碱基与下一个基因的第一段碱基相衔接，利用率极高。并有终止密码结构，无启动子和内含子，缺少终止密码子，仅以 U 或 UA 结尾。基因间隔区只有 87bp，占 mtDNA 总长度的 0.5%。因而，mtDNA 任何区域的突变都可能导致线粒体氧化磷酸化功能的病理性改变。

mtDNA 突变率极高，多态现象比较普遍，两个无关个体的 mtDNA 中碱基变化率可达 3%，尤其 D 环区是线粒体基因组中进化速度最快的 DNA 序列，极少有同源性，而且参与的碱基数目不等，这个区域的高度多态性导致个体间的高度差异，适用于群体遗传学研究，如生物进化、种族迁移、亲缘关系鉴定等。

二、线粒体遗传的特点

1. 线粒体 DNA 容易发生突变 线粒体 DNA 突变率比核 DNA 高 10 ~ 20 倍，其原因有以下几点：①mtDNA 中基因排列非常紧凑，任何 mtDNA 的突变都可能会影响其基因组内的某一重要功能区域；②mtDNA 是裸露的分子，不与组蛋白结合，缺乏组蛋白的保护；③mtDNA 位于线粒体内膜附近，直接暴露于呼吸链代谢产生的超氧离子和电子传递产生的羟自由基中，极易受氧化损伤。如 mtDNA 链上的脱氧鸟苷（dG）可转化成羟基脱氧鸟苷（8 – OH – dG），导致 mtDNA 点突变或缺失；④mtDNA 复制频率较高，复制时不对称。亲代 H 链被替换下来后，长时间处于单链状态，直至子代 L 链合成，而单链 DNA 可自发脱氨基，导致点突变；⑤缺乏有效的 DNA 损伤修复能力。

确定一个 mtDNA 是否为致病性突变，有以下几个标准：①突变发生于高度保守的序列或发生突变的位点有明显的功能重要性；②该突变可引起呼吸链缺损；③正常人群中未发现该 mtDNA 突变类型，在来自不同家系但有类似表型的患者中发现相同的突变；④有异质性存在，而且异质性程度与疾病严重程度呈正相关。

线粒体 DNA 的突变类型多样，主要包括点突变、大片段重组和 mtDNA 数量减少。

点突变发生的位置不同，所产生的效应也不同。已知的由 mtDNA 突变所引起的疾病中，2/3 的点突变发生在与线粒体内蛋白质翻译有关的 tRNA 或 rRNA 基因上，使 tRNA 和 rRNA 的结构异常，影响了 mtDNA 编码的全部多肽链的翻译过程，导致呼吸链中多种酶合成障碍；点突变发生于 mRNA 相关的基因上，可导致多肽链合成过程中的错义突变，进而影响氧化磷酸化相关酶的结构及活性，使细胞氧化磷酸化功能下降。

大片段 mtDNA 重组包括缺失和重复，以缺失较为常见。大片段的缺失往往涉及多个基因，可导致线粒体氧化磷酸化功能下降，产生的 ATP 减少，从而影响组织器官的功能。

最常见的缺失是 8483～13459 位碱基之间 5.0kb 的片段，该缺失约占全部缺失患者的 1/3，故称"常见缺失"（common deletion），由于 A8、A6、COXIII、ND3、ND4L、ND4、ND5 及部分 tRNA 基因的丢失，造成氧化磷酸化中某些多肽不能生成，ATP 生成减少，多见于 Kearns - Sayre 综合征（KSS）、缺血性心脏病等；另一个较为常见的缺失是 8637～16073 位碱基之间 7.4kb 的片段，两侧有 12bp 的同向重复序列，丢失了 A6、COXII、ND3、ND4L、ND4、ND5、ND6、cytb、部分 tRNA 和 D – 环区的序列，多见于与衰老有关的退行性疾病；第三种常见的缺失是 4389～14812 位 10.4kb 的片段，由于大部分基因丢失，能量代谢受到严重破坏。

引起 mtDNA 缺失的原因可能是 mtDNA 分子中同向重复序列的滑动复制或同源重组，典型疾病为 KSS、慢性进行性眼外肌瘫痪（CPEO）等。

mtDNA 数量的减少可为常染色体显性或隐性遗传，即提示该病为由核基因缺陷所致线粒体功能障碍。

2. 母系遗传 在精卵结合时，卵母细胞拥有上百万拷贝的 mtDNA，而精子中只有很少的线粒体，受精时几乎不进入受精卵，因此，受精卵中的线粒体 DNA 几乎全都来自于卵子，来源于精子的 mtDNA 对表型无明显作用，这种双亲信息的不等量表现决定了线粒体遗传病的传递方式不符合孟德尔遗传，而是表现为母系遗传（maternal inheritance），即母亲将 mtDNA 传递给她的儿子和女儿，但只有女儿能将其 mtDNA 传递给下一代（图 8 – 4）。

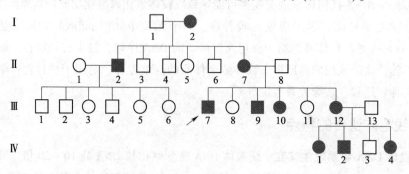

图 8 – 4 线粒体遗传病 LHON 系谱

3. 遗传瓶颈效应　异质性在亲子代之间的传递非常复杂，人类的每个卵细胞中大约有10万个mtDNA，但只有随机的一小部分（2～200个）可以进入成熟的卵细胞传给子代，这种卵细胞形成期mtDNA数量剧减的过程称"遗传瓶颈效应"。通过"瓶颈"的mtDNA复制、扩增，构成子代的mtDNA种群类型。对于具有mtDNA异质性的女性，瓶颈效应限制了其下传mtDNA的数量及种类，产生异质mtDNA的数量及种类各不相同的卵细胞，造成子代个体间明显的异质性差异，甚至同卵双生子也可表现为不同的异质性水平。因此，一个线粒体疾病的女性患者或女性携带者（因细胞中异常mtDNA未达到阈值或因核基因的影响而未发病）可将不定量的突变mtDNA传递给子代，子代个体之间异质的mtDNA的种类、水平可以不同，由于阈值效应，子女中得到较多突变mtDNA者将发病，得到较少突变mtDNA者不发病或病情较轻。

4. 同质性和异质性　每个细胞中线粒体DNA拷贝数目可多达数千，因此，mtDNA突变所引起的细胞病变就不可能像核DNA突变引起的细胞病变那么简单。如果同一组织或细胞中的mtDNA分子都是一致的，称为同质性（homoplasmy）。在克隆和测序的研究中发现一些个体同时存在两种或两种以上类型的mtDNA，称为异质性（heteroplasmy）。异质性的发生机制可能是由于mtDNA发生突变导致一个细胞内同时存在野生型mtDNA和突变型mtDNA，或受精卵中存在的异质mtDNA在卵裂过程中被随机分配于子细胞中，由此分化而成的不同组织中也会存在mtDNA异质性差异。线粒体的大量中性突变可使绝大多数细胞中有多种mtDNA拷贝，称多质性。

线粒体异质性可分为序列异质性和长度异质性。序列异质性通常仅为单个碱基的不同，2个或2个以上碱基不同较少见。一般表现为：①同一个体不同组织、同一组织不同细胞、同一细胞甚至同一线粒体内有不同的mtDNA拷贝；②同一个体在不同的发育时期产生不同的mtDNA。mtDNA的异质性可以表现在编码区，也可以表现在非编码区，编码区的异质性通常与线粒体疾病相关。由于编码区和非编码区突变率以及选择压力的不同，正常人mtDNA的异质性高发于D环区。

不同组织中异质性水平的比率和发生率各不相同，中枢神经系统、肌肉异质性的发生率较高，血液中异质性的发生率较低；在成人中的发生率远远高于儿童中的发生率，而且随着年龄的增长，异质性的发生率增高。

在异质性细胞中，野生型mtDNA对突变型mtDNA有保护和补偿作用，因此，mtDNA突变时并不立即产生严重后果。

5. 阈值效应　mtDNA突变可以影响线粒体氧化磷酸化的功能，引起ATP合成障碍，导致疾病发生，但实际上基因型和表现型的关系并非如此简单。突变型mtDNA的表达受细胞中线粒体的异质性水平以及组织器官维持正常功能所需的最低能量影响，可产生不同的外显率和表现度。

异质性细胞的表现型依赖于细胞内突变型和野生型mtDNA的相对比例，能引起特定组织器官功能障碍的突变mtDNA的最少数量称阈值。在特定组织中，突变型mtDNA积累到一定程度，超过阈值时，能量的产生就会急剧地降到正常的细胞、组织和器官的功能最低需求量以下，引起某些器官或组织功能异常，其能量缺损程度与突变型mtDNA所占的比例大致相当。阈值是一个相对概念，易受突变类型、组织、老化程度变化的影响，个体差异很大。

6. 年龄因素　突变mtDNA随年龄增加在细胞中逐渐积累，因而线粒体疾病常表现为与年龄相关的渐进性加重。在一个伴有破碎红纤维的肌阵挛癫痫（MERRF）家系中，有85%突变mtDNA的个体在20岁时症状很轻微，但在60岁时临床症状却相当严重。

7. 不均等的有丝分裂分离　细胞分裂时，突变型和野生型mtDNA发生分离，随机地分配到子细胞中，使子细胞拥有不同比例的突变型mtDNA分子，这种随机分配导致mtDNA异质性变化的过程称为复制分离。在连续的分裂过程中，异质性细胞中突变型 mtDNA 和野生型 mtDNA 的比例会发生漂变（drift），向同质性的方向发展。分裂旺盛的细胞（如血细胞）往往有排斥突变 mtDNA 的趋势，经无数次分裂后，细胞逐渐成为只有野生型 mtDNA 的同质性细胞。突变 mtDNA 具有复制优势，在分裂不旺盛的细胞（如肌细胞）中逐渐积累，形成只有突变型 mtDNA 的同质性细胞。漂变的结果为表型也随之发生改变。

三、线粒体与人类疾病

广义的线粒体病（mitochondrial disease）指以线粒体功能异常为主要病因的一大类疾病。除线粒体基因组缺陷直接导致的疾病外，编码线粒体蛋白的核 DNA 突变也可引起线粒体病，但这类疾病表现为孟德尔遗传方式。目前发现还有一类线粒体疾病，可能涉及 mtDNA 与 nDNA 的共同改变，认为是基因组间交流的通讯缺陷。通常所指的线粒体疾病为狭义的概念，即线粒体 DNA 突变所致的线粒体功能异常。

mtDNA 与 nDNA 有不同的遗传特性，因此 mtDNA 突变所引起疾病的遗传方式、病因、病程也有其自身特性。由于线粒体基因组和生化的复杂性，使线粒体疾病发病机制非常复杂，表现型很不一致。不同的 mtDNA 突变可导致相同疾病，而同一突变也可引起不同表型，并且通常与突变 mtDNA 的异质性水平和组织分布相关。如 A8344G、T8356C 均可导致 MERRF；又如低比例的 T8993G（ATPase6 基因）点突变导致 NARP，比例 >90% 时导致 Leigh 病；高比例的 A3243G 突变造成 MELAS，低比例时可导致母系遗传的糖尿病和耳聋。

一般认为绝大多数线粒体病是由 mtDNA 突变引起的，但随着对线粒体病分子机制的逐步了解，发现 nDNA 突变引起的线粒体疾病已日益增多。目前已发现越来越多的疾病与线粒体功能障碍有关，如 2 型糖尿病、肿瘤、帕金森病、心肌病及衰老等。

1. Leber 遗传性视神经病 Leber 遗传性视神经病（Leber hereditary optic neuropathy, LHON）于 1871 年由 Leber 医生首次报道，因主要症状为视神经退行性变，故又称 Leber 视神经萎缩。患者多在 18～20 岁发病，男性较多见，个体细胞中突变 mtDNA 超过 96% 时发病，少于 80% 时男性病人症状不明显。临床表现为双侧视神经严重萎缩引起的急性或亚急性双侧中央视力丧失，可伴有神经、心血管、骨骼肌等系统异常，如头痛、癫痫及心律失常等。

诱发 LHON 的 mtDNA 突变均为点突变。1988 年，Wallace 等发现 LHON 患者氧化磷酸化复合物Ⅰ（NADH 脱氢酶）的 ND4 亚单位基因第 11778 位点的碱基由 G 置换为 A，使 ND4 的第 340 位上 1 个高度保守的精氨酸被组氨酸取代，近年来，已相继报道有更多 mtDNA 点突变与 LHON 相关，均可引起基因产物的氨基酸替换，除此之外，还发现十多种点突变可导致该病的发生。

2. MELAS 线粒体脑肌病合并乳酸血症及中风样发作（mitochondrial encephalomyopathy with lactic acidosis, and stroke - like episodes, MELAS），患者通常 10～20 岁发病，主要临床表现为阵发性呕吐、癫痫发作和中风样发作、血乳酸中毒、近心端四肢乏力等。MELAS 的分子特征是线粒体 tRNA 的点突变，约有 80% 的患者是 mtDNA 的 3243（位于 tRNALeu 基因）A→G 的碱基置换，该位点是 tRNALeu 基因与 16SrRNA 基因的交界部位，也是转录终止因子的结合部位，进化上高度保守，突变使 tRNALeu 基因结构异常，转录终止因子不能结合，rRNA 和 mRNA 合成的比例发生改变；少数患者为 tRNALeu（UUR）基因 3271、3252 或 3291 位碱基的点突变。

3. 线粒体与衰老 线粒体功能随着年龄的增加而退化，在个体衰老的进程中，抗氧化防御系统作用减弱，线粒体内自由基不能被有效地清除而累积，从而导致线粒体的氧化性损伤。大量的研究证实，衰老与线粒体氧化磷酸化酶活性降低以及分裂终末的组织中突变 mtDNA 积累密切相关，缺失常包括一个或几个 mRNA 基因和 tRNA 基因，可累及脑、心肌、骨骼肌、肝、肾、肺、皮肤、卵巢、精子等多种器官组织。缺失率均随增龄而增加，缺失的 mtDNA 积累到一定程度时，线粒体发生生物学变化，氧化磷酸化组分缺损或数量减少，生成的能量低于维持正常细胞功能阈值，致使细胞死亡，引起衰老和多种老年退化性疾病。

4. 线粒体与肿瘤 肿瘤细胞具有异常快速的分裂增殖能力，能量需求很高。各种肿瘤和肿瘤细胞系中可发现体细胞 mtDNA 突变，这些突变能通过细胞生成能量的改变、线粒体氧化压力的增加或调节凋亡而导致肿瘤。mtDNA 是致癌物作用的重要靶点，众多研究结果显示，化学致癌物与 mtDNA 的结合比 nDNA 更充分。

5. 线粒体与糖尿病 近年来的分子遗传学研究证实，一些 2 型糖尿病患者具有明显的遗传背景，其中部分患者糖尿病的发生与线粒体基因的突变有关，mtDNA 点突变或缺失可选择性地破坏胰岛 B 细胞，1997 年美国糖尿病学会进行新的糖尿病病因学分类，将其归为特殊类型糖尿病中胰岛 B 细胞遗传性缺陷疾病。

如上所述，线粒体基因组依赖于核基因组，nDNA 编码的一些因子参与 mtDNA 的复制、转录和翻译。现发现现有两类疾病的 mtDNA 有质或量的改变，但它们均遵循孟德尔遗传，因此 mtDNA 的改变只是第二次突变。

第三节 表 观 遗 传

表观遗传学（epigenetics）是与遗传学（genetics）相对应的概念。遗传学是指基于基因序列改变所致基因表达水平的变化，如基因突变、基因杂合丢失和微卫星不稳定等；而表观遗传学则是指基于非基因序列改变所致基因表达水平变化，如 DNA 甲基化和染色质构象变化等；表观基因组学（epigenomics）则是在基因组水平上对表观遗传学改变的研究。

表观遗传学是研究基因的核苷酸序列不发生改变的情况下，基因表达可遗传变化的一门遗传学分支学科。表观遗传的现象很多，已知的有 DNA 甲基化（DNA methylation）、基因组印记（genomic imprinting）、母体效应（maternal effects）、基因沉默（gene silencing）、核仁显性、休眠转座子激活和 RNA 编辑（RNA editing）等。

表观遗传学是研究表观遗传变异的遗传学分支学科。表观遗传变异（epigenetic variation）是指，在基因的 DNA 序列没有发生改变的情况下，基因功能发生了可遗传的变化，并最终导致表型的变化。它并不符合孟德尔遗传规律的核内遗传。由此我们可以认为，基因组含有两类遗传信息，一类是传统意义上的遗传信息，即 DNA 序列所提供的遗传信息；另一类是表观遗传学信息，它可提供何时、何地、以何种方式应用遗传信息的指令。

表观遗传修饰可从 DNA、RNA、蛋白质及染色质等多个水平上调控基因表达。

一、DNA 甲基化

DNA 甲基化为 DNA 化学修饰的一种形式，能够在不改变 DNA 序列的前提下，改变遗传表现。所谓 DNA 甲基化是指在 DNA 甲基化转移酶的作用下，在基因组 CpG 二核苷酸的胞嘧啶 5′碳位共价键结合一个甲基基团。

正常情况下，人类基因组"垃圾"序列的 CpG 二核苷酸相对稀少，并且总是处于甲基化状态，与之相反，人类基因组中大小为 100～1000bp 且富含 CpG 二核苷酸的 CpG 岛则总是处于未甲基化状态，并且与 56% 的人类基因组编码基因相关。人类基因组序列草图分析结果表明，人类基因组 CpG 岛约为 28890 个，大部分染色体每 1Mb 就有 5～15 个 CpG 岛，平均值为每 1Mb 含 10.5 个 CpG 岛，CpG 岛的数目与基因密度有良好的对应关系。由于 DNA 甲基化与人类发育和肿瘤疾病的密切关系，特别是 CpG 岛甲基化所致抑癌基因转录失活问题，DNA 甲基化已经成为表观遗传学和表观基因组学的重要研究内容。

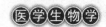

DNA 甲基化异常导致数种遗传性的智力迟钝疾病，这些疾病与核小体重新定位的异常引起的基因表达抑制有关，如 ERCC6 的突变导致 Cerebro – Oculo – Facio – Skeletal 综合征和 B 型 Cockayne 综合征。前者表现为出生后发育异常、神经退行性变、进行性关节挛缩、夭折；后者表现为紫外线敏感、骨骼畸形、侏儒、神经退行性变等症状。这两种病对紫外诱导的 DNA 损伤缺乏修复能力，表明 ERCC6 蛋白在 DNA 修复中有重要的作用。SMARCAL1 的突变导致 Schimke 免疫性骨质发育异常，表现为多向性 T 细胞免疫缺陷，临床症状表明 SMARCAL1 蛋白可能调控和细胞增殖相关的基因的表达。BRG1、SMARCB1 和 BRM 编码 SWI/SNF 复合物特异的 ATP 酶，这些酶通过改变染色质的结构使成纤维瘤细胞蛋白顺利的行使调节细胞周期、抑制生长发育以及维持基因失活状态的功能，这三个基因的突变可导致肿瘤形成。

二、组蛋白修饰

组蛋白修饰（histone modification）可改变蛋白质结构而导致蛋白质产生不同的作用和特性。组蛋白乙酰化与基因活化以及 DNA 复制相关，组蛋白的去乙酰化和基因的失活相关。乙酰化转移酶主要是在组蛋白 H3、H4 的 N 端尾上的赖氨酸加上乙酰基，去乙酰化酶则相反，不同位置的修饰均需要特定的酶来完成。乙酰化酶家族可作为辅激活因子调控转录，调节细胞周期，参与 DNA 损伤修复，还可作为 DNA 结合蛋白。去乙酰化酶家族则和染色体易位、转录调控、基因沉默、细胞周期、细胞分化和增殖以及细胞凋亡相关。组蛋白修饰异常可以引起患者生长发育畸形、智力发育迟缓，甚至导致癌症。

三、染色质重塑

染色质重塑复合物依靠水解 ATP 提供能量来完成染色质结构的改变，根据水解 ATP 的亚基不同，可将复合物分为 SWI/SNF 复合物、ISW 复合物以及其他类型的复合物。这些复合物及相关的蛋白均与转录的激活和抑制、DNA 的甲基化、DNA 修复以及细胞周期相关。

染色质重塑异常引发的人类疾病是由于重塑复合物中的关键蛋白发生突变，导致染色质重塑失败，即核小体不能正确定位，并使修复 DNA 损伤的复合物、基础转录装置等不能接近 DNA，从而影响基因的正常表达。如果突变导致抑癌基因或调节细胞周期的蛋白出现异常将导致癌症的发生。

四、非编码 RNA

功能性非编码 RNA 在基因表达中发挥重要的作用，按照它们的大小可分为长链非编码 RNA 和短链非编码 RNA。长链非编码 RNA 在基因簇以至于整个染色体水平发挥顺式调节作用。在果蝇中调节"剂量补偿"的是 roX RNA，该 RNA 还具有反式调节的作用，它和其他的蛋白共同构成 MSL 复合物，在雄性果蝇中调节 X 染色体活性。在哺乳动物中 Xist RNA 调节 X 染色体的失活，其具有特殊的模式可与一些蛋白共同作用调节 X 染色体的失活。

短链 RNA 在基因组水平对基因表达进行调控，其可介导 mRNA 的降解，诱导染色质结构的改变，决定着细胞的分化命运，还对外源的核酸序列有降解作用以保护本身的基因组。

非编码 RNA 对防止疾病发生有重要的作用。染色体着丝粒附近有大量的转座子，转座子可在染色体内部转座导致基因失活而引发多种疾病甚至癌症，然而在着丝粒区存在大量有活性的短链 RNA，它们通过抑制转座子的转座而保护基因组的稳定性。在细胞分裂时，短链 RNA 异常将导致染色体无法在着丝粒处开始形成异染色质，细胞分裂异常，如果干细胞发生这种情况可能导致癌症的发生。siRNA 可在外来核酸的诱导下产生，通过 RNA 干扰清除外来的核酸，对预防传染病有重要的作用。RNA 干扰已大量应用于疾病的研究，为一些重大疾病的治疗带来了新的希望。

非编码 RNA 不仅能对整个染色体进行活性调节，也可对单个基因活性进行调节，它们对基因组的稳定性、细胞分裂、个体发育都有重要的作用。RNA 干扰是研究人类疾病的重要手段，通过其他物质调节 RNA 干扰的效果以及使 RNA 干扰在特异的组织中发挥作用是未来 RNA 干扰的研究重点。

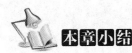

本章小结

人类基因组包括核基因组和线粒体基因组。人类基因组计划为各种组学研究奠定了基础。线粒体是一种半自主细胞器，受线粒体基因组和核基因组两套遗传系统共同控制，nDNA 与 mtDNA 基因突变均可导致线粒体中蛋白质合成受阻、细胞能量代谢缺陷。表观遗传学则是指基于非基因序列改变所致基因表达水平变化，如 DNA 甲基化和染色质构象变化等。表观遗传修饰可从 DNA、RNA、蛋白质及染色质等多个水平上调控基因表达。

思考题

1. 简述人类基因组计划的基本内容及后基因组计划的研究内容。
2. 简述线粒体遗传的特点。

（崔照琼）

第九章 遗 传 病

遗传病（genetic disease）又称为遗传性疾病，是遗传物质在数量、结构或功能上发生改变而引起的疾病。几乎所有的疾病都直接或间接地与基因有关，可以说，任何疾病都是环境因素和遗传因素相互作用的结果。本章讨论三类主要的遗传病，即单基因病（monogenic disorder）、多基因病（polygenic disorder）和染色体病（chromosome disorder）。

第一节 遗传病概述

一、遗传病的特点

遗传病通常具有以下几个特点：①遗传性，即上下代之间的垂直传递，但并不是所有遗传病在家系中都可以看到这一现象，例如隐性遗传病不是连续遗传，看不到垂直传递现象，某些染色体病患者早期夭折或者不育，也观察不到垂直传递现象；②遗传物质的改变引起遗传病，是垂直传递的物质基础，也是遗传病不同于其他疾病的依据；③只有生殖细胞或者受精卵遗传物质的改变才可能传递给下一代；④遗传病具有终生性，通过治疗可以减轻患者的症状，但是其遗传物质不会改变，大多数遗传病仍无法根治。

人们往往误认为遗传病即家族性疾病，或者认为遗传病一定为先天性疾病。要正确认识遗传病，必须分清这几个概念。

家族性疾病（familial disease）是指表现出家族聚集现象的疾病，即在一个家族中有两个以上的成员患同一疾病。遗传病大多表现为家族性疾病，尤其是显性遗传病，例如多指、并指等疾病。但是一些常染色体隐性遗传病通常不表现家族聚集性而是散发的，还有些遗传病也可能是由于基因突变所致，同样看不到家族聚集现象。某些表现为家族聚集现象的疾病却不是遗传病，例如：缺碘导致的甲状腺肿，在某一地区或某一家族中聚集；维生素 A 缺乏所致的夜盲症也常有家族性，这些都不是遗传病，而是由于同一家族的不同成员生活在相同环境中，是环境因素所致。因此，遗传病有时看不到家族聚集现象，家族性疾病不一定都是遗传病。

先天性疾病（congenital disease）是指个体出生时就表现出的疾病。遗传病多表现为先天性疾病，如先天愚型，白化病等。有些先天性疾病是胚胎发育过程中由环境因素引起的，如孕妇怀孕期间感染风疹病毒可导致胎儿先天性心脏病，孕妇服用沙利度胺（反应停）可导致胎儿营养不良症，到儿童期发病。Huntington 舞蹈病一般在 25～45 岁发病，痛风好发于 30～35 岁。先天性家族性多发性结肠息肉一般在青壮年期发病。因此，遗传病不一定出生时就表现出症状，先天性疾病也不一定都是遗传病。

二、遗传病的分类

遗传病主要包括三种类型，即单基因病、多基因病和染色体病。随着遗传病概念的不断扩展，提出遗传病还包括体细胞遗传病（somatic cell genetic disorder）和线粒体遗传病（mitochondrial genetic disorder）。

1. 单基因病 单基因病是由一对等位基因异常所引起的遗传病，这对等位基因称为主基因。单基因病在上下代之间的传递遵循孟德尔定律，所以也称孟德尔遗传病。根据致病基因所在染色体和等位基因显隐关系的不同，可将单基因病分为五种类型，即常染色体显性遗传病、常染色体隐性遗传病、X 连锁显性遗传病、X 连锁隐性遗传病和 Y 连锁遗传病。

2. 多基因病 多基因病是指由多个遗传基因异常所引起的疾病，控制这类遗传病的多个基因之间不存在显性、隐性的关系，每个致病基因对疾病的形成都有一定的累加作用，并且易受环境因素的影响。因此，多基因病是由多个微效致病基因累加和环境因素共同作用的结构。多基因病有一定家族聚聚现象，但没有单基因性状遗传的系谱特征。

3. 染色体病 染色体病指人类染色体数目或结构异常导致的遗传性疾病。由于染色体数目或结构发生畸变时，往往涉及多个基因的增加或减少，故常表现为具有多种症状的综合征，分为常染色体异常综合征、性染色体异常综合征。已知的染色体病有 300 多种。

4. 体细胞遗传病 体细胞遗传病指体细胞中遗传物质突变和异常所致的疾病，一般不向后代传递。例如恶性肿瘤的形成起因于体细胞遗传物质的突变，与原癌基因和抑癌基因的结构和功能密切相关。体细胞 DNA 上相关基因突变是癌变的直接原因，这种染色体 DNA 异常大多数不是遗传来的，但却发生于遗传物质，因此，肿瘤属于体细胞遗传病，另外，白血病以及自身免疫缺陷病等均属于体细胞遗传病。

5. 线粒体遗传病 前一章已经介绍过，线粒体遗传病是线粒体 DNA 缺陷引起的疾病。线粒体是人体的细胞核外唯一含有 DNA 的细胞器，线粒体基因突变可引起多种疾病，如 Leber 遗传性视神经病和 MELAS 等。受精卵中的线粒体完全来自卵子，因此线粒体遗传病呈母系遗传，并有很多其他特点。

三、系谱分析

在医学遗传学的研究中，尤其是研究单基因性状或疾病时，常用系谱分析法来判断某种遗传病或遗传性状的遗传方式。所谓系谱（pedigree）是表明在一个家系中，某种遗传病发病情况的一个图解，也称家系图。系谱中不仅包括患病的个体，也包括家族中所有的健康成员。绘制系谱时常用的一些符号见图 9－1。

在系谱中，先证者（proband）是指该家族中第一个就诊或被发现的患病（或具有某种性状的）成员。绘制系谱时，首先从先证者入手，追溯调查若干代家族成员，弄清亲属关系及该种疾病在家族亲属中的分布等情况。进行家系调查时，对患者要怀着高度的同情心，要严肃、亲切、保守秘密，有时要随访，以取得患者的理解、信任与合作，这对绘制一个正确的系谱十分重要。系谱中难以表达的内容需记录在病历内备查。

在对某一种遗传性状或遗传病做系谱分析时，仅依据一个家族的系谱资料往往不能反映出该病的遗传方式特点。通常需要将多个具有相同遗传性状或遗传病的家族的系谱做综合分析和统计，才能比较准确可靠地做出判断。还可以通过系谱对某一遗传病家系进行前瞻性遗传咨询，评估家庭成员的患病风险或再发风险。

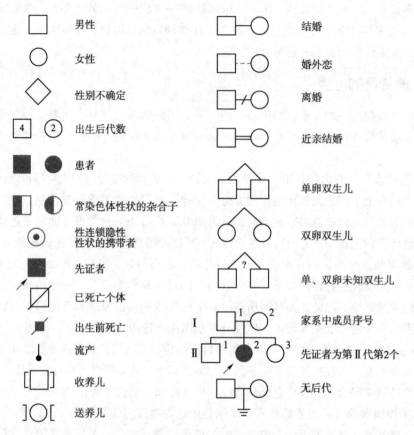

图 9-1　常用的系谱绘制符号

第二节　单基因病

单基因病是由一对等位基因异常所引起的遗传病，分为常染色体显性（AD）、常染色体隐性（AR）、X 连锁显性（AD）、X 连锁隐性（XR）和 Y 连锁遗传病。由于几乎没有严格的 Y 连锁遗传病，本节只讨论前四种类型。

一、常染色体显性遗传病

常染色体显性遗传（autosomal dominant inheritance，AD）是指位于常染色体（1～22 号）上的显性基因所控制的性状的遗传，符合这种遗传方式的疾病称为常染色体显性遗传病。目前已知的 AD 病有 4000 多种，常见的有家族性多发性结肠息肉、视网膜母细胞瘤、Huntington 舞蹈病、多指（趾）、并指（趾）、短指（趾）、牙本质发育不全、软骨发育不全、成骨发育不全、强直性肌营养不良、家族性肥厚型心肌病、多发性神经纤维瘤、脊髓小脑共济失调等。

在 AD 中，根据杂合子与显性纯合子的表型是否一致，将其分为完全显性、不完全显性、共显性、延迟显性、不规则显性、从性显性等类型。

1. 完全显性　在常染色体显性遗传中，如果杂合子与显性纯合子的表型完全一致，就称为完全显性。家族型多发性结肠息肉（familial polyposis coli，FPC）就是一种完全显性的 AD 遗传病，致病基因位于 5q21。患者在青少年时期结肠和直肠上长有多发性息肉，随着年龄的增长逐渐恶变，最终成为结肠癌。由于患者常出现血性腹泻，故常被误诊为肠炎，90% 未经治疗的患者死于结肠癌。

图 9-2 是一个家族性多发性结肠息肉的系谱,可见常染色体完全显性遗传的典型遗传方式有以下特点:

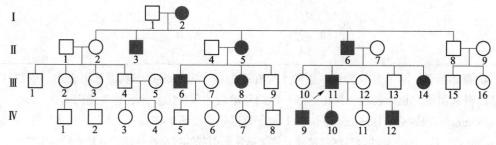

图 9-2 一个家族性多发性结肠息肉的系谱(AD)

(1)由于致病基因位于常染色体上,因而致病基因的遗传与性别无关,即男女患病的机会均等。

(2)患者的双亲中往往有一个为患者,致病基因由患病的亲代传来;双亲无病时,子女一般不会患病(除非发生新的基因突变)。

(3)患者的同胞和子女有 1/2 的发病可能。

(4)系谱中通常连续几代都可以看到患者,即存在连续传递的现象。

根据这些特点,临床上可对常染色体完全显性的遗传病进行发病风险的估计。例如,夫妇双方中有一人患病(杂合子),那么子女患病的可能性为 1/2;如果夫妇双方都是患者(均为杂合子),则子女患病的可能性为 3/4。

2. 不完全显性 不完全显性也称为半显性,特点是杂合子的表型介于显性纯合子和隐性纯合子之间,即在杂合子 Aa 中显性基因 A 和隐性基因 a 的作用均得到一定程度的表现,所以纯合子患者病情重,而杂合子患者病情轻。在这种情况下,两个杂合子(Aa)婚配,子代的表型比例不是 3:1,而是 1(AA):2(Aa):1(aa)。

人类对苯硫脲(PTC)的尝味能力就是不完全显性遗传的典型性状,受等位基因 T 和 t (位于 7q34)控制。苯硫脲是一种白色结晶状物质,因含有 N—C ═S 基因而有苦涩味。基因型为 TT 的个体对 PTC 的尝味能力强,称 PTC 纯合尝味者;Tt 个体的 PTC 尝味能力次之,称 PTC 杂合尝味者;而 tt 个体对其苦味不敏感,称 PTC 味盲者。在我国汉族居民中,PTC 味盲者约占 1/10。

软骨发育不全(achondroplasia)是典型的不完全显性遗传病,致病基因定位于 4p16.3。隐性纯合的个体是无病的正常人,显性纯合的个体因病情严重,出生不久即死亡,杂合子则发育成软骨发育不全性侏儒。家族性高胆固醇血症也表现为不完全显性。

3. 共显性 共显性是指一对等位基因之间没有显性和隐性的区别,在杂合子个体中两种基因的作用都完全表现出来。例如,人类的 ABO 血型系统、MN 血型系统和组织相容性抗原等都属于这种遗传方式。

人类的 ABO 血型是由红细胞表面的抗原决定的,而抗原的形成又受基因的控制。ABO 血型系统通常分为 A、B、O 和 AB 四种血型。ABO 血型系统是三个复等位基因 I^A、I^B 和 i 所控制的,定位于 9q34。所谓复等位基因,是指在群体中,一对同源染色体上的相同位点上有三个或三个以上等位基因存在,对于每个人来说,只能有其中的两个基因。复等位基因来源于一个基因位点所发生的多次独立的突变,是基因突变多向性的表现。

I^A 编码 A 抗原,I^B 编码 B 抗原,i 不编码任何一种抗原,I^A、I^B 对 i 都是显性,I^A 和 I^B 是共显性关系。因此在人群中,这一组复等位基因共形成 6 种基因型和 4 种血型:A 型($I^A i$、$I^A I^A$)、B 型($I^B i$、$I^B I^B$)、AB 型($I^A I^B$)和 O 型(ii)(表 9-1)。

表 9 - 1　ABO 血型的表型、基因型和凝集反应

表型（血型）	基因型	红细胞抗原	血清中的天然抗体
A	$I^A I^A$、$I^A i$	A	β
B	$I^B I^B$、$I^B i$	B	α
AB	$I^A I^B$（共显性）	A、B	—
O	ii	—	α、β

4. 延迟显性　带有显性致病基因的个体在生命的早期，因致病基因并不表达，或表达尚不足以引起明显的临床表现，只在达到一定的年龄后才表现出疾病，称为延迟显性。

Huntington 舞蹈症（Huntington chorea）属于延迟显性（图 9 - 3）。该病首先于 1872 年由 Huntington 报道，是一种常见的因脑细胞神经元持续退化而引起的致命性疾病，也是一种典型的常染色体显性遗传病，此病通常于 30 ~ 40 岁间发病，但也有在 10 岁以前和 60 岁以后发病的病例。

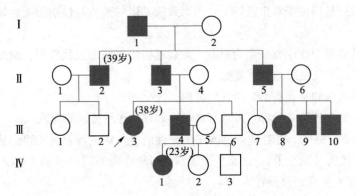

图 9 - 3　Huntington 舞蹈症系谱（AD）

遗传性脊髓小脑性共济失调 I 型（hereditary cerebellar ataxia type Ⅰ）是另一种比较常见的延迟显性遗传病，基因定位于 6p21 - 25，包含 CAG 重复。主要临床表现为共济失调，有锥体系和锥体外系体征，同时伴眼外肌麻痹。杂合子个体在 30 岁以前一般无临床症状，35 ~ 40 岁以后才逐渐发病且病情有明显进展而被确诊为患者。

5. 不规则显性　不规则显性是指杂合子的显性基因由于某种原因而不表现出相应的性状，因此在系谱中可以出现隔代遗传的现象。有些杂合子个体本身虽然不表现出显性性状，但却可以把显性等位基因传递下去，使后代具有该显性性状。多指（趾）AI 型就是不规则显性的典型例子。

外显率（penetrance）是在一定环境条件下，群体中某一基因型（通常在杂合状态下）个体表现出相应表型的百分率。外显率等于 100% 时为完全外显，低于 100% 时为外显不全或不完全外显。当然一个基因的外显率不是绝对不变的，而是随着观察者所定观察标准的不同而变化。例如，多指（趾）症 AI 型致病基因的外显率是以肉眼观察指（趾）的异常与否为标准的。若辅以 X 线检查，就可发现肉眼认为不外显的"正常人"也有骨骼的异常，若以此为标准，则多指（趾）症 AI 型致病基因的外显率将有所提高。

不规则显性遗传的另一种情况是表现度（expressivity）的差异。表现度是指在不同遗传背景和环境因素的影响下，相同基因型的个体在性状或疾病的表现程度上产生的差异。例如，成骨不全 I 型的主要症状有多发性骨折、蓝色巩膜、传导性或混合性耳聋。由于表现度的不同，轻症患者只表现出蓝色巩膜；重症患者可表现出早发、频发的骨折，耳聋和牙本质发育不全等症状。

表现度与外显率是两个不同的概念，其根本的区别在于外显率阐明了基因表达与否，而表现度说明的是在基因表达前提下的表现程度如何。

6. 从性显性 从性遗传是位于常染色体上的基因，由于性别的差异而显示出男女性分布比例上的差异或基因表达程度上的差异。

遗传性早秃是常染色体显性遗传，从头顶中心向周围扩展的进行性、弥漫性、对称性脱发。一般35岁左右开始出现秃顶，而且男性秃顶明显多于女性，这是由于只有女性纯合子（AA）才会表现出秃顶的症状，女性杂合子（Aa）仅表现为头发稀疏而不会表现秃顶症状。出现这种情况是因为秃顶的发生除了秃顶基因的作用，还受到体内雄性激素水平的影响。

二、常染色体隐性遗传病

位于常染色体上的隐性致病基因所控制的性状的遗传称为常染色体隐性遗传（autosomal recessive inheritance，AR），符合该种遗传方式的疾病称为常染色体隐性遗传病。在AR病中，只有隐性致病基因的纯合子才会发病。带有隐性致病基因的杂合子本身不发病，但可将致病基因遗传给后代，称为携带者（carrier）。已经发现的AR病约有2000种，常见的有白化病、先天性聋哑、苯丙酮尿症、高度近视、镰刀状贫血、着色性干皮病、尿黑酸尿症、血色素沉积症、半乳糖血症、毛细血管扩张性共济失调、肝豆状核变性、Bloom综合征、糖原贮积病Ⅰ型、同型胱氨酸尿症、黑矇性痴呆（Tay-Sachs病）、先天性全色盲、先天性青光眼、垂体性侏儒等。

1. 常染色体隐性遗传分析 群体中AR病致病基因的频率很低，一般为0.01~0.001。患者父母双方通常不发病，但一定是同一致病基因的携带者。在AR病系谱中最常见的是两个杂合携带者（Aa×Aa）之间的婚配，子女的基因型有三种：1（AA）:2（Aa）:1（aa），其中隐性纯合子患者的风险为1/4，3/4为表型正常，表型正常个体中2/3可能为携带者。

白化病（albinism）是常见的常染色体隐性遗传病，致病基因位于11q14-11q21，编码酪氨酸酶，突变后导致黑色素合成障碍，表现出全身皮肤、毛发呈白色，虹膜淡灰色，畏光眼球震颤等症状和体征。

图9-4是一个白化病的系谱，其中只有两个患者无连续传递现象，呈散发状。先证者Ⅳ1的基因型为aa，其父母就都携带有一个致病基因a，但表型正常，所以父母都是携带者，基因型为Aa，同时父母是近亲婚配，由此再往上推，可知道，Ⅱ1和Ⅱ3都是携带者，同时他们的父亲Ⅰ1或母亲Ⅰ2是携带者。根据孟德尔遗传定律，他们所生的每个孩子都有1/4的可能性为白化病患者。

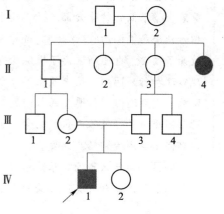

图9-4 白化病系谱（AR）

2. 常染色体隐性遗传病的系谱特点 常染色体隐性遗传病的典型系谱有如下特点：

（1）由于致病基因位于常染色体上，因而致病基因的遗传与性别无关，即男女患病的机会均等。

（2）患者的双亲表型往往正常，但都是致病基因的携带者。

（3）患者的同胞有1/4的发病风险，患者表型正常的同胞中有2/3的可能为携带者；患者的子女一般不发病，但都是肯定携带者。

（4）系谱中患者的分布往往是散发的，通常看不到连续传递现象，有时在整个系谱中甚至只有先证者一个患者。

（5）近亲婚配时，后代的发病风险比随机婚配明显增高。这是由于他们有共同的祖先，可能会携带某种共同的基因。

3. 近亲 一个人的近亲（close relatives）是在3~4代以内有共同祖先的亲属。近亲之间通婚称为近亲婚配（consanguineous marriage）。近亲婚配时，配偶从同一祖先得到同一基因的可能性增大，对于 AR 病来说，子女发病风险大大提高。

遗传学上用亲缘系数的大小来划分亲属的级别。亲缘系数（coefficient of relationship）是指两个近亲个体在某一基因座上具有相同基因的概率。

一级亲属包括亲子关系和同胞关系，他们之间的亲缘系数为 1/2，即他们之间基因相同的可能性为 1/2。

二级亲属包括一个人的祖父母、外祖父母、双亲的同胞、同胞的子女和子女的子女，还包括同父异母或同母异父的同胞，他们之间的亲缘系数为 1/4，即他们之间基因相同的可能性为 1/4。

三级亲属泛指亲缘系数为 1/8，即基因相同的可能性为 1/8 的近亲，如表亲（同胞的子女之间的关系）。其他亲属级别依此类推，亲属级别每远一级，亲缘系数减半。

亲缘系数用于估计近亲婚配时后代的发病风险。假如一种常染色体隐性遗传病的携带者频率为 1/100，则携带者随机婚配时，后代的发病风险约为 $1 \times 1/100 \times 1/4 = 1/400$。而携带者与表亲（三级亲属）婚配时，后代的发病风险为 $1 \times 1/8 \times 1/4 = 1/32$，比随机婚配的风险高 12 倍以上。通常，一种常染色体隐性遗传病在群体中携带者的频率越低，近亲婚配后代的相对发病风险就越高。因此，一些罕见的常染色体隐性遗传病患者往往是近亲婚配的后代。事实上，无论家谱中有无患者，近亲婚配都使后代发病风险增高。

临床讨论

苯丙酮尿症

临床讨论 婕琳，1965 年出生，足月产，体重 3100g，出生后看上去健康活泼，母乳喂养未见异常。但一周后的血常规报告异常，进一步检查发现，她的血液苯丙氨酸水平为 25mg/dl（正常值小于 2mg/dl），诊断为苯丙酮尿症（AR）。医生说婕琳只能吃苯丙氨酸含量很低的特殊食品，才不会损害她的神经系统发育。婕琳 7 岁入学，成绩很好，但开始厌恶单调的特殊饮食，当时医生也认为到了这个年龄可以放松饮食限制。她逐渐放开了饮食，也逐渐远离了医院检查。20 岁的婕琳已经高中毕业，但成绩很差，并且出现心理和行为问题。她未婚生了一个男孩，足月产，但体重只有 2000g，小头，先天性心脏病，发育迟缓，但婴儿的苯丙氨酸水平正常。两年半以后，婕琳再次怀孕，医生建议她必须重新开始低苯丙氨酸饮食，至少坚持到孕期结束，并注意监测血液苯丙氨酸水平，以确保不会影响到胎儿的发育。

问题 为什么苯丙酮尿症患者应长期坚持低苯丙氨酸饮食？为什么婕琳的儿子没有患苯丙酮尿症，却有其他方面的出生缺陷？

三、X 连锁显性遗传病

X 连锁显性遗传（X-linked dominant inheritance，XD）是指 X 染色体上的显性基因所控制的性状的遗传，所致疾病为 X 连锁显性遗传病。XD 病的种类较少，常见的有抗维生素 D 佝偻病、葡萄糖 - 6 - 磷酸脱氢酶（G6PD）缺乏症、遗传性慢性肾炎、先天性眼球震颤、鸟氨酸氨甲酰转移酶缺乏症、小眼畸形、口面指（趾）综合征、色素失调症等。

X 连锁显性遗传病的典型系谱有如下特点：

（1）人群中女性患者多于男性患者，但女性发病较男性轻。

（2）患者双亲中必定有一方患同样的疾病，如果双亲无病，则来源于新生突变。

（3）由于交叉遗传，男性患者的女儿全部都为患者，儿子全部正常；女性杂合子患者的子女中各有 50% 的可能性发病。

（4）系谱中常可看到连续传递现象，这点与常染色体显性遗传一致。

在 X 连锁遗传中，男性只有一条 X 染色体，其上的基因不是成对存在的，在 Y 染色体上缺少相对应的等位基因，故称为半合子（hemizygote），其 X 染色体上的基因都可表现出相应的性状或疾病。男性的 X 染色体及其连锁的基因只能来自母亲，又只能传递给女儿，不存在男性到男性的传递，这种传递方式称为交叉遗传（criss - cross inheritance）。

对于 X 连锁显性遗传病来说，女性有两条 X 染色体，其中任何一条 X 染色体上存在致病基因都会发病，而男性只有一条 X 染色体，所以女性发病率约为男性的 2 倍。然而男性患者病情较重，而女性患者由于 X 染色体的随机失活，病情较轻且常有变化。

X 连锁显性遗传病的致病显性突变基因在 X 染色体上，只要一条 X 染色体上存在突变基因（即女性杂合子或男性半合子）即可致病。男性半合子患者（$X^A Y$）与正常女性（$X^a X^a$）婚配，由于交叉遗传，男性患者的致病基因一定传给女儿，而不会传给儿子，所以女儿（$X^A X^a$）都将是患者，（$X^a Y$）儿子全部为正常。女性杂合子患者（$X^A X^a$）与正常男性（$X^a Y$）婚配，女儿（$X^A X^a$ 或 $X^a X^a$）和儿子（$X^A Y$ 或 $X^a Y$）均有 1/2 可能患病。

抗维生素 D 佝偻病由 Albright 在 1937 年首先报道，致病基因 PHEX（phosphate - regulating endopeptidase homolog, X - linked）定位于 Xp22.2 - p22.1，患者由于肾小管对磷酸盐的再吸收障碍，导致血磷下降，尿磷增多，肠道对磷、钙的吸收不良而影响骨质钙化，形成佝偻病。患儿多于 1 周岁左右下肢开始负重时，才表现出症状，最先出现的症状为 O 形腿或 X 形腿，严重的病例有进行性骨骼发育畸形、多发性骨折，并伴有骨骼疼痛、不能行走、生长发育缓慢等症状。从临床观察，女性患者多为杂合子，数目虽多于男性患者，但病情较轻，少数只有低磷酸盐血症，没有明显的佝偻病骨骼变化（图 9-5）。

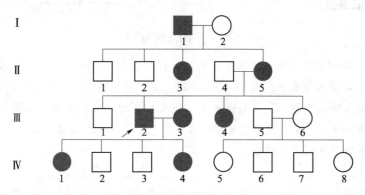

图 9-5 抗维生素 D 佝偻病系谱（XD）

四、X 连锁隐性遗传病

X 连锁隐性遗传（X - linked dominant inheritance, XR）是指 X 染色体上的隐性基因所控制的性状的遗传，所致疾病为 X 连锁显性遗传病。属于 XR 的疾病有 400 多种，常见的有红绿色盲、假肥大型肌营养不良、先天性无免疫球蛋白血症（Bruton 病）、橡皮病、血友病 A、血友病 B 等。

X 连锁隐性遗传病的典型系谱有如下特点：

（1）人群中男性患者远较女性患者多，在罕见的 XR 病系谱中往往只有看到男性患者。

（2）双亲无病时，女儿不会发病，儿子则可能发病，这时致病基因是从母亲传来的。

（3）由于交叉遗传，男性患者的兄弟、舅父、姨表兄弟、外甥、外孙等也有可能是患者；患者的外祖父也可能是患者，这种情况下，患者的舅父一般不发病。

（4）系谱中常看到几代经过女性携带者传递、男性发病的现象；如果存在女性患者，其父亲一定是患者，母亲一定是携带者。

男性只有一条 X 染色体，所以男性 X 染色体上带有隐性致病基因即可发病，而女性只有隐性致病基因时是一个携带者，只有两条 X 染色体上都带有隐性致病基因时才患病，所以，男性患者远多于女性，而致病基因的频率越低，女性患者就越少。

在人群中，最常见的是表现型正常的女性携带者（X^AX^a）与正常男性（X^AY）之间的婚配，子代中儿子将有 50% 概率患病，女儿不发病，但 50% 为携带者。如果男性患者（X^aY）与正常女性（X^AX^A）婚配，所有子女的表现型都正常，但由于交叉遗传，父亲的 X^a 一定传给女儿，因此所有女儿均为携带者。偶尔在人群中还能看到男性患者（X^aY）与女性携带者（X^AX^a）之间的婚配，女儿 1/2 患病，1/2 携带；儿子 1/2 正常，1/2 患病。

图 9-6 是一个血友病 A 家系。血友病 A 的致病基因位于 Xq28，患者缺乏凝血因子Ⅷ，使凝血酶原不能活化成凝血酶，导致凝血障碍，致皮下、肌肉反复出血形成淤血、淤斑。发病年龄多在儿童期，患者轻微外伤后出血不止。皮肤出血往往为缓慢持续地渗血，可形成皮下血肿；关节、肌肉出血常累及关节血肿，以踝、膝、肘关节多见，可导致跛行，不经治疗者往往造成关节永久性畸形；严重者可因颅内出血而致死。

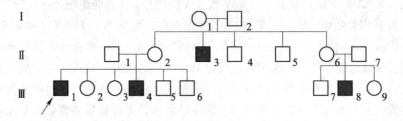

图 9-6　血友病 A 系谱（XR）

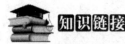

欧洲王室的血友病

19 世纪，英国维多利亚女王生了 4 个儿子和 5 个女儿，长子是血友病患者，早年去世。一个女儿嫁到瑞典王室，生有一子，不久夭折。女王的另一个女儿嫁入西班牙王室，造成家族中血友病患者增加。女王的一个外孙女与俄国沙皇尼古拉二世结婚，生了一个儿子，也患有血友病。从英国王室传播的血友病，很快蔓延到瑞典、西班牙和俄国王室，使欧洲王室的健康受到严重的威胁。

五、两种单基因性状的独立传递和联合传递

临床上可能遇到同时患有两种单基因病的患者。当这两种疾病的基因位于非同源染色体上时，两种疾病按自由组合律独立传递。

并指是常染色体显性遗传，致病基因是 D，先天性聋哑是常染色体隐性遗传，致病基因为 s，这两种致病基因位于不同对的染色体上。如果父亲并指，母亲表型正常，生育了一个先天性聋哑的儿子，他们想知道生第二胎的可能表型。我们可以先确定患儿的基因型为 ddss，由此可以判断父亲和母亲分别有一个 d 和一个 s，再根据父亲为并指，可知其基因型为 DdSs；母亲表型正常，其基因型为 ddSs。知道父母的基因型后，根据自由组合规律，父亲可形成四种精子，母亲形成两种基因型的卵子，精卵随机组合，形成 3/8 并指，3/8 并指聋哑，1/8 聋哑，推算方法为：

并指：Dd×dd 子代 1/2 为并指，1/2 正常；

聋哑：Ss×Ss 子代 3/4 为正常，1/4 为聋哑。

根据乘法定律：并指 1/2 × 3/4 = 3/8；正常 3/4 × 1/2 = 3/8；并指聋哑 1/2 × 1/4 = 1/8；聋哑 1/4 × 1/2 = 1/8。

当控制两种性状或疾病的基因位于同一条染色体上时，构成连锁，基因的传递符合连锁和互换律。子代中重组类型的比率由交换率决定。红绿色盲和甲型血友病都为 XR，假设前者致病基因为 b，后者致病基因为 h，两种基因都位于 Xq28，传递时彼此连锁，假设互换律为 10%。如果父亲是红绿色盲，母亲表型正常，生了一个红绿色盲的女儿和一个患血友病的儿子，如果再次生育，后代发病风险如何？首先我们要写出患者基因型：父亲 $X^{bH}Y$，色盲女儿 $X^{bH}X^{bH}$，血友病儿子 $X^{Bh}Y$。由此可以确定母亲的基因型为 $X^{Bh}X^{bH}$。在确定了父母的基因型以后，就可以知道父母可能形成的生殖细胞种类，以及后代可能出现的基因型（表 9−2）。

表 9−2　色盲父亲（$X^{bH}Y$）与表型正常母亲（$X^{Bh}X^{bH}$）的孩子的可能表型

	45% X^{Bh}	45% X^{bH}	5% X^{BH}	5% X^{bh}
50% X^{bH}	$X^{bH}X^{Bh}$ 正常女儿	$X^{bH}X^{bH}$ 色盲女儿	$X^{bH}X^{BH}$ 正常女儿	$X^{bH}X^{bh}$ 色盲女儿
50% Y	$X^{Bh}Y$ 血友病儿子	$X^{bH}Y$ 色盲儿子	$X^{BH}Y$ 正常儿子	$X^{bh}Y$ 色盲兼血友病儿子

第三节　多基因病

上一节介绍过的单基因病主要受一对基因控制，受孟德尔遗传规律所制约。还有一些性状或疾病不是由一对基因控制，而是由多对基因共同决定，性状的遗传不受孟德尔遗传规律所制约，而且环境因素对性状的表现程度产生较大影响，这些性状称为多基因性状，又称为数量性状，其遗传方式称为多基因遗传（polygenic inheritance），所影响的疾病称为多基因病。多基因性状往往受环境因子的影响较大，因此多基因病也称为复杂疾病（complex disease）。常见多基因病的群体患病率较高，一般在 0.1% ~ 1% 之间，少数疾病可更高，人群中有 15% ~ 20% 的人受多基因病所累。

一、数量性状

在单基因遗传中，基因型和表型之间的相互关系比较直截了当，因此同一性状的不同表型之间在群体中的分布往往是不连续的，可以明显地分为 2 ~ 3 群，所以单基因遗传的性状也称质量性状（qualitative character），相对性状之间差异明显，中间无过渡。

与质量性状的分布不同，多基因遗传性状的变异在群体中呈连续正态分布，只有一个峰，这类性状称为数量性状（quantitative character），如人的身高、智能、血压等。数量性状由多对基因控制，而每对基因的作用微小，并且有累加效应，个体间表型变异呈连续分布。如果随机调查任何一个群体的身高，则极矮和极高的个体只占少数，大部分个体接近平均身高，而且呈现由矮向高逐渐过渡，将此身高变异分布绘成曲线，这种变化呈正态分布。

二、多基因假说

1909 年，由瑞典科学家 Nisson – Ehle 和 East 通过研究小麦和燕麦籽粒颜色的遗传方式，提出了多基因假说，主要论点是：

（1）数量性状的遗传基础也是基因，但不是一对，而是两对或两对以上的等位基因。

（2）这些等位基因彼此之间无显性和隐性的区别，是共显性。

（3）每个基因的表型效应是微小的，作用是微小的，故称为微效基因（minor gene）。不同基因位点上的基因以累加的方式协同作用，形成一个明显的表型效应，称为累加效应（additive effect），每个基因对表型作用表现为增加或减少一个微小的数量，不同基因位点上的多基因的效应累加起来形成总的效应。近年来的研究发现，微效基因所发挥的作用并不是等同的，可能存在一些起主要作用的所谓主基因（major gene），也就是说各个基因的贡献率是不相同的。

（4）多种环境因素对表现型有一定影响。

三、多基因病的再发风险估计

人类多基因病包括一些常见的先天畸形和常见病，如高血压、冠心病、精神分裂症、糖尿病等常见病，先天畸形唇裂、腭裂、脊柱裂等。多基因病群体发病率远高于单基因病，发病有一定的遗传基础，常表现为家族倾向。

多基因遗传病是遗传因素和环境因素共同作用所致，其中遗传因素的作用大小可用遗传率来衡量。遗传率（heritability）又称为遗传度，是在多基因疾病形成过程中，遗传因素的贡献大小。遗传率愈大，表明遗传因素的贡献愈大。如果一种疾病完全由遗传因素所决定，遗传率就是100%；如果完全由环境所决定，遗传率就是0，这两种极端情况是极少见的。在遗传率高的疾病中，遗传率可高达70%～80%，这表明遗传因素有重要作用，环境因素的作用较小；在遗传率低的疾病中，遗传率仅为30%～40%，这表明环境因素起着重要作用，而遗传因素的作用不显著。遗传率的概念同样适用于多基因性状，如身高和体重。

由于多基因病的病因复杂，目前尚不能像单基因病分析那样较精确地估计患者亲属的再发风险，在进行再发风险估计时，应综合考虑多方面的因素。

1. 再发风险与群体发病率和遗传率　在相当多的多基因病中，群体患病率（q）常在0.1%～1%，遗传率为70%～80%，那么患者一级亲属的再患风险可利用Edwards公式来估算，即患者一级亲属再发风险是群体患病率的平方根。例如，唇裂的群体患病率为0.17%，其遗传率为76%，患者一级亲属再发风险约为4%。

患者一级亲属的再患风险也可以通过图9-7查得。例如，无脑畸形和脊柱裂的遗传率为60%，患病率为0.38%。在图中横轴上查出0.38，作一垂线，从图中找出遗传率60%的斜线，把它与0.38的垂线交点作一横线，在纵轴上的一点近于4，即表明该病的一级亲属患病率接近4%。

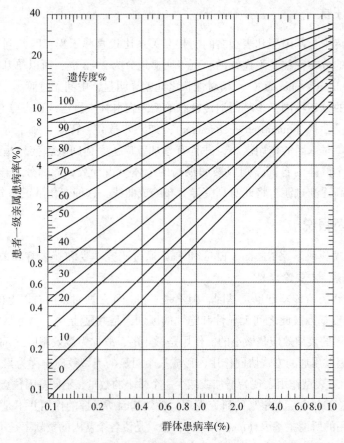

图9-7　群体中患病率、遗传率与患者一级亲属患病率的关系

应注意的是，无论是用 Edwards 公式还是从图 9-7 进行估算都会有偏差，如果有可能，应该以大规模的实际调查数据为准。表 9-3 列出了一些常见病的群体发病率、患者一级亲属发病率、男女比例和遗传率。

表 9-3 常见病的发病率和遗传率

疾病名称	群体发病率（%）	患者一级亲属发病率（%）	男：女	遗传率（%）
原发性高血压	4~8	20~30	1	62
哮喘	4.0	20	0.8	80
消化性溃疡	4.0	8	1	37
冠心病	2.5	7	1.5	65
2 型糖尿病	2~3	10~15	1	35
早发型糖尿病	0.2	2~5	1	75
精神分裂症	1.0	10	1	75
唇裂±腭裂	0.17	4	1.6	76
无脑儿	0.5	2	0.4	60
脊柱裂	0.3	4	0.8	60
强直性脊柱炎	0.2	男先证者 7，女先证者 2	0.2	70
先天性幽门狭窄	0.3	男先证者 2，女先证者 10	5	75
先天性巨结肠	0.02	男先证者 2，女先证者 8	0.2	80

2. 再发风险与亲属中受累人数 在多基因遗传病中，当一个家庭中患病人数愈多，则亲属再发风险愈高。如前所述，一对表型正常的夫妇第一胎出生了一个唇裂患儿以后，再次生育时患唇裂的风险为 4%。如果他们又生了第二个唇裂患儿，第三胎生育唇裂风险则上升到 10%。说明这一对夫妇带有更多能导致唇裂的致病基因，他们虽然未发病，但他们的易患性更接近发病阈值，因而造成其一级亲属再发风险增高。

3. 再发风险与患者疾病严重程度 多基因遗传病发病的遗传基础是微效基因，其有共显累加效应，故在多基因遗传病中如果患者病情严重，提示其易患性明显超过发病阈值而带有更多的易患基因，与病情较轻的患者相比，其父母所带有的易患基因也多，易患性更接近阈值。因此，再次生育时其后代发风险也相应增高。例如，一侧唇裂的患者，其同胞的再发风险为 2.46%；一侧唇裂并腭裂的患者，其同胞的再发风险为 4.21%；双侧唇裂并腭裂的患者，其同胞的再发风险为 5.74%。这一点也不同于单基因遗传病。在单基因遗传病中，不论病情的轻重如何，一般不影响其再发风险率，仍为 1/2 或 1/4。

4. 再发风险与性别 在某种多基因病的发病上存在性别差异时，表明不同性别的发病阈值是不同的。群体中患病率较低（阈值较高）性别的患者，其亲属再发风险相对增高；相反，群体中患病率相对高（阈值较低）性别的患者，亲属再发风险相对较低。这种情况称为卡特效应（Carter effect）。例如，先天幽门狭窄的男性患病率为 0.5%，女性患病率为 0.1%，男性比女性患病率高 5 倍。则男性患者后代中儿子患病率为 5.5%，女儿的患病率是 2.4%；而女性患者后代中儿子患病率高达 19.4%，女儿患病率达到 7.3%。在先天幽门狭窄患者中，女性患者通常比男性患者带有更多的易患基因。

第四节 染 色 体 病

染色体病（chromosomal disorder）是染色体畸变（chromosomal aberration）引起的疾病，可分为常染色体病和性染色体病。染色体畸变是指细胞内染色体的数目或结构发生改变，包括染色体的数目异常和结构畸变两大类。

目前已报道了上万种染色体异常类型。新生儿染色体异常的发生率约为 0.6%。自发流产胎儿中约有一半为染色体异常所致，其中三倍体和四倍体占 20%，45，X 约占 18% ~ 20%，三体型在流产胎儿中也相当常见。染色体病对人类危害很大，而且缺乏治疗良策，目前主要通过遗传咨询和产前诊断予以预防。

染色体病的实质是染色体上的基因或基因群的增减或变位，影响众多基因的表达和作用，破坏基因的平衡状态，因而妨碍人体相关器官的分化发育，造成机体形态和功能的异常。严重者在胚胎早期夭折并引起自发流产，故染色体异常易见于自发流产胎儿。少数即使能存活到出生，也往往表现有生长和智力发育迟缓、性发育异常及先天性多发畸形。

一、人类染色体的数目和结构

在同种生物中，染色体的数目和形态是恒定的，这对维持物种的稳定性具有重要意义，所以，染色体数目和形态是物种的重要标志之一。对人类染色体的研究已有较长的历史，但由于实验技术和研究方法的限制，对人类染色体数目的确定经历了漫长的历程。1923 年 Painter 提出人类染色体数目为 2n = 48，这个结论一直被多数学者所承认。直到 1956 年，华裔学者蒋有兴（Tjio）和 Leven 将秋水仙碱（纺锤丝抑制剂）和低渗技术应用于流产胎儿肺组织的培养细胞分析，获得清晰的人染色体显微图像，才明确证实人类体细胞的染色体数目为 46 条，这一发现标志着现代细胞遗传学的开始。

1. 染色体核型 真核生物的一个正常生殖细胞（精子或卵子）所含的全套染色体称为一个染色体组，具有一个染色体组的细胞称为单倍体（haploid），以 n 表示。精卵结合形成的合子及其分裂产生的体细胞具有两个染色体组，称为二倍体（diploid），以 2n 表示。人类正常精子或卵子中染色体数为 23 条，即 n = 23；而正常体细胞的染色体数目是 46 条，即 2n = 46，这 46 条染色体成对存在，其中的 22 对即 44 条称为常染色体（autosome），另外两条与性别分化有关，称为性染色体，在女性为 XX，男性为 XY。人类核基因组的全部遗传信息分布在 22 条常染色体和 X 及 Y 染色体上，形成 24 个基因连锁群。

在有丝分裂的不同阶段里，染色体的形态结构不断地变化着。中期染色体的形态是最典型的，可以在光学显微镜下观察，常用于染色体研究和染色体病的诊断。

染色体上着丝粒的位置是恒定不变的，着丝粒将染色体划分为短臂（p）和长臂（q）两部分。根据染色体着丝粒的位置可将染色体分为四种类型：①中着丝粒染色体（metacentric chromosome），着丝粒位于或靠近染色体中央。若将染色体全长分为 8 等份，则着丝粒位于染色体纵轴的 1/2 ~ 5/8 之间，着丝粒将染色体分为长短相近的两个臂；②亚中着丝粒染色体（submetacentric chromosome），着丝粒位于染色体纵轴的 5/8 ~ 7/8 之间，着丝粒将染色体分为长短不同的两个臂；③近端着丝粒染色体（acrocentric chromosome），着丝粒靠近一端，位于染色体纵轴的 7/8 ~ 末端之间，短臂很短；④端着丝粒染色体（telocentric chromosome），着丝粒位于染色体的末端，没有短臂。人类正常染色体只有前三种类型，即中着丝粒染色体、亚中着丝粒染色体和近端着丝粒染色体三种（图 9 - 8）。

每一中期染色体都具有两条染色单体（chromatid），互称为姐妹染色单体，它们各含有一条 DNA 双螺旋链。两条染色单体之间由着丝粒（centromere）相连接，着丝粒处凹陷缩窄，称为主缢痕（primary constriction）。着丝粒两侧的动粒是纺锤丝附着的部位，在细胞分裂中与染色体的运动密切相关，失去着丝粒的染色体片段通常不能在分裂后期向两极移动而丢失。在某些染色体上还可见凹陷缩窄的部分，称为次缢痕（secondary constriction）。人类近端着丝粒染色体的短臂末端有一球状结构，称为随体（satellite）。随体柄部为缩窄的次缢痕，与核仁的形成有关，称为核仁组织者（见第二章）。在染色单体的四个末端分别为一特化部位称为端粒（telomere），起着维持染色体形态结构的稳定性和完整性的作用。

细胞中的全部染色体，按其大小、形态特征顺序排列所构成的图像称为核型（karyotype）。

在正常情况下，一个体细胞的核型一般可代表个体的核型。将待测细胞的核型进行染色体数目、形态特征的分析，确定其是否与正常核型完全一致，称为核型分析（karyotype analysis）。

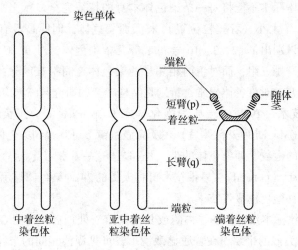

图 9 - 8　人类染色体的三种类型

2. 人类染色体非显带核型　　1960 年在美国丹佛、1963 年在英国伦敦、1966 年在美国芝加哥召开过三次国际会议，制定了人类染色体的识别、编号、分组以及核型描述等统一的标准命名系统，包括染色体数目和结构异常的核型描述。根据这一命名系统，1～22 号为常染色体，是男女共有的 22 对染色体，按染色体从大到小编号；其余一对随男女性别而异，为性染色体，女性为 XX，男性为 XY。将这 23 对染色体分为 A、B、C、D、E、F、G 七个组，A组最大，G 组最小。X 染色体列入 C 组，Y 染色体列入 G 组（表 9 - 4、图 9 - 9）。

表 9 - 4　人类核型分组与各组染色体形态特征

组号	染色体	大小	着丝粒位置	次溢痕	随体
A	1～3	最大	中（1、3）、亚中（2）	1 号常见	
B	4～5	次大	亚中		
C	6～12、X	中等	亚中	9 号常见	
D	13～15	中等	近端		有
E	16～18	小	中（16）、亚中（17、18）	16 号常见	
F	19～20	很小	中		
G	21～22、Y	最小	近端		21、22 号有，Y 无

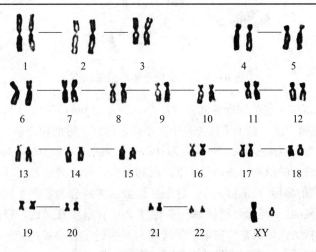

图 9 - 9　人类染色体的非显带核型

121

核型的描述包括两部分内容，第一部分是染色体总数，第二部分是性染色体的组成，两者之间用","分隔开。正常女性核型描述为 46，XX，正常男性核型描述为 46，XY。

由于非显带染色体标本不能将每一条染色体本身的特征完全显示出来。因此，只能根据各染色体的大致特征（大小、着丝粒位置）来识别染色体，即使是最有经验的细胞遗传学家，也只能较准确地识别出 1、2、3、16 号和 Y 等几条染色体，对 B、C、D、F 和 G 组的染色体，只能识别出属于哪一组，而对组内相邻号的染色体之间很难区分；并且，对于染色体所发生的一些结构畸变，对染色体异常，特别是结构畸变的研究与临床应用受到极大的限制。

3. 染色体显带技术　1968 年瑞典细胞化学家 Caspersson 等应用荧光染料氮芥喹吖因（quinacrine mustard，QM）处理染色体后，在荧光显微镜下可观察到染色体沿其长轴显示出一条条宽窄和亮度不同的横纹，即染色体的带（band）。这一显带技术称 Q 显带（Q banding），所显示的带纹称为 Q 带（Q band）。显带技术可将人类的 24 种染色体显示出各自特异的带型。随后又出现了其他几种染色体显带技术。

G 显带是将染色体标本用碱、胰蛋白酶或其他盐溶液处理后，再用 Giemsa 染液染色，染色体上出现与 Q 带相类似的带纹，在普通显微镜下，可见深浅相间的带纹，称 G 带。G 带与 Q 带相对应，即在 Q 显带的亮带的相应部位，被 Giemsa 染成深染的带，而在 Q 显带中暗带的相应部位则被染成浅染的带。G 显带方法简便，带纹清晰，染色体标本可以长期保存，因此被广泛用于染色体病的诊断和研究。

R 显带是用盐溶液处理标本后，再用 Giemsa 染色，显示出与 G 带相反的带，即 G 显带中的深带在 R 显带中为浅带，G 显带中的浅带在 R 显带中为深带，称反带（reverse band）或 R 带。

T 显带是将染色体标本加热处理后，再用 Giemsa 染色可使染色体末端区段特异性深染。

C 显带是用 NaOH 或 Ba（OH）$_2$ 处理标本后，再用 Giemsa 染色，可使着丝粒和次缢痕的结构异染色质部分深染，如 1、9、16 号染色体的次缢痕以及 Y 染色体长臂远端的 2/3 的区段，所显示的带纹称 C 带（图 9-10）。C 显带可用于检测 Y 染色体、着丝粒区以及次缢痕区的变化。

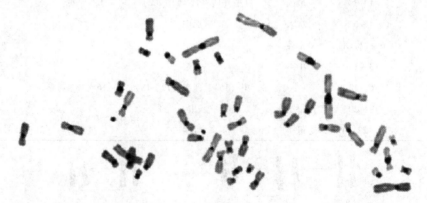

图 9-10　人类染色体 C 显带核型

4. 人类染色体区带命名的国际体制　1971 年在巴黎召开的第四届国际人类细胞遗传学会议以及 1972 年爱丁堡会议，提出了区分每个显带染色体区、带的标准系统，称为人类细胞遗传学命名的国际体制（International System for Human Cytogenetics Nomenclature，ISCN），对显带染色体有了一个统一的识别和描述的标准，有利于国际间的相互交流。

根据 ISCN 规定的界标（landmark），每条显带染色体划分为若干个区（region），每个区又包括若干条带（band）。界标是确认每一染色体上具有重要意义的、稳定的、有显著形态学特征的指标，包括染色体两臂的末端、着丝粒和某些稳定且显著的带。两相邻界标之间为区。每一条染色体都是由一系列连贯的带组成，没有非带区。

每一染色体都以着丝粒为界标，分成短臂（p）和长臂（q）。区和带的序号均从着丝粒为起点，沿着每一染色体臂分别向长臂、短臂的末端依次编号为1区、2区、……，以及1带、2带、……。界标所在的带属于此界标以远的区，并作为该区的第1带。被着丝粒一分为二的带，分别归属于长臂和短臂，且标记为长臂的1区1带和短臂的1区1带（图9-11）。

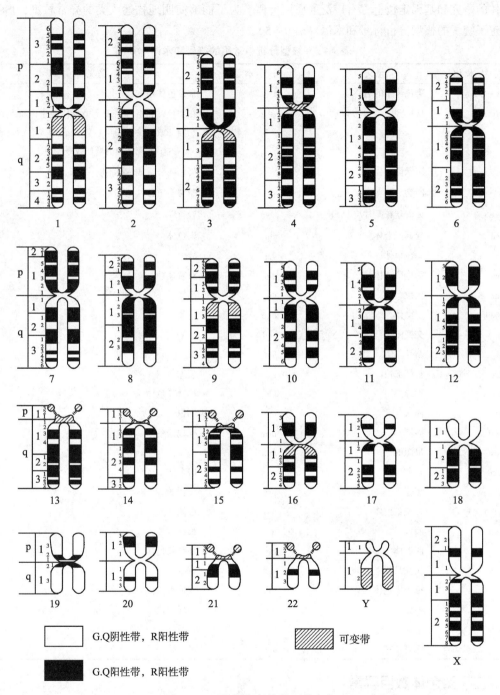

图9-11　人类染色体的区带命名

描述一特定带时需要写明以下内容：①染色体序号；②臂的符号；③区的序号；④带的序号。例如：1p31表示第1号染色体，短臂，3区，1带。

为了适应高分辨显带技术的发展，ISCN还制订了人类细胞遗传学高分辨命名的国际体制，显示了具有550～850条带的高分辨带型。高分辨显带的命名方法是在原带之后加"."和亚带号。例如：原来的1p31带被分为三个亚带，命名为1p31.1，1p31.2，1p31.3，分别表示 1 号染色体短臂 3 区 1 带的第 1、2、3 亚带。1p31.3 再分时，则写为 1p31.31，1p31.32，1p31.33，称为次亚带。

染色体显带能为染色体及其所发生的畸变提供更多细节，使染色体畸变的断裂点定位更加准确，因此这一技术无论在临床细胞遗传学、分子细胞遗传学的检查上，或者是在肿瘤染色体的研究和基因定位上都有广泛的应用价值。为了能够简明地描述人类的异常核型，ISCN 制定了统一的核型分析符号和术语（表 9 - 5）。

表 9 - 5 核型分析中常用的符号和术语

符号术语	意义	符号术语	意义
A - G	染色体组的名称	1 - 22	常染色体序号
→	从…到…	+ 或 -	在染色体和组号前表示染色体或组内染色体增加或减少；在染色体臂或结构后面，表示这个臂或结构的增加或减少
/	表示嵌合体	?	染色体分类或情况不明
:	断裂	::	断裂与重接
ace	无着丝粒断片（见 f）	cen	着丝粒
chi	异源嵌合体	chr	染色体
ct	染色单体	del	缺失
der	衍生染色体	dic	双着丝粒
dir	正位	dis	远侧
dmin	双微体	dup	重复
e	交换	end	（核）内复制
f	断片	fem	女性
fra	脆性部位	g	裂隙
h	副缢痕	i	等臂染色体
ins	插入	inv	倒位
mal	男性	mar	标记染色体
mat	母源的	min	微小体
mn	众数	mos	嵌合体
p	短臂	pat	父源的
ph	费城染色体	pro	近侧
psu	假	q	长臂
qr	四射体	r	环状染色体
rcp	相互易位	rea	重排
rac	重组染色体	rob	罗伯逊易位
s	随体	tan	串联易位
ter	末端	tr	三射体
tri	三着丝粒	var	可变区

二、染色体数目异常

人类的正常体细胞有 46 条染色体（二倍体），生殖细胞有 23 条染色体（单倍体）。染色体数目的异常可分为两类，即整倍体改变和非整倍体改变。

1. 整倍体改变　如果染色体数目以一个染色体组（n）为单位成组增加或减少，称为整倍体改变。人类生殖过程中可产生单倍体（haploid）和多倍体（polyploid），包括三倍体（triploid，3n）和四倍体（tetraploid，4n），细胞内分别有 69 条和 92 条染色体。临床上尚未发现单倍体细胞发育成胚胎的病例。在流产的胎儿中，三倍体是常见的类型，但都不能存活到出生，只有极罕见的 2n/3n 嵌合体存活者。四倍体比三倍体更为罕见，可在流产的胚胎中发现。

整倍体改变的机制主要有双雌受精（digyny）、双雄受精（dispermy）、核内复制（endoreduplication）和核内有丝分裂（endomitosis）。

（1）双雄受精　一个正常的卵子同时与两个正常的精子发生受精称为双雄受精。由于每个精子具有一个染色体组，所以当两个精子同时进入一个卵细胞时，就将两个染色体组同时带入了这一卵细胞，所形成的合子内则含有三个染色体组（三倍体），可形成 69，XXX、69，XXY 和 69，XYY 三种类型的受精卵。

（2）双雌受精　一个二倍体的异常卵子与一个正常的精子发生受精，从而产生一个三倍体的合子，称为双雌受精。在卵细胞发生的第二次减数分裂过程中，次级卵母细胞由于某种原因未形成第二极体，因此应分给第二极体的染色体组仍留在卵细胞中，使该卵细胞成为异常的二倍体卵细胞。当它与一个正常的精子结合后，就会形成含有三个染色体组的合子（三倍体），可形成 69，XXX 或 69，XXY 两种核型的受精卵。

（3）核内复制　在一次细胞分裂时，DNA 不是复制一次，而是复制了两次，而细胞只分裂了一次。这样形成的两个子细胞都是四倍体，这是肿瘤细胞常见的染色体异常特征之一。

（4）核内有丝分裂　在正常的细胞分裂时，染色体正常复制了一次，但至分裂中期时，核膜仍未破裂、消失，也无纺锤体的形成，因此，细胞分裂未能进入后期和末期，没有细胞质的分裂，结果细胞内含有四个染色体组，形成了四倍体，即核内有丝分裂。

归纳来说，三倍体的形成原因可为双雌受精或双雄受精；四倍体形成的主要原因是核内复制或核内有丝分裂。

2. 非整倍体改变　非整倍体（aneuploid）是指细胞的染色体数目增加或减少了一条或数条，这是临床上常见的染色体畸变类型，分为亚二倍体（hypodiploid）和超二倍体（hyperdiploid）。常见的亚二倍体是某对染色体少了一条，构成单体型（monosomy），细胞染色体数目为 45，即 2n − 1。而在超二倍体的细胞中某一同源染色体的数目不是 2 条，而是 3 条甚至更多，称为多体型（polysomy），其中三体型（trisomy）是人类染色体数目异常中最常见和种类最多的一类。四体型和五体型多见于性染色体，如 48，XXXX 和 49，XXXXX。

按照 ISCN（1978），非整倍体的描述方法为"染色体总数，性染色体组成，+（−）畸变染色体序号"。例如某一核型中多了一条 18 号染色体，可描述为 47，XX（XY），+18；少一条 22 号染色体则描述为 45，XX（XY），−22；少一条 X 染色体可描述为 45，X。

多数非整倍体的产生原因是在性细胞成熟过程或受精卵早期卵裂中，发生了染色体不分离（nondisjunction）或染色体丢失（chromosome lose）。

在细胞分裂进入中、后期时，如果某一对同源染色体或姐妹染色单体彼此没有分离，而是同时进入一个子细胞，结果所形成的两个子细胞中，一个将因染色体数目增多而成为超二倍体，另一个则因染色体数目减少而成为亚二倍体，这个过程称为染色体不分离。染色体不分离可以发生在细胞的有丝分裂过程中，也可以发生在配子形成时的减数分裂过程中。

染色体不分离可发生在受精卵的卵裂早期的有丝分裂过程中。卵裂早期某一染色体的姐妹染色单体不分离，可导致产生由两种细胞系或三种细胞系组成的嵌合体。如正常的受精卵在早期卵裂时，由于染色体不分离或遗失，而导致患者部分细胞正常，部分细胞为单体或三体。不分离发生得越晚，正常二倍体细胞系的比例越大，临床症状也相对越轻。

减数分裂时也可发生染色体不分离。染色体不分离发生在第一次减数分裂，使得某一对同源染色体不分离，同时进入一个子细胞核，所形成的配子中，一半将有 24 条染色体（n + 1），另一半将有 22 条（n − 1）。与正常配子受精后，将形成超二倍体或亚二倍体。也可以在第二次减数分裂发生染色体不分离，实验证明，不分离多发生在第一次减数分裂中。

染色体丢失又称染色体分裂后期延滞（anaphase lag），在有丝分裂过程中，某一染色体未与纺锤丝相连,不能移向两极参与新细胞的形成;或者在移向两极时行动迟缓,滞留在细胞质中,造成该条染色体的丢失而形成亚二倍体。染色体丢失也是嵌合体形成的一种方式。

3. 嵌合体 嵌合体(mosaic)是指同时存在两种或两种以上核型的细胞系的个体。如46,XX/47,XXY 和 45,X/46,XX 等。嵌合体的概念不限于染色体数目异常,可以是数目异常之间、结构异常之间,以及数目和结构异常之间的嵌合。

三、染色体结构畸变

染色体结构的畸变首先是由于染色体发生了断裂(breakage),然后是由于断裂片段的重接(rejoin)出现错误。断裂的片段如果在原来的位置上重新接合,则染色体恢复正常,不引起遗传效应。如果染色体断裂后未能在原位重接,也就是断裂片段移动位置与其他片段相接或者丢失,则可引起染色体结构畸变,又称染色体重排(chromosomal rearrangement)。临床上常见的染色体结构畸变有缺失(deletion)、重复(duplication)、倒位(inversion)、易位(translocation)、环状染色体(ring chromosome)、双着丝粒染色体(dicentric chromosome)和等臂染色体(isochromosome)等。

1. 缺失 缺失(del)是染色体片段的丢失,缺失使位于这个片段的基因也随之发生丢失。按染色体断点的数量和位置可分为末端缺失(terminal deletion)和中间缺失(interstitial deletion)两类。末端缺失指染色体的臂发生断裂后,未发生重接,无着丝粒的片段不能与纺锤丝相连,在细胞分裂后期未能移至两极而丢失。中间缺失指一条染色体的同一臂上发生了两次断裂,两个断点之间的无着丝粒片段丢失,其余的两个断片重接。

2. 重复 重复(dup)是一条染色体上某一片段增加了拷贝的现象,使这些片段的基因多了一份或几份,原因是同源染色体之间的不等交换或染色单体之间的不等交换以及染色体片段的插入等。

3. 倒位 倒位(inv)是某一染色体发生两次断裂后,两断点之间的片段旋转180°后重接,造成染色体上基因顺序的重排。染色体的倒位可以发生在同一臂(长臂或短臂)内,也可以发生在两臂之间,分别称为臂内倒位(paracentric inversion)和臂间倒位(pericentric inversion)。

4. 易位 易位(t)是指一条染色体的断片移接到另一条非同源染色体的臂上。常见的易位方式有相互易位(reciprocal translocation)和罗伯逊易位(Robertsonian translocation)。相互易位是两条染色体同时发生断裂,断片交换位置后重接。形成两条衍生染色体(der)。当相互易位仅涉及位置的改变而不造成染色体片段的增减时,则称为平衡易位。

罗伯逊易位是发生于近端着丝粒染色体的一种易位形式(图9-12)。当两个近端着丝粒染色体在着丝粒部位或着丝粒附近部位发生断裂后,二者的长臂在着丝粒处接合在一起,形成一条由长臂构成的衍生染色体;两个短臂则构成一个小染色体,小染色体往往在第二次分裂时丢失,这可能是由于其缺乏着丝粒或者是由于其完全由异染色质构成所致。由于丢失的小染色体几乎全是异染色质,而由两条长臂构成的染色体上则几乎包含了两条染色体的全部基因,因此,罗伯逊易位携带者虽然只有45条染色体,但表型一般正常,只在形成配子的时候会出现异常,造成胚胎死亡而流产或出生先天畸形等患儿。

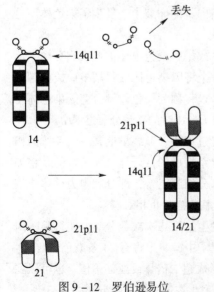

图9-12 罗伯逊易位

5. 环状染色体 一条染色体的长、短臂同时发生断裂,含有着丝粒的片段两断端发生重接，即形成环状染色体（r），常见于辐射损伤细胞和肿瘤细胞中。

6. 双着丝粒染色体 两条染色体同时发生一次断裂后，两个具有着丝粒的片段的断端相连接，形成了一条双着丝粒染色体（dic）。

7. 等臂染色体 一条染色体的两个臂在形态上和遗传结构上完全相同，称为等臂染色体（i）。等臂染色体一般是由于着丝粒分裂异常造成的。在正常的细胞分裂中，着丝粒纵裂，姐妹染色单体分离，形成两条具有长、短臂的染色体。如果着丝粒横裂，长臂、短臂各自形成一条染色体，即形成了一条具有两个长臂和一条具有两个短臂的等臂染色体。

人类细胞遗传学命名的国际体制（ISCN）制定了人类染色体畸变的命名方法（表9-5）。结构畸变染色体核型的描述方法有简式和详式两种。在简式中，对染色体结构的改变只用其断裂点来表示。按国际命名规定，应依次写明染色体总数、性染色体组成，然后用一个字母（如t）或三联字符号（如del）写明重排染色体的类型，其后的第一个括弧内写明染色体的序号，第二个括弧写明区号、带号以表示断点。在详式中，除了简式中应写明的内容外，与简式有所不同，即是在最后一个括弧中不是只描述断裂点，还需描述重排染色体带的组成。

四、常染色体病

常染色体病（autosomal disease）是由常染色体数目或结构异常引起的疾病，约占染色体病的2/3，包括三体综合征、单体综合征、部分三体综合征、部分单体综合征和嵌合体等。患者一般均有较严重或明显的先天性多发畸形、智力和生长发育落后，常伴特殊皮纹。已报道的常染色体病包括Down综合征、18三体综合征、13三体综合征及5p-综合征等。

1. Down综合征 Down综合征由英国医生J Down于1866年首先描述，是发现最早、最常见，因而也是最重要的染色体病。很早就注意到本病具有母亲生育年龄偏大和单卵双生的一致性的特点。1959年法国遗传学家Lejeune首先证实本病的病因是多了一个小的G组染色体（后来确定为21号），故本病又称为21三体综合征。

Down综合征是一种常见的常染色体病，新生儿发病率为1/600～1/800。患儿有明显可见的共同特征，即相似的先天愚型面容：面容呆滞，眼裂小，眼距宽，鼻梁扁平，头颅小而圆，枕部平，下颌小，腭峡小，常张口，舌头外伸，流口水。同时有不同程度的生长迟缓，智力发育障碍，多数有皮肤纹理的改变，有半数患者伴有先天性心脏病。

根据患者的核型组成不同，可将Down综合征分为三种遗传学类型。

（1）游离型 又称为21三体型或标准型，核型为47，XX（XY），+21。此型约占全部患者的92.5%，其发生绝大部分与父母核型无关，而是在减数分裂时21号染色体不分离的结果，且主要为减数分裂Ⅰ不分离。染色体不分离发生在母方的病例约占95%。

（2）易位型 约占5%，增加的一条21号染色体并不独立存在，而是与D组或G组的一条染色体发生罗伯逊易位，染色体总数为46，其中一条是易位染色体。最常见的是D/G易位，如核型为46，XX（XY），-14，+t（14q；21q）。

（3）嵌合型 此型较少见，约占2%。因本型患者的体细胞中含有正常细胞系，故临床症状不典型。当47，+21细胞系比例低于9%时，一般不表现出临床症状。

易位染色体如果是由亲代传递而来的，其双亲之一通常是表型正常的染色体平衡易位携带者（balanced translocation carrier），其核型如45，XX（XY），-14，-21，+t（14q；21q）。染色体平衡易位携带者在理论上经减数分裂可以产生6种类型的配子（图9-13）。由此可见，染色体平衡易位携带者虽外表正常，但其常有自然流产或死胎史，在出生的子女中，约1/3正常，1/3为易位型先天愚型患儿，1/3为平衡易位携带者。

2. 18三体综合征 本病由Edward等1960年首先报道，故又称为Edward综合征。新生儿发病率为1/3500～1/8000，男女性别比为1：4，可能女性易存活。患者宫内生长迟缓，小胎盘及单一脐动脉，胎动少，羊水过多，95%胎儿流产；一般过期产，平均妊娠42周；出生时体重低，平均仅2243g，发育如早产儿，吸吮差，反应弱，因严重畸形，出生后不久死亡，出生后1/3在1个月内死亡，50%在2个月内死亡，90%以上1岁内死亡，只有极个别患儿活到儿童期。80%患者为47，XX（XY），+18，发生与母亲年龄增大有关；另10%为嵌合型，即46，XX（XY）/47，XX（XY），+18；其余为各种易位，主要是18号与D组染色体易位，双亲是平衡易位携带者而导致18三体综合征很少。

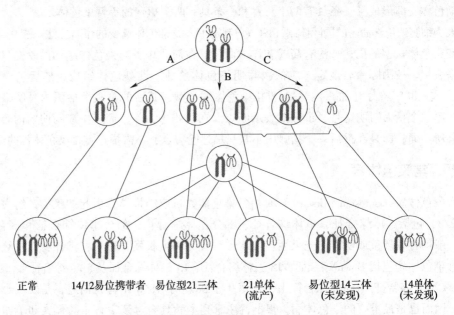

图9-13　染色体平衡易位携带者（14/21）及其子女核型图解

3. 13三体综合征　1957年Bartholin等记述了该病的临床特征。1960年Patau等确认其为13三体，故又称为Patau综合征。新生儿中的发病率约为1/25 000，女性明显多于男性。发病率与母亲年龄增大有关。99%以上的胎儿流产，出生后的患者畸形严重，45%患儿在1个月内死亡，90%在6个月内死亡。80%的病例为游离型13三体，额外的13号染色体多来自母方减数分裂Ⅰ的不分离。当双亲之一是平衡易位携带者时，因绝大多数异常胎儿流产死亡，出生患儿的风险不超过2%。少数病例为与正常细胞并存的嵌合型，即46，XX（XY）/47，XX（XY），+13，一般症状较轻。

4. 5p⁻综合征　本病1963年由Lejeune等首先报道，因患儿具特有的猫叫样哭声，故又名猫叫综合征。群体发病率为1/50 000，在低智能儿中占1%～1.5%，在小儿染色体病中占1.3%，在常染色体结构异常病儿中居首位。本病的最主要临床特征是患儿在婴幼儿期的哭声似小猫的"咪咪"声，有关研究认为是喉部畸形、松弛、软弱所引起，但也有认为是中枢神经系统器官性或功能性病变引起呼气时喉部漏气所致。大部分患者能活到儿童，少数可活到成年。

患者5号染色体短臂缺失的片段大小不一，已证实本病是5p15缺失引起。80%的病例为染色体片段的单纯缺失（包括中间缺失），10%为不平衡易位引起，环状染色体或嵌合体则比较少见。大部分病例的染色体畸变是新发生的，呈散发性；但10%～15%患者为携带者的子代。

五、性染色体病

性染色体病（sex chromosomal disease）指性染色体X或Y发生数目或结构异常所引起的疾病。性染色体虽然只有1对，但性染色体病约占染色体病的1/3；一般而言，因X染色体失活、Y染色体外显基因少，使性染色体不平衡的临床表现减少到最低限度，故没有常染色体病严重。除Turner综合征（45，X）及个别患者外，大多在婴儿期无明显临床表现，要到青春期因第二性征发育障碍或异常时才就诊。

1. Turner综合征 1938年Turner首先报道并命名为Turner综合征，1954年Polani证实患者细胞核X染色质为阴性。1959年Ford证明其核型为45，X，因此本病又称为45，X综合征。在新生女婴中的发生率约为1/5000，但在自发流产胎儿中可高达18%～20%，本病在怀孕胎儿中占1.4%，其中99%流产。

患者的典型特征是性发育幼稚、身材矮小（120～140cm）、肘外翻。患者出生体重轻，新生儿期脚背有淋巴样肿，十分特殊；内眦赘皮，上睑下垂，小颌；后发际低，约50%有蹼颈，乳间距宽，第四、五掌骨短，皮肤色素痣多，性腺为纤维条索状，无滤泡、子宫，外生殖器及乳房幼稚型。约半数患者有主动脉狭窄和马蹄肾等畸形。智力可正常，但低于同胞，或轻度障碍。

约55%病例为45，X，还有各种嵌合型和结构异常的核型，最常见的嵌合型为45，X/46，XX，结构异常为46，X，i（Xq）。一般说来，嵌合型的临床表现较轻，轻者有可能有生育力，而有Y染色体的嵌合型可表现出男性化的特征；身材矮小和其他Turner体征主要是由X短臂单体性决定的；但卵巢发育不全和不育则更多与长臂单体性有关。本病的单个X染色体大多来母亲，约75%的染色体丢失发生在父方，约10%的丢失发生在卵裂早期。

2. Klinefelter综合征 1942年Klinefelter等首先报道本病；1956年Bradbury等证明这类病人有一个X染色质；1959年Jacob等证实其核型为47，XXY，因此本病也称为XXY综合征。本病发生率相当高，在男性新生儿中占1/1000～2/1000，在身高180cm以上的男性中占1/260，在精神病患者或刑事收容所中占1/100，在不育男性中占1/10。

临床特征为身材高、睾丸小、第二性征发育不良、不育。患者四肢修长、身材高、胡须阴毛稀少、成年后体表脂肪堆积似女性；音调较高，喉结不明显；约25%病例有乳房发育，皮肤细嫩；外阴多数正常无畸形，6%病例伴尿道下裂或隐睾。新生儿睾丸大小正常，但至青春期时睾丸小而硬，体积为正常人的1/3；睾丸精曲小管基膜增厚，呈玻璃样变性，无精子。典型病例的血浆睾酮仅为正常人的一半；个别病人睾酮正常，血中雌激素增多。少数病人可伴骨髓异常、先天性心脏病，智能正常或有轻度低下。一些患者有精神异常或精神分裂症倾向。就不同核型患者临床表现分析，个别嵌合型患者可有生育；X染色体数目越多，性征和智力发育障碍越严重，伴有的体格异常越多。此外，患者易患糖尿病、甲状腺疾病、哮喘和乳腺癌。

多数病例为47，XXY；10%～15%为嵌合型；此外还有48，XXXY、49，XXXXY等。嵌合型患者临床表现轻，可有生育力。额外的染色体约1/2病例来自父方减数分裂Ⅰ不分离，1/3来自母方的减数分裂Ⅰ不分离，其余为母方的减数分裂Ⅱ或合子有丝分裂不分离。

3. 多X综合征 1959年Jacob首先发现一例47，XXX女性，称之为"超雌"。本病发生率在新生女婴中为1/1000。X三体女性可无明显异常，约70%病例的青春期第二性征发育正常，并可生育；另外30%患者的卵巢功能低下，原发或继发闭经，过早绝经，乳房发育不良；1/3患者可伴先天畸形，如先天性心脏病、髋脱位；部分可有精神缺陷。约2/3患者智力稍低。X染色体越多，智力发育越迟缓，畸形亦越多见。核型多数为47，XXX，少数为46，XX/47，XXX，极少数为48，XXXX、49，XXXXX。额外的X染色体几乎都来自母方减数分裂的不分离，且主要在减数分裂Ⅰ。

4. 多Y综合征 1961年由Sandburg等首次报道，在男女中的发生率为1/900。核型为47，XYY，额外的Y染色体肯定来自父方减数分裂Ⅱ发生的Y染色体不分离。XYY男性的表型一般正常，身材高大，偶尔可见尿道下裂，隐睾，睾丸发育不全并有生精过程障碍和生育力下降。

5. 脆性 X 染色体综合征 本病的染色体异常是 Xq27.3 处呈细丝样，且所连接的长臂末端形似随体。这一部分易发生断裂、丢失，因而称为脆性部位（fragile site，fra），这种异常的脆性 X 染色体可导致智力低下等一系列疾病，称为脆性 X 染色体综合征。

此病主要发生于男性，因为男性是半合子，只要 X 染色体上存在脆性部位即可发病，女性多为携带者。男性患者的典型症状是大睾丸（50% 患者睾丸体积在 30～50ml，正常值为 20ml），大耳朵，智力发育明显落后，语言障碍，性情孤僻，长脸方额。

6. 两性畸形 两性畸形（hermaphroditism）即性发育畸形，性腺、生殖器及第二性征具有不同程度的男女两性特征，分为真两性畸形和假两性畸形。

真两性畸形指内外生殖器都具有两性特征，第二性征也不同程度地介于两性之间。性腺的组合方式有：一侧睾丸一侧卵巢（占40%）；一侧为卵巢或睾丸，另一侧为卵睾（40%）；两侧均为卵睾（20%）。真两性畸形的核型可为正常男性或女性核型，也有各种嵌合型，如 46，XX/46，XY，46，XY/45，X，46，XX/47，XXY 等。

假两性畸形患者体内仅有一种性腺，但外表和第二性征极为模糊，难以判定其性别。男性假两性畸形的核型为 46，XY，体内有睾丸组织，外观似女性，外生殖器也似女性，有阴唇、阴道，但无子宫和输卵管，在其鼠蹊部可触及睾丸。患者有正常的雄激素水平，但其靶细胞对雄激素的反应不敏感（能分泌雄激素，但缺乏雄激素受体），因此趋于女性化。女性假两性畸形的核型为 46，XX，性腺为卵巢，外生殖器兼具两性特征，出现阴蒂肥大，大阴唇多皱褶甚至融合，性别判定困难，有些外生殖器可发生男性化。最常见的是肾上腺皮质增生，雄激素合成过多，导致性发育异常产生假两性畸形。假两性畸形一般进行手术矫正，配合激素治疗。

 本章小结

人类单基因病分为常染色体显性、常染色体隐性、X 连锁显性、X 连锁隐性遗传和 Y 连锁遗传病。根据显性性状的表现特点，常染色体显性又分为完全显性、不完全显性、不规则显性、共显性、延迟显性等类型。显性遗传的特点是连续遗传，隐性遗传的特点是散发的。性染色体遗传的特点是男女发病率不相等，常染色体遗传的特点是男女发病率相等。质量性状的遗传基础是一对基因，而数量性状的遗传基础是多对基因。多基因病再发风险的估计比较复杂，要考虑遗传率、群体发病率、家庭中患者人数与病情、性别差异等多种因素，才能做出较准确的判断和估计。染色体病由染色体数目和结构畸变引起，分为常染色体病和性染色体病。常染色体病包括唐氏综合征、18 三体综合征、13 三体综合征、5P-综合征等。唐氏综合征的核型有游离型、易位型和嵌合型。性染色体病包括 45，X、47，XYY、多 X、多 Y、脆性 X 染色体综合征及两性畸形等，症状通常较轻，但由于涉及性染色体，常导致生殖器官和第二性征发育不良或异常，或同时具备男女两性器官和性征。

 思考题

1. 某医院在同一晚上同时出生了两个孩子，由于突然停电，助产士将标记牌给婴儿戴错了。为此，医院对两个孩子及两位产妇和她们的丈夫进行了血型鉴定，结果如下：孩子的血型分别是 B 型和 O 型；产妇及其丈夫的血型组合分别是：O×O、AB×O。请为这两个孩子找到他们的真正父母。

2. 白化病为 AR，一对夫妇肤色正常，先后生出一个白化病女孩和一个肤色正常的男孩，请分析这对夫妇的基因型，并说明这对夫妇如果再次生育，生出白化病患儿的风险如何。

3. 一个色觉正常的女人，她的母亲色觉正常，父亲是红绿色盲。这个女人与一个色盲男人结婚，试问：①这个女人及其父母的基因型是什么？②他们婚后所生男孩患红绿色盲的可能性是多少？③他们婚后所生女孩患红绿色盲的可能性是多少？

4. 多基因病与单基因病有何不同？

5. 在估计多基因病再发风险时，应综合考虑哪些方面的情况？

6. 简述人类染色体正常核型的基本特征及染色体畸变类型、发生机制。

7. 为什么对一个临床明确诊断为唐氏综合征的患者进行核型检查仍是必要的？

（崔照琼）

第十章 遗传医学

遗传医学（genetic medicine）又称为临床遗传学（clinical genetics），侧重于探讨疾病发生、发展和转归过程中遗传因素与环境因素的作用。与传统医学相比，遗传医学可以在基因和基因组水平上对疾病进行操作，从而成为推动医学发展的重要工具。未来医学发展的方向将是实验医学与经验医学的有机融合，因此，遗传医学是现代医学知识结构中不可缺少的组成部分。

传统的临床遗传学主要涉及遗传病的预防、诊断和治疗，而现代遗传医学则是在分子水平上研究疾病的发生、发展、诊断和治疗，以期从本质上掌握疾病的规律及其防治策略。遗传医学有时又称为分子医学，涉及遗传相关疾病的分子机制、分子诊断和分子治疗等领域。因此，遗传医学为常见病、肿瘤、传染病提供了很多预防、诊断和治疗方法。随着基因组测序和信息技术的快速进步，遗传医学将对医学发展和人类健康产生质的推动。本章主要介绍遗传病的诊断、治疗和预防的基础知识。

第一节 遗传病的诊断

诊断（diagnosis）是通过检查疾病的各种表现来识别疾病内在属性的程序。诊断是医疗的基础，医师通过对病史、症状、体征、实验室检查和其他诊断技术所获得的资料进行归纳分析，用于确立临床诊断、鉴别诊断、疗效观察和预后判断，也可为科学研究、预防疾病、健康普查和遗传咨询提供依据。遗传病的诊断不仅有特殊的病史采集和症状体征检查要求，还需要应用系谱分析、染色体分析、生化检测、基因诊断、产前诊断、新生儿筛查、杂合子筛查等结果。

一、遗传病的常用诊断方法

遗传病诊断的特殊性表现在病史采集、症状和体征检查、系谱分析、染色体核型分析和生化检测等方面，下面分别论述。

1. 病史采集 病史包括主观描述、病案、家族史、婚姻生育史等信息。病史采集不仅要准确详细，还要根据不同疾病进行相应的调查。遗传病多有家族聚集现象，采集家族史时应注意各种会影响家族史材料全面性和准确性的因素。婚姻史着重了解婚龄、次数、配偶健康情况以及是否近亲结婚。生育史着重询问生育年龄、子女数目及健康状况，有无流产、死产和早产史。如有新生儿死亡或患儿，应了解患儿有无产伤、窒息，妊娠早期有无患病毒性疾病和接触过致畸因素，如服过致畸药或接触过电离辐射或化学物质史。

2. 症状和体征的检查　症状和体征的检查可为遗传病的诊断提供初步线索。很多遗传病伴有智力缺陷和特异症候群，如苯酮尿症有特殊腐臭尿液；半乳糖血症伴有白内障和肝硬化；唐氏综合征有眼距宽、眼裂小、外眼角上斜等体征；性染色体病可导致性腺发育不全，生殖力下降，继发性闭经和行为异常。大多数遗传病在婴儿或儿童期即可有体征和症状表现，故除观察外貌特征外，还应注意身体发育快慢、体重增长速度、智力增进情况、性器官及第二性征发育状态、肌张力强弱以及啼哭声是否异常等。

3. 系谱分析　系谱分析有助于鉴别疾病的遗传方式以及区分表型相似的不同遗传病，如各类单基因病和多基因病（图 10-1）。为了获得准确的系谱，应注意系谱的完整性和可靠性，留意死者死因、流产、近亲婚配、婚姻变更、非婚子女、收养等敏感信息，避免出现不合作、隐瞒或提供假情况，尽可能对有关成员进行逐个查询和资料核实。单基因病的分析和风险估计应注意孟德尔遗传规律以外的因素，包括显隐性的相对性、不规则显性、延迟显性、基因突变、遗传印记、遗传异质性、动态突变等。

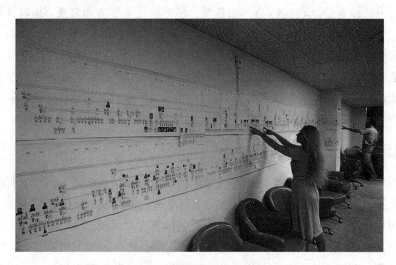

图 10-1　大规模系谱分析

4. 染色体核型分析　染色体检查是确诊染色体病的主要方法，还用于检查癌症等体细胞遗传病的局部组织染色体改变。染色体检查的指征包括身体或智力发育迟缓、先天畸形、家族中有染色体异常者、多发流产夫妇、不育、高龄孕妇等。用于染色体检查的标本主要取自外周血、绒毛、羊水细胞、脐血、骨髓、皮肤、胸腹水和手术切除的组织。染色体显带技术可以把疾病相关基因定位于较小的染色体区域内，还可以发现染色体微畸变。性染色质检查可以辅助分析 X 和 Y 染色体的数目异常。

5. 生化检测　生化检测的方法多种多样，临床上主要采用血和尿液，用滤纸和显色反应来检测酶活性。基因突变可表现为酶和蛋白质的质和量的改变，已知的数百种遗传性代谢病多为酶缺陷引起的常染色体隐性病，需要生化检测进行诊断。例如疑为苯酮尿症患者，可检测血清苯丙氨酸或尿中苯乙酸浓度；DMD 可检测血清磷酸肌酸激酶活性作出诊断等。酶活性和蛋白质含量的测定以及蛋白质结构变异的鉴定是确诊某些单基因病的主要方法，但应注意酶的组织特异性，如苯丙氨酸羟化酶通常只在肝细胞中有活性。

二、产前诊断

产前诊断（prenatal diagnosis）是在出生前对胎儿进行先天异常和宫内感染诊断，是预防遗传病患儿出生的有效手段。产前诊断主要针对遗传病的高风险人群，包括已生育过遗传病患儿、高龄、近亲婚配、有家族遗传病史、习惯性流产史或致畸因素接触史的孕妇。确诊后可采取胎儿宫内治疗及终止妊娠等措施。产前检查方法可分为无创检查和有创检查。

无创检查方法包括对孕妇进行血检、尿检、B超、X线、磁共振等。B超的应用很广，可检测先天性心脏病、唇腭裂、神经管缺陷、脑积水、肺支气管发育异常、胸腔积液、多囊肾、先天性幽门狭窄、先天性巨结肠、肢体缺陷等，还可用于指导有创检查方法。X线检查可在妊娠24周后诊断各种骨骼畸形，但因射线影响胎儿，现已极少使用。血清学筛查常用于唐氏综合征、神经管缺陷、宫内感染等的产前筛查和诊断。从孕妇外周血可分离到胎儿的滋养叶细胞、有核红细胞和淋巴细胞进行分析，但目前技术还不成熟。最近已实现对孕妇外周血分离的胎儿细胞进行全基因组测序。

有创检查方法包括羊膜穿刺、绒毛取样、脐血管穿刺、胎儿镜等技术，可获取胎儿细胞，进行染色体分析、基因诊断和生化分析。对于已出现先兆流产、妊娠时间过长或有出血倾向的孕妇，不宜做有创产前诊断。羊膜穿刺是在B超监视下无菌抽取胎儿羊水的方法，通常在16～20周进行，因为在这个阶段进针容易，且不易伤及胎儿，抽取的羊水中的胎儿脱落细胞可培养后进行分析或直接提取DNA作基因诊断。绒毛取样是在B超监视下用取样器从阴道进入子宫吸取绒毛，最佳采样时间为妊娠9～12周。脐血管穿刺可获得脐血中的胎儿细胞，成功率高，也较安全，但只适用于17周以后。胎儿镜可于怀孕15～21周进行操作，能直接观察到胎儿体表畸形，还能采集胎儿的皮肤、肌肉或血液标本，以及进行宫内治疗。针对体外授精的植入前诊断是利用微操作技术和DNA扩增技术对胚泡植入前进行检测，包括卵裂球微活检、胚胎冻存、卵裂球培养等技术。

三、基因诊断

大多数疾病都可以从基因的变化中寻找原因。基因诊断（gene diagnosis）不再以疾病的表型为主要依据，而是直接检测核酸结构或功能异常来诊断疾病，不仅用于患者，还用于症状前诊断、出生前基因诊断和易感性预测。华裔美国学者简悦威于1978年采用DNA重组技术进行血红蛋白病的产前诊断，开创了基因诊断的先河。随着科技的快速发展，新的基因诊断技术不断涌现，并广泛用于临床，基因诊断将成为疾病诊断的常规方法。基因诊断常用到如下技术方法。

1. 分子杂交技术 分子杂交技术包括核酸分离纯化、探针制备和分子杂交三个步骤，包括DNA、RNA、免疫等杂交方法，并发展出荧光原位杂交（FISH）、比较基因组杂交（CGH）等技术。分子杂交技术广泛用于诊断遗传病、癌症和感染性疾病，已有镰形细胞贫血、苯丙酮尿症、地中海贫血、结核分枝杆菌等多种探针试剂盒用于临床。

2. 聚合酶链反应技术 聚合酶链反应（PCR）技术具有灵敏、特异、操作简便等优点，已经发展了多种PCR衍生技术，其中实时荧光定量PCR（RQ-PCR）已用于多种疾病的分型、治疗方案选择、肿瘤负荷的动态观测、白血病融合基因检测、艾滋病疗效观察和预后评估等。

3. 免疫组织化学技术 免疫组织化学技术利用抗原与抗体的特异性结合反应，对组织细胞的特定蛋白质进行定位、定性和定量分析，已成为病理分析中不可缺少的技术支持，常用于鉴定肿瘤病灶、类型、分化和增生程度。

4. 基因芯片技术 基因芯片技术是用荧光标记的样品cDNA与微量点样的大量探针进行杂交，扫描收集杂交信号，具有高通量、敏感、集成化和自动化等特点。基因芯片技术已用于批量筛选和快速诊断多种疾病、确定疾病亚型、选择治疗方案、筛选耐药基因和新药研发等领域。

5. DNA测序技术 DNA测序技术正在快速发展，不断提高效率和降低成本，已从大型测序平台走向临床实验室，正在形成巨大的市场，服务于大众。DNA测序技术不仅用于遗传病和传染病的明确诊断，还为个体化医疗、疾病预防和健康生活开启了广阔的未来。

第二节　遗传病的治疗

治疗（therapy）是为解除病痛所进行的活动，内科治疗以药物为主，外科治疗以手术为主，此外还有物理治疗、放射治疗、心理治疗、体育治疗、医学工程等治疗手段。治疗应为患者谋取最大的利益，治疗效果是临床医师水平高低的主要标志。在分子水平上理解疾病是合理治疗的重要基础，但目前仍有数千种单基因病的致病基因还未找到，或其病理生理机制不明。例如，苯丙酮尿症的致病基因已经找到，但是苯丙酮损伤脑发育的机制仍不清楚。随着临床检测和诊断技术的进步，疾病遗传机制的研究不断深入，新的遗传病治疗方法正在不断涌现，治疗的成功率在不断提高。

一、遗传病治疗的策略

遗传病的治疗可以考虑很多水平上的策略。在基因水平可进行移植或基因治疗；在 mRNA 水平的小分子疗法可恢复某些缺陷基因的活性，而 RNA 干扰可抑制基因表达；在蛋白质水平可进行蛋白质替换和残基功能强化；针对代谢有各种药物和饮食控制；在表型水平可实施手术和其他医学干预。对于家庭可进行遗传咨询、遗传筛查和症前诊断。某些致病基因在发育早期即可产生不可逆损害，对于这类疾病，家族史研究和胎儿治疗具有重要价值。

治疗某些单基因病的难点是如何抑制突变基因但又不影响正常等位基因的表达。一个基因可能发生上千种不同的突变，并可能有各种嵌合体，所以治疗必须基于高度精确的诊断。遗传病的治疗往往是一个长期的过程，不仅针对患者，还需要家属对遗传病有足够了解和长期配合，因此，对家庭成员的遗传咨询也是遗传病治疗的重要组成部分。

二、遗传病的临床治疗方法

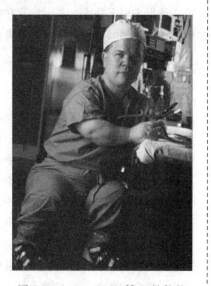

图 10 - 2　M. C. Ain 博士是软骨发育不全（AD）患者，也是一位骨科专家

1. 外科手术　外科手术治疗可以对遗传病所产生的畸形进行矫正、修补或切除。遗传病造成的很多种畸形可手术治疗，包括先天性心脏病、神经管畸形、唇腭裂、多指（趾）、外生殖器畸形、先天性幽门狭窄、家族性结肠息肉、软骨发育不全等（图 10 - 2）。宫内手术可解除胎儿的脑积水、尿道狭窄等问题。移植手术用于治疗糖尿病、地中海贫血、先天性免疫缺陷、溶酶体储积病、遗传性肾炎等。

2. 药物和饮食治疗　内科药物和饮食治疗的主要目的是去余、补缺和禁忌。去余主要是针对先天性代谢缺陷引起的有毒代谢产物的贮积，用药策略包括抑制、置换、过滤、螯合、促排泄、平衡清除等。补缺是针对基因缺陷导致体内某些物质的缺乏，采取药物或饮食补充激素、酶、维生素等方法。禁忌见于很多遗传病的饮食治疗，如苯丙酮尿症患者应限制食物中苯丙氨酸的含量；G - 6 - PD 缺乏症患者禁食蚕豆和禁用磺胺类药物；高胆固醇血症患者避免高脂饮食并采用糠麸治疗。

3. 胎儿治疗　胎儿治疗又称为出生前治疗或宫内治疗，常可收到很好的疗效。胎儿治疗必须以确切的产前诊断为基础。在内科方面，孕妇服用肾上腺皮质激素可治疗胎儿的先天性肾上腺皮质增生。服用洋地黄可治疗胎儿的某些先天性心动过速。半乳糖血症胎儿的母亲禁食乳糖类已获得显著效果。由于胎儿吞咽羊水，可将甲状腺素直接注入羊膜囊，治疗遗传性甲状腺肿。在外科方面，对先天性尿道狭窄的胎儿，将胎儿自母体取出进行尿道狭窄修复术后再放回子宫，可避免胎儿肾功能不全及肺发育不良。这类手术如果推迟到出生后进行则会造成严重后果。

三、基因治疗

基因治疗（gene therapy）又称分子外科手术，是运用重组 DNA 技术修复患者细胞内有缺陷的基因，使细胞恢复正常功能的治疗方法。1991 年美国批准了人类第一个对遗传病进行体细胞基因治疗的方案，将腺苷脱氨酶基因导入一个患有严重复合免疫缺陷综合征的 4 岁女孩。采用含有正常人腺苷脱氨酶基因的反转录病毒载体培养患儿的白细胞，用白细胞介素 2 刺激增殖，10 天后经静脉输入患儿。1~2 个月治疗一次，8 个月后，患儿体内 ADA 水平达到正常值的 25%，未见明显副作用。此后又进行第 2 例治疗，获得类似的效果。

基因治疗包括跟踪体内细胞、治疗疾病、预防疾病三个方面。将示踪基因导入特定细胞，就可以追踪这些细胞到达身体什么部位，命运如何等，从而辅助各种治疗。治疗基因功能丧失所引起的单基因病，可以通过转基因、透析、更换骨髓等方法来引入正常基因、置换突变基因或抑制异常基因，或增加正常基因产物的表达，使表型恢复正常。

基因治疗的策略包括基因增强、置换、矫正和失活。基因重组的四个主要步骤是制备目的基因、选择靶细胞、目的基因转移、目的基因表达。在临床试验之前，基因治疗必须在动物研究中达到三项基本要求：外源的基因能导入靶细胞并维持长期有效；该基因要以足够的水平在细胞中表达；该基因应对细胞无害。近年来，已对若干人类单基因遗传病和肿瘤开展了临床的基因治疗。

很多常规疗法效果有限的病患，都寄希望于基因治疗，但目前基因治疗主要处于试验阶段，还很少用于临床。基因治疗在理论上可以永久治愈，但实践中可能需要对几代人的很多病例进行长期的遗传咨询、携带者检测、产前诊断等工作。

 临床讨论

乳腺癌

临床案例　卡伦在 2005 年（40 岁）做了一次超声波检查，发现乳房有 2cm 大小的肿块，对活体组织进行病理检查后，诊断为乳腺癌。卡伦的母亲在 64 岁时发现患有乳腺癌，她父亲的家族也有患乳腺癌的病史，但是卡伦的 BRCA1 和 BRCA2 基因检测结果为阴性。她接受了乳房肿瘤切除手术，并且预防性地切除 23 处淋巴结，尽管这些淋巴结并没有受到癌细胞侵袭。手术后做了常规的放射性治疗。此后，根据三位肿瘤专家的共同建议，她准备做高剂量的化疗，以降低将来复发的风险。在化疗开始之前，她又做了一种新型的基因表达分析，结果表明复发的可能性非常小。再次征求三位肿瘤专家的意见后，将化疗改为仅采用激素疗法，此后未复发。

问题　癌症可以治愈吗？如果你是卡伦的医师，你会建议怎样的检查和治疗方案？

第三节　遗传病的预防

预防医学（preventive medicine）通过研究人群健康的相关因素，制定公共卫生策略与措施，以达到预防疾病、增进健康、延长寿命、提高生命质量的目标。医学发展的趋势之一是从个体医学发展到群体医学，因为许多医学问题的解决离不开群体医学方法，群体分析是鉴别遗传、环境和社会中的疾病风险因子的主要方法。遗传病的预防工作包括预防出生缺陷、遗传咨询和遗传筛查等内容。

一、预防出生缺陷

出生缺陷（birth defects）是遗传与环境共同作用导致胚胎发育异常，引起个体形态结构、代谢生理、精神行为等方面的先天性缺陷，是围生儿死亡、婴幼儿发病和成年致残的重要原因。我国出生缺陷的发生率较高，每年约有 100 万缺陷儿出生，包括约 19 万先天性心脏病、15 万唇裂、15 万多指、10 万神经管缺陷和 8 万脑积水。努力提高出生人口素质，降低出生缺陷的发生率是预防医学面临的重要任务。出生缺陷的预防包括三级干预，即妊娠前、妊娠期和分娩后的预防措施。

环境污染对人类遗传的危害主要是诱发基因突变、染色体畸变和先天畸形。较公认的致畸因子包括风疹病毒、巨细胞病毒、电离辐射、反应停、甲氨蝶呤、孕酮、酒精、抗惊厥药等。胚胎发育第 20 ~ 60 天是对致畸因子的高度敏感期，应特别注意避免接触致畸因子。

二、遗传咨询

遗传咨询（genetic counseling）是在家庭范围内预防遗传病患儿出生的有效方式。遗传咨询一般是在医院的门诊进行，建立遗传咨询门诊需要有合格的遗传咨询医师、一定条件的实验室及辅助性检查手段。遗传咨询医师应做到亲切、畅言、守密，避免损伤自尊心的刺激性语言，实事求是地进行问题解答和风险估计，并建立个案记录。在咨询过程中需要解答遗传患者或其亲属提出的有关遗传病病因、遗传方式、诊断、预防、治疗、预后等问题，估计亲属或再生育时该病的再发风险或患病风险，提出可以选择的各种处理方案，供咨询者作决策参考。随访和扩大咨询有助于确证咨询者提供信息的可靠性和观察遗传咨询的效果，当咨询者或家属采取不合作态度时，需要耐心做说服教育工作，才能收到应有的效果。

遗传咨询有多种类型，最常见的是婚前咨询和生育咨询，常涉及如下三类问题。

（1）因为男女双方或一方，或亲属中有遗传病的困扰，担心婚后是否会出生同样的遗传病患儿。咨询师在明确遗传病的诊断后，可就再发风险作出估计，并告知目前作出产前诊断的可能性。

（2）男女双方有一定的亲属关系，咨询应否结婚，如果结婚，后果是否很严重？对于近亲结婚，应告知我国婚姻法有关"直属血亲及在三代以内的旁系血亲禁止结婚"的规定，耐心解释此项规定的科学依据，劝阻在禁止范围内的近亲结婚。

（3）双方中一方患有某种疾病，但不知有否遗传病，可否结婚，传给后代的机会如何？对于这类问题，应尽力帮助患者做出正确诊断。

三、遗传筛查

遗传筛查（genetic screening）检测群体中的每个人是否携带致病基因，或者是否为易感基因型，以便采取措施来降低有害基因的频率。遗传筛查的实施与否，取决于筛查方法的可行性和结果的实用价值。

1. 产前筛查 产前筛查是通过遗传学、血清学、影像学等方法对普通妊娠妇女进行筛查，从中挑选高危孕妇进行产前诊断。产前筛查属于出生缺陷的二级干预，可以减少不必要的有创产前诊断，提高产前诊断的阳性率，并降低检查成本和减少妊娠丢失。理想的产前筛查应具有高检出率和低误诊漏诊率，应筛查人群发病率较高且危害严重的疾病，方法应易于接受，且能为阳性者提供进一步的产前诊断和有效干预措施。常用的产前筛查包括血清 AFP

-HCG-uE3 联合筛查三体综合征和神经管缺陷，IgG-IgM 筛查多种致畸病原感染。目前不提倡妊娠早期的胎儿结构筛查。

2. 新生儿遗传病筛查 新生儿遗传病筛查已得到广泛应用，可以在症状前诊断新生儿的一些常见遗传病，以利于及时采取防治措施。通常是在婴儿出生 72 小时后，从足跟采血，滴在滤纸上制成干血片用于分析检测。目前可筛查的遗传病包括苯丙酮尿症、G-6-PD 缺乏症、甲状腺功能减退、听力丧失、镰形细胞贫血、半乳糖血症、同型半胱氨酸尿症等。

3. 杂合子筛查 杂合子筛查又称为携带者筛查，主要目的是鉴别健康人群中重要隐性致病基因的杂合子，为遗传咨询和产前诊断提供数据，以及采取其他措施来降低遗传病的发病率。美国从 1969 年开始对犹太人进行 Tay-Sachs 病杂合子筛查，配合产前诊断，目前已经使犹太人的 Tay-Sachs 病减少了约 80%。我国在南方地区已开展地中海贫血和 G-6-PD 杂合子筛查。

杂合子携带者的检测方法大致可分为：临床水平、细胞水平、酶和蛋白质水平及分子水平。从临床水平，一般只能提供线索，不能准确检出，故已基本弃用。细胞水平主要是染色体检查，多用于平衡易位携带者的检出。酶和蛋白质水平的测定（包括代谢中间产物的测定），目前对于一些分子代谢病杂合子检测尚有一定的意义，但正逐渐被基因水平的方法所取代。即随着分子遗传学的发展，可以从分子水平即利用 DNA 或 RNA 分析技术直接检出杂合子，而且准确，特别是对一些致病基因的性质和异常基因产物还不清楚的遗传病，或用一般生化方法不能准确检测的遗传病。对一些迟发外显携带者还可作症状前诊断，因而有可能采取早期预防性措施，如成人多囊肾病等。目前，用基因分析检测杂合子的方法日益增多，并逐步向简化、快速、准确的方向发展，以求扩大到对高危人群的筛查。

 临床讨论

癫痫患者的生育

临床案例 贾某，女，26 岁，已婚，患有癫痫，其他方面未见异常。她每日口服 900mg 三甲双酮，癫痫病情得到很好的控制。她想生一个孩子，但又担心自己的癫痫及相关治疗会危害胎儿健康。在咨询医生后，她开始为怀孕做准备，并准备在孕期维持癫痫治疗。每日服用 5mg 叶酸，而三甲双酮的服用改为多次小剂量，以避免血药浓度过高。三个月后她怀孕了，每月定期检测血药浓度，第 15 周检测血清甲胎蛋白，第 18 周做定点超声波和胎儿心波描记，第 20 周做甲胎蛋白羊水诊断和乙酰胆碱酶检测，所有产检正常。在预产期前一个月，每天口服 10mg 维生素 K。最后，她度过了较平稳的孕期，生下一个健康的婴儿。

问题 你怎样看待癫痫等疾病患者的生育？

 本章小结

遗传医学又称为临床遗传学，侧重于探讨疾病发生、发展和转归过程中遗传因素与环境因素的作用，是现代医学知识结构中不可缺少的组成部分。遗传病的诊断包括病史采集、遗传症状和体征检查、系谱分析、染色体核型分析和生化检测等方面。产前诊断主要针对遗传病的高风险人群，确诊后可采取胎儿宫内治疗及终止妊娠等措施。大多数疾病都可以从基因的变化中寻找原因，基因诊断将成为疾病诊断的常规方法。在分子水平上理解疾病是治疗遗传病的重要基础，但目前基因治疗大多还处于试验阶段，很少用于临床。遗传病的预防工作包括预防出生缺陷、遗传咨询和遗传筛查等内容。

 思考题

1. 什么是遗传医学？它在现代医学中起什么作用？
2. 遗传病的诊断包括哪些方面的内容？
3. 遗传病的治疗有哪些策略和方法？
4. 遗传病的预防包括哪些措施？

（张　闻）

第三篇

发育：生命的高级形式

　　生命起源以后，地球生命经历了近30亿年的演化才产生了拥有身体计划（body plan）的多细胞生物。这些大型生物个体都始于单细胞的受精卵，卵裂所产生的后代细胞要经历复杂的胚胎发育过程，最终才能形成精巧的植物、真菌或动物的身体。可见，发育是以细胞为基础的高级生命形式。

　　每个多细胞生物体都在重复着物种特有的发育程序。可以说，发育是生物体不断调整和逐步实现其基因组编码程序的过程。广义的发育包括生物个体从生到死的所有阶段；狭义的发育主要指胚胎发育，即基因组指导下的躯体形成过程。在发育过程中，遗传物质与内外环境相互作用，使得基因型逐步转化为表型。对于多细胞生物，遗传是发育的基础，发育是遗传的实现，发育是基因按特定时空顺序表达的结果，是遗传信息的自然展现过程。

　　发育与医学的关系非常密切。生老病死是医院各科室日常面对的主要问题，也是发育生物学研究的主题。发育生物学探讨的主要问题包括：受精卵分裂形成的胚胎细胞如何变得彼此不同？胚胎细胞如何组装成不同的组织器官？胚胎如何调控细胞的分化和迁移从而导致身体形态结构的发生？衰老和死亡的原因和机制是什么？数以万计的基因如何共同指导发育的进程？不同物种的身体计划各有怎样的设计、运行和演化？对于这些问题的回答将是未来生物学发展的主要方向。鉴于大多数医学课程和医学实践都会涉及各种发育问题，本篇将介绍与人有关的生殖发育（第11章）和发育缺陷（第12章）的基本知识和研究进展。

第十一章 生殖和发育

生殖和发育是生命的基本现象，是物种繁衍与个体形成必不可少的两个过程。繁殖是指生物个体发育到一定阶段产生出与自己相似后代的过程。这个新产生的个体经过生长，发育为成熟个体，最后经过衰老进入死亡，这一过程称为个体发育。个体发育包括胚胎发育（embryonic development）和胚后发育（post‑embryonic development）两个阶段。前者是指受精卵在卵膜或母体内发育形成幼小生命个体的过程；后者则是指幼小个体从卵膜孵化出来或从母体分娩出后，经过幼年、成年、衰老，直至死亡的过程。

根据生物形成新个体的方式，生物繁殖可以分为两种基本类型：无性生殖和有性生殖。无性生殖是指不经过精卵细胞的结合，直接从母体产生个体的生殖方式。这种生殖方式多见于单细胞生物，低等的多细胞动物以及高等植物也有无性生殖。无性生殖的细胞分裂过程是无丝分裂（amitosis），也称直接分裂，可分为裂殖和芽殖两种类型。前者是指母体细胞经分裂形成大小、形态、结构相似的两个子细胞，分别长成新的个体的过程。细菌与原生动物等单细胞生物多由这种方式产生。后者是指某些生物在进行无性生殖时，体壁的一部分向外突出，形成芽体，然后脱离母体长成新个体的过程。如腔肠动物门中的水螅，就是以这种方式繁殖的。无性生殖产生的后代来源于一个亲代，除基因突变或染色体变异之外，没有基因重组，因此有利于保持亲本性状。

有性生殖是多细胞生物普遍采用的生殖方式。有性生殖中，必须有两个亲本，即父本和母本。它们各自产生含单倍染色体组的配子，即精子（sperm）和卵子（ovum），通过精卵结合，形成二倍体的合子（zygote）或受精卵，由受精卵发育成下一代的个体。在有性生殖中，受精卵中贮存了双亲的遗传物质，因此会表现出复杂的遗传现象，使得后代对外界环境具有了更广泛的适应性。

无性生殖与有性生殖相比，后者是更高级的一种生殖方式，但前者在繁殖速度上更胜一筹。二者不能互相取代，它们在生态系统中必须稳定共存。本章主要讨论动物和人的有性生殖和个体发育过程。

第一节 配子发生与受精

配子发生（gametogenesis）指的是在有性生殖过程中精子和卵子的形成过程。这个过程中的特点是除有丝分裂外，在成熟期都要进行减数分裂（meiosis）。

一、精子的发生

精子是由精原细胞（spermatogonium）分化为而来的。哺乳动物及人类的精子是在睾丸的曲细精管中形成的。精原细胞位于曲细精管复层上皮的基底部，由原始生殖细胞迁移分化而成（图 11-1）。曲细精管上有规律的分布着各个时期的生精细胞。从精原细胞到形成精子可分为四个时期：精原细胞的增殖期、生长期、成熟期和变形期。

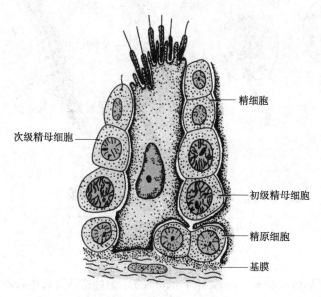

图 11-1　精子发生模式图

1. 增殖期　精原细胞位于曲细精管的基膜上，分为 A 型和 B 型两种类型。A 型又称为精原干细胞，呈圆形或卵圆形，核质比大，除核糖体外，其他细胞器均不发达。A 型细胞通过不对称的有丝分裂形成一个保留干细胞功能的 A 型精原细胞和一个 B 型精原细胞。精原细胞是一个二倍体细胞，有 46 条染色体。

2. 生长期　B 型精原细胞经过数次有丝分裂后，体积增大，分化形成初级精母细胞（primary spermatocyte），它是一个二倍体细胞，含有 46 条染色体。由一个 B 型精原细胞分裂分化形成的子细胞克隆不是完全分开的，它是一个通过胞质间桥（cytoplasmic）连在一起的合胞体，此状态一直保持到精子分化并被释放到曲细精管腔的最后时刻。

3. 成熟期　初级精母细胞形成后，迅速进行减数分裂的第一次分裂，形成两个体积较小的次级精母细胞（secondary spermatocyte）。次级精母细胞存在的时间很短，染色体数目减半，每个染色体由两个染色单体组成。两个次级精母细胞再进行第二次分裂，形成四个体积更小的精细胞（spermatid）。此时，每个细胞中的染色体只有一条染色单体。

4. 变形期　这个时期是精细胞分化形成精子的时期。精子位于曲细精管的官腔中，聚集成束，头部朝向管壁或深埋于支持细胞的细胞质中。成熟的精子一般由头部、颈部和尾部构成，多数精子呈蝌蚪形。

精细胞分化为精子的过程中，主要发生了以下一系列变化：细胞核内与 DNA 结合的组蛋白被移行蛋白（transitional protein）和精蛋白代替，DNA 与精蛋白以一种特殊的方式包装，使染色质凝集、致密，包裹在一个很小的空间内；精细胞的高尔基体经过出芽形成一个大的膜泡，膜泡位于精子头部，与核膜相贴，称为顶体膜泡（acrosomal vesicle）或顶体，内含大量的糖类和几种溶酶体酶；中心粒移至细胞核的尾部，形成一根轴丝伸向细胞尾部，并随细胞变长而伸长，大部分线粒体聚集在轴丝近侧周围，形成线粒体鞘，细胞质逐渐汇集于尾部并脱落（图 11-2）。

二、卵子的发生

卵子的发生（oogenesis）指的是从卵母细胞（oogonium）经过增殖期、生长期和成熟期形成卵子的过程。这个过程因物种的不同而有所差异，但都要经过减数分裂。

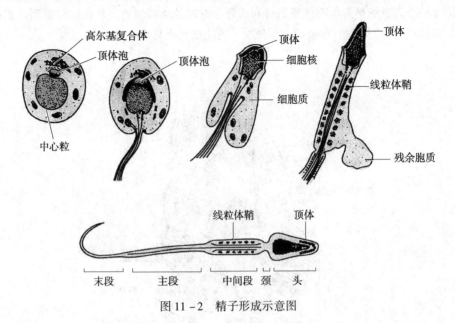

图 11 - 2 精子形成示意图

1. 增殖期 原始生殖细胞（primordial germ cell）经过迁移进入生殖腺成为卵原细胞，卵原细胞经过多次有丝分裂导致数目增加，这一过程就是增殖期。大多数哺乳动物的增殖期在胎儿期。例如人类，女性胚胎发育至第 6 周时，1000～2000 个原始生殖细胞开始增殖，至第 20 周时，约有 700 万个生殖细胞，其中 200 万个为卵原细胞，500 万个已经发育为初级卵母细胞，此过程持续至胚胎发育的第 6 个月。人卵母细胞中含有 46 条染色体，是二倍体细胞。

2. 生长期 卵原细胞经过生长，体积增大发育成初级卵母细胞，细胞内积聚了大量的卵黄、RNA 和蛋白质等物质，为受精后细胞的发育提供信息、能量和物质。此时的细胞仍然是二倍体。这个时期，通常减数分裂的第一次分裂开始并停留在前期Ⅰ的双线期，以后的发育发生在性成熟之后。卵母细胞的外围是很多滤泡细胞（follicular cell），它们与卵母细胞之间有很多连接结构，为其提供营养、参与形成卵膜。

以人的卵母细胞为例，原始卵泡由中央 1 个初级卵母细胞与其周围一层的卵泡细胞构成。卵泡周围的间质细胞逐渐密集形成卵泡膜。在卵母细胞与卵泡细胞间出现了一层以糖蛋白为主要成分的非细胞性结构——透明带（zona pellucida），它具有非常强的抗原性，能区别同种精子并与之结合受精，是受精具有物种专一性的保证。卵泡细胞继续增至 6～12 层时，细胞间出现一些大小不等的腔，并逐渐合并为一个很大的卵泡腔，腔内充满了卵泡细胞分泌及血管渗透进来的卵泡液，内含透明质酸酶和性激素。沿透明带周围的卵泡细胞成放射状排列，称放射冠（corona radiate），其余卵泡细胞沿卵泡腔分布，称颗粒层（granulosa）。卵泡的生长受促卵泡激素的影响，大的卵泡细胞继续发育，小的卵泡大部分闭锁。卵泡腔继续增大，将初级卵母细胞及其周围的卵泡细胞挤至卵泡的一侧，形成一个突起——卵丘（cumulus oophorus）。此时的卵泡几近成熟，当增至 15～20mm 时向卵巢表面突起，即为成熟卵泡（图 11 - 3）。

3. 成熟期 垂体促性腺激素大量的分泌，黄体生成素渗入卵泡液，诱发处于"休眠"状态的初级卵母细胞被激活，细胞体积迅速增大，完成各种营养物质的积累，合成并储备了早期发育所需要的信息物质，完成了减数分裂第一次分裂，形成了一个次级卵母细胞和一个体积很小的第一极体。排卵时，次级卵母细胞迅速完成减数分裂第二次分裂，并停留于中期，直至受精后，才完成减数分裂Ⅱ，形成一个成熟的卵细胞和一个第二极体。第一极体也经过分裂形成两个第二极体。极体不能发育，随后退化凋亡，卵细胞即为卵子。卵子具有单倍数染色体，是一个单倍体细胞。

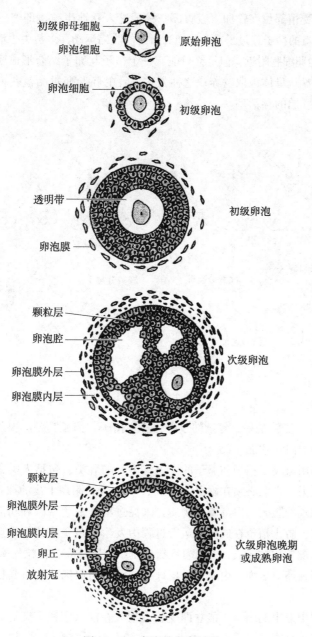

初级卵母细胞
卵泡细胞
原始卵泡

卵泡细胞
初级卵泡

透明带
初级卵泡
卵泡膜

颗粒层
卵泡腔
卵泡膜外层
卵泡膜内层
次级卵泡

颗粒层
卵泡膜外层
卵泡膜内层
卵丘
放射冠
次级卵泡晚期
或成熟卵泡

图 11-3　卵泡的发育过程

　　人类女性胎儿在发育 5 个月至出生后，卵巢中的卵母细胞逐渐退变。新生儿两侧卵巢共有 70 万～200 万个原始卵泡，至青春期时已减少至 4 万个。卵泡生长速度比较慢，1 个原始卵泡发育至成熟排卵，通常要经过几个月经周期才能完成。在一个月经周期内，虽然卵巢中有发育状况不同的卵泡，但是其中只有 1 个发育至一定大小的卵泡能在垂体促性腺激素的作用下迅速发育成熟并排卵。

　　女性一生中约有 400 个成熟卵泡排放，其余的卵泡在发育到一定阶段，因促性腺激素比例失调或不足的影响而凋亡。目前临床上可以使用外用促性腺激素来处理排卵障碍，可以刺激一些即将发生凋亡的卵泡成熟并排卵（图 11-4）。

三、受精

　　精子与卵子结合形成受精卵的过程称为受精（fertilization）。动物的受精分为体内受精和体外受精两种方式。哺乳动物为体内受精，低等脊椎动物和无脊椎动物大部分行体外受精。

人的卵细胞与精子受精部位在输卵管壶腹部，精子进入女性生殖道即经历成熟变化并在其中存活两天左右。大量的精子经过子宫、输卵管肌肉的收缩运动，多数失去活力死亡，只有20～200个的精子能到达卵细胞附近，但最终只能有一个精子与卵子结合形成受精卵。受精卵在子宫内发育，通过胎盘从母体汲取营养。这种方式发育的胚胎通过胎盘获得营养，同时受到子宫的保护，增加了胚胎的存活率。

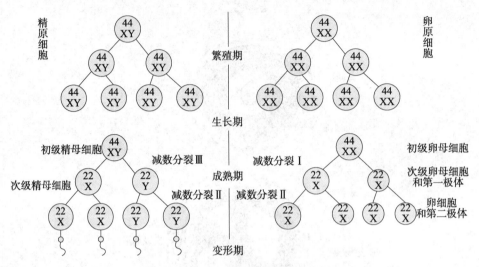

图 11-4　精子发生与卵子发生的比较

1. 受精的条件　受精是一个复杂的过程，需要精子和卵子具备必要的内部因素，同时也必须具备一定的外部因素才能完成。

首先，受精作用取决于精子和卵子的成熟程度。哺乳类，包括人类睾丸中的精子在形成后并不具有受精能力。它们必须在附睾内停留12～21天，附睾上皮的细胞分泌一些物质，如唾液酸蛋白、甘油磷酸胆碱、肉毒碱等物质，来促进精子发生结构和功能上变化，增加精子的成熟与运动能力，防止精子在成熟与运行过程中发生自身免疫或顶体反应。卵子在成熟过程中细胞质内可见皮质颗粒形成，并沿着次级卵母细胞膜分布，颗粒外周有膜包被，内含酶。卵子被排出后附着在卵巢表面，由伞部上皮纤毛的摆动与肌肉收缩将其扫拂入输卵管并在壶腹部停留。

其次，由附睾中射出的精子不能立即受精，精液在注入阴道穹窿后立即凝固，几分钟后液化。液化后的精子具有了充分的运动能力，才能经过子宫到达输卵管壶腹部与卵子受精，这一过程称为精子的获能（capacitation）。

此外，精子和卵子释放的配子激素也是引起精卵之间各种效应的重要物质。卵子分泌趋化因子为精子提供信号。

2. 受精的过程　成熟的精子和发育中的卵子如果没有发生受精，将会很快死亡。精子和卵子的识别、接触将引发一些事件的发生，包括顶体反应、精卵细胞质膜的融合、雌雄原核的形成以及皮层反应（图11-5）。

（1）顶体反应　已经获能的精子在输卵管壶腹部同卵子接近或与卵膜分泌的物质接触时，顶体会发生一系列的变化。顶体的膜与邻近的细胞膜发生融合，并通过胞吐作用释放出多种溶酶体酶，这一过程称为顶体反应（acrosome reaction）。这些溶酶体酶能消化卵子外围的透明带，帮助精子穿过透明带到达卵黄膜。顶体反应的重要前提是精子获能，以及精子与卵子能正确识别。哺乳动物特异性识别发生在卵黄膜外的透明带上。因此，在离体的条件下，某些特定因素或者特殊试剂可以使精子越过获能阶段而直接发生顶体反应。

（2）精卵融合　精子穿过透明带后，进入卵黄膜间隙，其头部与卵子的细胞膜接触融合，精子的细胞膜通过融合成为受精卵细胞膜的一部分，直至整个精子进入卵子中，这个过程就是精卵融合。

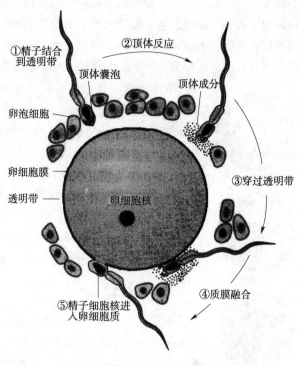

图 11 - 5　受精过程

（3）皮质反应与透明带反应　在精子行进的过程中，虽然有许多获能的精子可与卵子结合，但通常只有一个精子能与卵子发生受精。目前，研究表明，有两个机制可以保证只有一个精子细胞与卵子结合。受精时，卵子与第一个精子结合后，卵细胞膜的膜电位会迅速去极化，这种膜电位的变化会阻止其他精子细胞与受精卵发生融合，这一机制被称为卵膜封闭，它是一个可以快速地阻止其他精子入卵的机制。

卵细胞膜的去极化在受精作用完成后会很快恢复正常，因此需要一个更长期的机制来阻止更多的精子入卵。激活后的卵细胞质会发生细胞作用，排出皮质颗粒。皮质颗粒释放的酶会与透明带发生作用，修饰透明带中的精子受体分子，从而使透明带不能再透过其他的精子，这一过程称为透明带反应。

（4）雌、雄原核的形成　精卵一旦开始融合，次级卵母细胞即被激活，完成减数分裂第二次分裂，排出第二极体。卵细胞单倍染色体向细胞中央移动，边缘汇集一些小泡，核膜形成，染色体解螺旋为染色质，雌原核形成。进入卵细胞的精子，首先细胞核膨胀，核膜崩解，在被激活的卵细胞质中某些因子的刺激下，精子染色质解凝集，核内精蛋白被组蛋白代替，染色质周围形成新的核膜，雄原核形成。

随着雌、雄原核的形成，其内的 DNA 合成与染色体复制也同步进行。细胞骨架系统被激活重排，促使发育中的雌、雄原核移到受精卵中心。当两个原核发生膜融合时，它们的染色体组互相混合，形成一个二倍体的细胞核，此时受精过程才算完成。受精卵开始第一次卵裂时，预示着新的生命即将开始。

第二节　胚胎发育过程

脊椎动物的胚胎发育一般都要经过卵裂、囊胚、原肠胚、神经胚及器官的发生等阶段。

一、卵裂

受精卵的分裂称为卵裂（cleavage），是一种快速的有丝分裂过程。卵裂产生的子细胞称为卵裂球。不同动物的卵裂方式不尽相同，这主要是由于在细胞质中的有丝分裂纺锤体形成角度相关的因子与卵黄物质在细胞之中的分布和数量不同造成的。卵的固有极性决定卵裂的方向，精子进入卵子的位置有时也与之相关，卵裂发生的部位由卵黄物质的分布和数量决定。

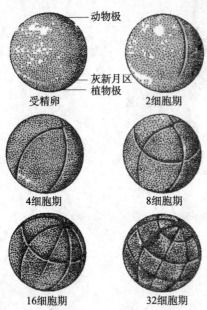

图 11 -6　蛙的卵裂过程

脊椎动物的卵细胞一般是有极性的，卵黄物质少的一极是动物极（animal pole），卵黄物质较多的一极是植物极（vegetal pole）。动物极的细胞分裂快于植物极。

卵裂时细胞的有丝分裂不同于普通细胞的有丝分裂，G_1 和 G_2 期特别短或没有，因此胚体不生长，只是卵裂球进行一次又一次的分裂。分裂次数越多，分裂球越小。当受精卵分裂成 16 个细胞密集地堆集在一起的一个实心细胞团时，就是桑葚胚（morula）（图 11 -6）。

二、囊胚

细胞继续分裂，卵裂球数量增多，实心的胚体中间会出现一个不规则的腔隙，腔隙中的液体逐渐增多，腔隙变为一个圆形的空腔，称为囊胚腔（blastula），此时的囊状胚就是囊胚（blastula），它的形成标志着卵裂的结束（图 11 - 7）。人类的囊胚又称胚泡（blasto-cyst）。胎生哺乳动物卵细胞的卵黄较少，囊胚壁由外面的单层细胞构成，称为滋养层（troph-oblast）。滋养层细胞还能分泌激素，使母体子宫接纳胎儿。它还将发育为绒毛膜，参与胎盘的形成。滋养层细胞能分泌蛋白酶，将母体子宫内膜溶解，使胚胎植入母体子宫壁获取营养，保证胎儿正常发育。囊胚内部的细胞聚集在胚泡腔的一端，称为内细胞团（inner cell mass），将分化为由内、中、外三个胚层构成的胚盘（embryonic disc）。实验证明，内细胞团与滋养层的细胞在形态结构和蛋白质表达上是不同的，这说明哺乳动物在这个时期已经开始早期的细胞分化，但这两种细胞都具有发育为完整个体的潜能，是全能细胞。

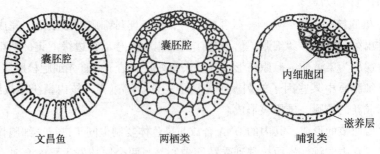

图 11 -7　几种囊胚的比较

三、原肠胚

当胚胎发育到囊胚期以后，细胞继续分裂，但分裂的速度减慢。随着细胞数目的增多，并开始剧烈运动，空球状的囊胚植物极细胞逐渐向囊胚腔内陷、内褶、外包，陷入的细胞层逐渐靠近动物极并相贴，囊胚腔逐渐缩小或消失。此时的胚胎发育成为只有两层细胞构成的原肠胚（gastrula），陷入的细胞所围成的腔称为原肠腔，通过胚孔（blastopore）与外界相通。

原肠胚是胚胎发育过程中一个极其重要的时期，这个时期的胚胎中，细胞的迁移、分化及形态发生最为剧烈。胚胎进行重组，分化出内胚层（endoderm）、外胚层（ectoderm）和中胚层（mesoderm）组织。各种动物原肠胚形成时期差别很大，很难找到一个统一的模式来描述这一过程，但是基本过程和发生机制是一致的。目前，了解比较清楚的是无尾两栖类动物原肠胚的形态发生过程。

1. 蛙原肠胚的形成过程　蛙的卵细胞在受精大约 30 分钟后，蛙卵色素从表面向精子进入处移动，出现一个呈灰色的新月区。灰色新月区上部的植物极细胞在此内陷形成一个弧形的沟，称为新月，这是蛙原肠胚出现的最早标志。沟的上方为背唇（dorsal lip）。分裂速度快的动物极细胞向植物极迁移并外包植物极半球，由背唇从新月沟处卷入囊胚腔内。卷入以及内陷的细胞继续增多，原肠腔逐渐扩大，随后由背唇向两侧扩展，形成左右两侧的侧唇（lateral lip）。外包和卷入的区域继续扩大，又形成腹唇（ventral lip）。最后由背唇、侧唇和腹唇围绕形成一个环形的胚孔。在胚孔中央尚有未完全陷入的含卵黄较多的植物极细胞，称为卵黄栓（yolk plug）。随着内陷、外包、卷入过程的进行，原肠腔由大变小逐渐将囊胚腔挤向侧面。

原肠胚形成结束时，卵黄栓全部包进胚胎内部，胚孔缩成一条狭缝，以后胚孔处将形成肛门。至此，经过外包、卷入、内陷等复杂的细胞迁移过程，终于形成有胚孔、原肠腔、内、外两胚层的原肠胚。这时的原肠胚并未全部由内胚层包围，在原肠胚背面顶壁和侧壁只有中胚层（mesoderm），在随后的神经胚时期，内胚层从两侧向背部靠拢，最后完全包围原肠腔（图 11 - 8）。

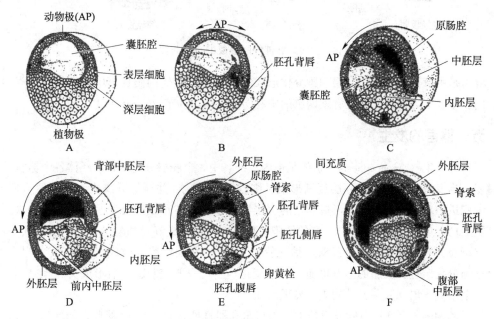

图 11 - 8　两栖类原肠胚的形成

2. 哺乳动物原肠胚的形成　哺乳动物的卵很小，为均黄卵，胚胎发育的主要营养来源于母体。在囊胚期，胚泡植入母体子宫壁。高等哺乳动物的滋养层细胞发育成绒毛膜，参与胎盘（placenta）的形成。胚胎在发育时还要形成一些特殊结构，如尿囊、胚盘等。随着内细胞团细胞不断分裂、增殖，靠近胚泡一侧的细胞发育演变成一层细胞，即下胚层（hypoblast）或初级内胚层，其余内细胞团贴近滋养层一侧，形成上胚层（epiblast），也称初级外胚层。构成胚泡壁的滋养层细胞在许多动物中逐渐消失，由内细胞团分化发育的胚盘直接发育为原肠胚。内、外胚层周边的细胞分别向四周延伸，围成卵黄囊及羊膜腔。中胚层在内、外胚层之后出现。此后，三个胚层开始分化，胚胎发育进入神经胚期。

四、神经胚

原肠胚结束后，胚体开始伸长，胚体细胞开始分化，具备内、外、中三个胚层，在胚体背部产生中轴器官——脊索（notochord）和神经管（neural tube），此时的胚胎称为神经胚（neurula）。神经胚是所有脊椎动物特有的胚胎发育阶段。

神经管是由外胚层细胞分化而来的，它将发育为脑和脊髓。神经管的形成大致分为 3 个阶段：在胚体背部位于脊索原基上方的外胚层细胞增殖加厚，形成厚而扁平的神经板（neural plate）；神经板的两侧向上隆起，形成神经褶（neural fold）；神经板的中部凹陷形成神经沟（neural groove）；神经褶继续向背方延伸，并相互靠拢、融合，形成神经管。最后神经管自外胚层脱离，陷入胚体内，其上方的外胚层愈合（图 11 - 9）。

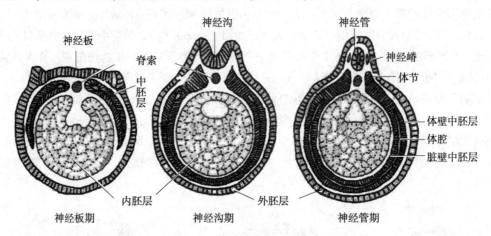

图 11 - 9 蛙神经胚形成的三个阶段

脊索是由背正中区的中胚层细胞分化形成的一条纵贯胚体的圆柱形中轴结构，脊索的下方为内胚层，上方为神经板，脊索两侧的中胚层将发育为体节（somite）。

五、器官的发生

器官的发生（organogenesis）指的是由内、外、中 3 个胚层分化发育成胚体各个器官系统的过程。当发育至原肠胚，胚层逐渐形成，细胞开始分化，并开始分离成为初级器官原基。这些细胞进一步聚集和分化，形成固定的次级器官原基。各种组织开始明显的分化出来。有的细胞层局部加厚（如神经板），有的细胞聚集成团，排列成节（如生骨节、生肌节），有的细胞层折叠，卷成管状（如神经管、消化管等），有的胚层细胞分散成间叶细胞，于是各个器官逐渐分化定性，胚胎的形态也随之发生变化。首先身躯变长，然后形成头和尾，颈和躯干也逐渐形成，出现肢芽，动物雏形显现。

脊椎动物的 3 个胚层分化发育成的主要组织和器官见表 11 - 1，原肠胚期的原始生殖细胞最终将迁移到生殖腺称为生殖细胞（精子和卵子）。

脊椎动物的 3 个胚层分化时期，胚胎对环境的影响非常敏感，在某些因素（药物、理化因素、病毒等）作用下，易发生先天畸形。

表 11 - 1 脊椎动物的 3 个胚层分化发育成的主要组织和器官

外胚层	内胚层	中胚层
皮肤的表皮、毛发、爪甲、汗腺、神经系统——脑、脊髓、神经节、神经感官的接收器细胞，眼的晶体、口、鼻腔及肛门上皮、牙的釉质	肠上皮、气管、支气管、肺上皮、肝、胰、胆囊上皮、甲状腺、副甲状腺及胸腺、膀胱、尿道上皮	肌肉——平滑肌、骨骼肌及心肌，皮肤的真皮，结缔组织，硬骨及软骨，釉质，血液及血管，肠系膜，肾脏，睾丸和卵巢

第三节　胚胎发育机制

动物的胚胎发育过程从形成受精卵开始，到发育为新的个体，经历了复杂的演变过程。这是严格按照特定的时间和空间顺序进行一系列的核质之间、细胞之间、细胞与环境之间的相互作用，经历由细胞—组织—器官—系统—个体的胚胎发育过程。在这个过程中，胚胎细胞如何有序分化，并形成有序的三维结构，是发育调控研究的中心问题——模式形成（pattern formation）。模式形成的本质是基因如何规划机体的发育蓝图，使胚胎细胞获得正确分化所必需的位置信息，从而决定细胞的命运。这方面的研究在低等模式生物果蝇获得了很多成果。多细胞生物在发育的分子调控机制以及基因的利用上有高度的一致性和同源性。现已被认识的与高等动物发育相关的基因及专有名词，都是从对果蝇的研究中获得的。

一、遗传与发育

发育是遗传特性的表达和展现，是基因组遗传信息按照特定时间和空间表达的结果，是生物体基因型和内外环境之间的相互作用，并逐步转化为表型的过程。整个发育过程是由遗传控制的，是程序化且精准化的一个过程。

细胞的分化是基因差异表达的结果。通过基因的差异表达，细胞内出现特殊功能的蛋白质，使细胞出现特殊的形态结构，从而执行特定的生理功能。

对果蝇、脊椎动物的研究表明，在细胞核中存在控制胚胎发育和细胞分化的多层次基因群，它们形成网络，控制胚胎发育的整个过程。这些与发育相关的基因群主要有母源效应基因群（maternal effect gene）、分节基因群（segmentation gene）和同源异形基因群（homeotic gene）三组基因。这三组基因在受精后，呈"级联式"的激活，导致胚胎前后轴、背腹面、体节及附肢的形成。

1. 母源效应基因群　其 mRNA 存在于卵细胞质中呈极性分布、在受精后被翻译为在胚胎发育中起重要作用的转录因子和翻译调节蛋白。这些基因在成熟的卵细胞中含量很丰富，它们有两个显著特征：①在卵细胞质中分布不均匀；②在决定细胞命运的过程中起重要作用。母源效应基因是决定卵和未来胚胎的前后轴和背腹面的一组基因，如果它们发生突变，将导致增加或丢失头、尾、背、腹部的结构。

例如，果蝇的母体效应基因 bicoid 编码转录因子，其 mRNA 分布在卵的前端，受精后被翻译为蛋白质，并在合胞体中扩散形成从前到后的浓度梯度，前端高浓度的 BICOID 蛋白启动头部发育的特异性基因的表达，而低浓度的 BICOID 蛋白则与形成胸部的特异性基因表达有关。另一个母源效应基因 nanos 的 mRNA 分布在卵的后端，在受精后形成从后向前的蛋白质浓度梯度，抑制 hunchback 基因的 mRNA 翻译，控制果蝇后部组织结构的形成。

2. 分节基因群　分节基因群是决定体节的分节和极性、奠定胚胎前－后轴形体大致格局的基因群，包括裂隙基因、成对规则基因和体节极性基因。每个基因含有很多亚群，它们被母源效应基因激活，沿胚胎前－后轴表达，其表达产物（转录因子）的差异将胚胎前－后轴分割为不同的区域。将某一区域内有活性的分节基因及其突变后的表型对比发现，这些基因与另一些基因相互作用，以"发育级联式"方式将胚胎逐渐分成一些较小的区。

分节基因群仅将早期胚胎沿整个头尾轴分割为限定的体节，真正指导体节进一步发育为一定表型特征的是同源异形基因群。

3. 同源异形基因群　同源异形基因群是指导体节进一步发育成一定表型，决定各体节形态特征的一大群基因，控制着中枢神经系统和中轴器官前后轴的区域。这一类基因都含有 180bp 的 DNA 片段，具有相同的可读框，编码高度同源的、由 61～68 个氨基酸组成的肽链片段，称为同源结构域（homeodomain，HD）。同源结构域表现为一种拐弯的螺旋－回折－螺旋（HLH）的立体结构，其中的 9 个氨基酸片段（第 42～50 位）与 DNA 大沟相吻合，且能识别其所控制的基因启动子中的特异序列，从而引起特定基因表达的激活或抑制。HD 结构是转录调节因子中 DNA 结合区的重要结构形式之一。含有 HD 结构的蛋白质是一大类 DNA 序列特异的结合蛋白，它们组成了 HD 超家族。其在进化上高度保守，从无脊椎动物（果蝇、线虫）到脊椎动物（爪蟾、斑马鱼、鼠和人）都存在这种结构。它们在发育过程中沿胚胎前后轴顺序表达，即越靠近前部的基因表达越早，越靠近后部的基因表达越迟；这些基因表达的空间顺序表现为头区的最前叶只表达该基因簇的第一个基因，身体最后部的则表达基因簇的最后一个基因。这种表达和排列模式在从果蝇到哺乳动物的各个门类中是高度保守的（图 11－10）。

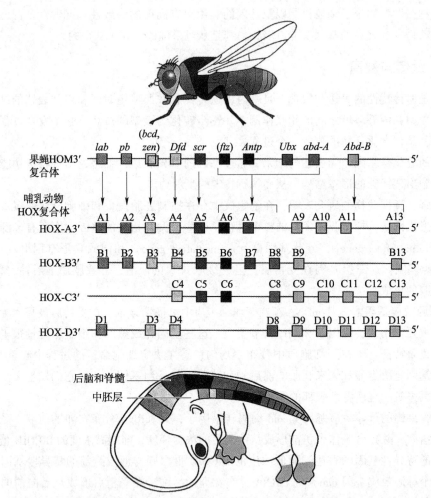

图 11－10　同源异形基因在果蝇和小鼠染色体上排列顺序及基因表达的解剖顺序

4. 小 RNA 与细胞分化及个体发育　小 RNA 指的是长度在 20～30 个核苷酸（nt）的非编码 RNA（non－coding RNA，ncRNA），包括约 22nt 的微小 RNA（microRNA，miRNA）、21～28nt 的小干扰 RNA（small interfering RNA，siRNA），以及在小鼠精子发育过程中发现的长度为 26～31nt 的 PIWI 互作 RNA（PIWI－interacting RNA，piRNA）。

越来越多的研究表明，小 RNA 广泛地存在于哺乳动物，具有高度的保守性，它们通过与靶基因 mRNA 互补结合，从而抑制蛋白质合成或促使靶基因 mRNA 降解，参与细胞分化与发育的基因表达调控。miRNA 主要通过调控细胞的增殖、分化与凋亡来参与整个机体的发育过程，是动物发育过程中的重要调控因子，很多人类的基因也与之相关。通过基因敲除的方法，发现 mRNA 参与胚胎早期发育、神经发育、肌肉发育和淋巴细胞发育等动物发育的各个方面。

siRNA 能够与多种核酸酶，包括核酸内切酶、核酸外切酶、解旋酶等形成 RNA 诱导的沉默复合体（RNA - induced silencing complex，RISC），调控果蝇背腹轴的建立。siRNA 在转录水平调控哺乳动物配子发生、生殖干细胞分化、调控胚胎的发育、维持 DNA 的完整性和调控表观遗传、参与性别决定等方面发挥重要作用。

二、细胞决定与细胞分化

细胞决定（cell determination）是指在个体发育过程中，细胞在发生可识别的分化特征之前，就已经确定了未来发育的命运，只能向特定方向分化的状态。实验胚胎学研究表明，卵细胞质中蕴藏着的大量 mRNA 和蛋白质，按照一定的时空分布，这些母源基因产物其实就是控制细胞决定的物质。除此之外，相邻细胞的相互作用也影响细胞决定。

胚胎发育时期的细胞决定早于细胞分化。例如，在两栖类胚胎原肠胚早期预定将发育为表皮的细胞移植到另一个将发育为脑组织的区域，这些供体细胞将发育为脑组织。如果将原肠胚晚期的这些细胞再进行移植，则移植的部分只能发育为表皮。这表明细胞分化方向已经决定，是不会因为环境的改变而改变的。

细胞决定同时具有遗传稳定性。一个离体培养的上皮细胞，保持为上皮细胞而不转变为其他类型的细胞。果蝇成虫盘是幼虫体内已决定的尚未分化的细胞团，在变态期后，不同的成虫盘可以逐渐发育为果蝇的腿、翅触角等成体结构。如果将成虫盘移植到一个成体果蝇腹腔内，这个成虫盘可以不断增殖并始终保持未分化状态。即使被移植 1800 代之后，再移植到幼虫体内，这个成虫盘仍能发育为相应的成体结构。

细胞决定控制细胞分化的潜能，但在胚胎发育的不同阶段，细胞分化潜能是不同的。桑葚胚之前的细胞，都具有发育为整个个体的潜能，属于全能细胞。动物原肠胚细胞排成三胚层后，细胞分化的潜能出现一定的局限性，各胚层的细胞只倾向于发育为本胚层的组织器官。这时的细胞虽然有分化局限，但仍具有发育为多种细胞的潜能，属于多能细胞（pluripotent cell）。经过器官发生，各种组织、细胞的发育命运最终决定，在形态上特化、功能上专一化，这时的细胞属于专能细胞（committed cell）。细胞分化潜能是由全能→多能→单能→特化的方向演化。在胚胎发育过程中，细胞分化的能力逐渐降低是一个普遍的规律。

细胞分化受细胞核与细胞质之间、细胞群与细胞群之间、胚胎不同部位之间、胞外物质等一系列因素相互制约。细胞核中存在着控制胚胎发育、细胞分化的基因，细胞质通过调节细胞核中的基因表达控制分化。在胚胎发育过程中，以上各种因素连续地或选择性地激活细胞核中的某些基因，使基因组中的基因按照一定的时间和空间顺序选择性地表达，细胞中合成出特定蛋白质，使细胞按时空顺序分化成某种类型的细胞。

三、胚胎发育中细胞核与细胞质的相互关系

胚胎发育过程中，细胞质和细胞核之间的相互作用对细胞分化也是有影响的。将非洲爪蟾的肠上皮细胞核植入去核的卵细胞质中，重组细胞是可以进行卵裂和发育的。但是，如果植入其他去核的细胞质中，则是不能进行胚胎发育的。这说明，卵细胞质中存在有能够使已分化的细胞核重新开始分化的物质。实际上，卵裂过程中，细胞核是均等分裂，但细胞质在受精卵中的分布及卵裂时的分裂中都是不均等的。这就是细胞质定位（cytoplasmic localization）。正是这种细胞质定位的不均等性决定了细胞的早期分化。例如，在果蝇感觉器官的发育过程中，细胞命运决定的物质之一是 numb 基因，其编码产物在感觉器官细胞的细胞质中呈非对称性分布，细胞在第一次分裂时只有一个细胞中含有 numb 蛋白，这个子细胞在第二次分裂时产生了神经元及鞘层细胞，而缺乏 numb 蛋白的细胞则分化为支持细胞。这说明胚胎细胞质在胚胎发育和细胞分化中起着重要作用。

在胚胎发育和细胞分化过程中，随着基因的不断激活，其表达产物也不断地加入到细胞质成分中，使得胚胎细胞基因的表达环境不断发生变化，核内基因的表达状态也不断地被调整，从而使胚胎细胞逐渐决定和分化。

四、胚胎发育中细胞间的相互作用

原肠胚期以后，三个胚层的发育前途虽已确定，但各胚层的进一步发育还有赖于细胞之间的相互作用，这种作用属于细胞外的因素对细胞分化的影响，包括胚胎诱导和抑制。胚胎诱导和抑制能够使胚胎发育有序地进行，使发育的器官间相互区别、避免重复。

1. 胚胎诱导　胚胎发育的特定阶段，一部分细胞对邻近细胞产生影响，并决定其分化方向的作用，称为胚胎诱导（embryonic induction）。起诱导作用的细胞或组织称为诱导细胞或诱导组织，被诱导发生分化的细胞或组织称为反应细胞或反应组织。

胚胎诱导可以发生在不同胚层之间，也可以发生在同一胚层的不同区域之间。在原肠胚晚期，中胚层首先独立分化，这种启动对邻近胚层有着很强的诱导分化作用，它促使内胚层和外胚层各自向相应的组织器官分化。例如，将蝾螈胚体上一小片迁移到内部的背唇细胞团移植到一个正处于原肠胚期的蝾螈配体的腹部，这块移植物以后发育成第二条脊索。受其诱导，移植物上方的受体细胞发育为第二个神经板，并进一步发育为神经管，这就是初级诱导。神经管前端膨大形成原脑，原脑两侧突出的视杯诱导其上方的外胚层形成晶状体，这是次级诱导。晶状体诱导其表面的外胚层形成角膜，这是三级诱导。经过性诱导，最后发育为具有双头的畸胎（图 11 - 11）。胚胎诱导具有严格的组织特异性和发育时空的限制。

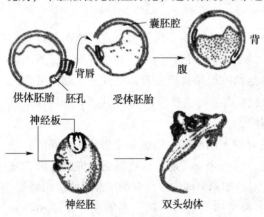

图 11 - 11　移植蝾螈早期原肠胚诱导形成的双头畸形

2. 抑制　在胚胎发育过程中，已经分化的细胞抑制邻近细胞进行相同分化而产生的负反馈调节作用就是抑制（inhibition）。把发育中的蛙胚置于含蛙心组织碎片的培养液中，胚胎受到抑制不能产生正常的心脏。这说明，已分化的细胞可能产生某种物质，抑制邻近细胞向其相同方向分化，这种物质称为抑素。

抑制还有一种表现，即具有相同分化命运的胚胎细胞中，如果一个细胞"试图"向某一个特定的方向分化，那么这个细胞在启动分化指令的同时，也发出另一个信号去抑制邻近的细胞进行分化，这种抑制称为侧向抑制（lateral inhibition）。例如，在脊椎动物的神经板细胞向神经细胞前体分化过程中，尽管神经板细胞都具有发育为神经前体细胞的潜能，但是只有其中的部分细胞能够发育为神经前体细胞，其余的则分化为上皮性表皮细胞，这就是神经板细胞间的侧向抑制作用。

3. 细胞识别和黏着　细胞之间的相互辨认能力，即为细胞识别。细胞经过识别，选择性地与其他细胞相亲合的现象称为细胞黏着。细胞识别和黏着在胚胎的形态发生中起着重要的作用。

例如，将蝾螈的原肠胚细胞分离后再进行混合培养，结果各胚层的细胞自我选择、相互黏着，重新聚集组合在一起又恢复为原三胚层的结构。在胚胎发育过程中存在着广泛的细胞迁移，到达最终位置的同类细胞只有通过识别和黏着，才能进一步分化。细胞识别和黏着，主要靠细胞表面或嵌于质膜中糖复合物（糖蛋白、蛋白聚糖及糖脂）。只有相互识别的细胞之间才可以形成各种连接结构，从而进一步形成组织器官和系统，再形成机体的形态结构。

五、形态发生

形态发生（morphogenesis）是胚胎发育过程中，组织器官和机体形态结构的形成过程。形态发生的机制极其复杂，至今还远没有研究清楚。目前研究发现形态发生是通过细胞差异生长、细胞迁移和形态变化，细胞识别和黏着，细胞增殖和凋亡来实现的。整个过程受基因控制，同时也受环境的影响。除此之外，还有以下三个方面的影响。

1. 细胞的增殖和程序性细胞死亡　受精卵通过有丝分裂实现胚胎的生长，大型动物和小型动物的区别不在于细胞的大小，而在于细胞数目的多少。在形态发生的过程中，细胞按照一定时期、一定部位有序地进行增殖和死亡，既受到基因的控制，也受到环境因素的影响。例如，胚胎发育中80%以上的神经元死亡，人胚的尾芽和鳃定期消失，两栖类尾和鳃的退化受甲状腺素的影响，若切除蝌蚪的甲状腺，则其尾和鳃不退化。肢体的发生中，早期的手和足形状类似桨板，当手指（趾）之间的细胞死亡后，才能形成正常的指（趾）。生殖腺的分化中，若生殖腺发育为卵巢，由于无雄激素的作用，中肾管就会退化；若生殖腺发育为睾丸，中肾管则就会在雄激素的作用下定期消失。

2. 差异生长　差异生长（differential growth）指细胞增殖的数量和增长率，在身体的不同部位是不同的。通过差异生长形成各种组织、器官的特有形态。

3. 形态调节运动　形态调节运动（form regulating movement）使肢体形成。形态调节运动使生长着的有关部位之间产生细胞的变形和迁移。例如，细胞团由实心变空心，细胞的内迁和外移形成囊状结构、组织的展开和卷折等。随着细胞运动、细胞分化，细胞形态发生变化，如上皮凹陷形成管泡时，上皮细胞伸长、变窄、上皮下陷。胞外基质中成分，如胶原、弹性蛋白、非胶原糖蛋白、氨基聚糖及蛋白聚糖等，也可影响细胞的形态调节运动。

胚胎形态发生受多个基因群形成的多层次控制，这些基因通过对细胞运动、细胞间识别和黏着、细胞增殖和凋亡的控制，使得一系列发育时间按基因组既定的遗传程序进行。

第四节　胚后发育

胚后发育一般是指从母体出生后直到性成熟的过程，广义的胚后发育一直延伸到个体的衰老死亡。人的胚后发育即通常所说的人体发育，可分为婴儿期、幼儿期、童年期、青春期、青年期、中年期、老年期等阶段。

一、生长

生长指的是幼体生长到成体，体积增大的阶段。生长一般通过三个途径来实现。①细胞数目的增加是生长的主要方式。例如，新生儿的细胞数量约为2万亿个，到成年时的人体细胞数量约为30万亿个，大约增加了15倍。②细胞体积的增大是个体发育中某些细胞生长的方式。例如，骨骼肌、心肌细胞及神经元一旦分化，就不能继续分裂，神经元通过轴突和树突的伸展和增长而生长，肌肉生长包括肌原纤维的增加，同时细胞的融合为已经存在的肌纤维提供新的细胞核。③细胞分泌大量细胞外基质使细胞外空间容量增加，如软骨和骨的生长。

生物的生长期通常分为以下三个时期：①生长停滞期，无实质性生长，但为个体以后的生长做准备；②指数生长期，此期先慢后快，体积成倍增加，新生儿体重倍增时间为5~6个月；③生长减速期，个体生长开始减慢，到达一定体积后完全停止生长，到晚年甚至出现负生长。

机体各部分的生长速度有所差异，如人的婴儿期，头部占身高的1/4，到成年期占1/7 ~ 1/8，显然在生长期间，躯体的生长快于头部。

二、再生

再生（regeneration）是指发育成熟的动物体在其身体整体或器官受外界严重作用而损伤

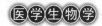

或部分丢失时，在剩余部分的基础上又生长出与丢失部分在形态结构和功能上相同组织或器官的修复过程。机体在正常生理条件下有组织特异性成体干细胞完成组织和细胞的更新，如血细胞的更新、上皮细胞的脱落和更新等。不同动物的再生能力有着显著的差异。一般高等动物的再生能力低于低等动物，脊椎动物低于无脊椎动物，而哺乳动物的再生能力很低，仅限于肝脏等少数器官。

再生的本质是成体动物为修复缺失组织器官的发育再活化，是多潜能未分化的细胞再发育。再生可以分为三种类型：①微变态再生（epimorphosis regeneration），这种再生涉及成体组织通过去分化过程形成未分化的细胞团，以便其能够重新分化，属于修复性再生。许多无脊椎动物用这种方式来形成失去的器官，如壁虎的尾或螃蟹的足的再生。②变形再生（morphallaxis regeneration），是通过已经存在的组织重组分化，基本没有新的生长。这种再生属于重建，如人为地将水螅的一片组织分散成单个细胞，这些悬液中细胞经过几天至几周时，又形成一条新的水螅。③补偿性再生（compensatory regeneration），表现为细胞分裂，产生与自己相似的细胞，并保持这些细胞的分化功能。这种再生属于生理性的再生，如哺乳动物的肝脏再生。

完成再生过程需要3个条件：①必须有具有再生能力的细胞；②局部环境条件能引导这些细胞进入再生途径；③去除阻碍再生进行的因素及因子。

脊椎动物再生主要由两类细胞参与：①干细胞或祖细胞，最常见的再生机制是干细胞和祖细胞进行再生，如表皮干细胞参与皮肤的再生，造血干细胞参与血液组织的更新和重建。干细胞参与组织再生过程中，一般通过中间类型细胞及定向祖细胞（committed progenitor）分化为终端分化细胞。②已分化细胞的去分化或转分化，然后再分化，形成失去的组织或器官。例如，蝾螈的前肢被切除后，伤口处细胞间的黏合性减弱，细胞通过变形运动移向伤口，形成单细胞层封闭伤口，这层细胞称为顶帽（apical cap）或顶外胚层（apical ectodermal cap）。顶帽下方的细胞，如骨细胞、软骨细胞、成纤维细胞、肌细胞、神经胶质细胞均去分化，并彼此分离，形成一团无差异细胞，这群细胞和顶帽共同组成的结构称为肢芽。因肢芽内部缺氧，pH 降低（pH 6.7 ~ 6.9），提高了溶酶体酶活性，促进受伤组织的清除。肢芽细胞加快分裂和生长，细胞开始分化，形成相应的骨、肌肉、软骨组织，最后完成肢的再生过程。细胞和分子水平的研究证实正常的发育和再生的机制十分相似。

动物的再生是受多种因子调节的，再生损伤组织在医学上非常重要，人们试图根据低等生物的再生机制，找出激活人体器官形成的发育程序的方法。一种方法是寻找相对未分化的多能干细胞，另一种方法是寻找能够允许这些细胞开始形成特定组织细胞的环境。目前，第一种方法的研究已经取得了很大进展。

三、衰老

衰老（aging）是绝大多数生物性成熟以后，机体形态结构和生理功能逐渐退化和老化的过程，是一个受发育调控、环境因子等多种因素控制的不可逆的生物学现象。不同动物的衰老过程和寿命差异很大，但是同一种物种的最大寿命相对恒定（表 11 − 2）。

表 11 − 2 各种不如动物的寿命记忆达到的生殖成熟的时间

哺乳动物种类	最长寿命（月）	妊娠时间（月）	进入青春期时间（月）
人类	1440	9	144
脊鳍鲸	960	12	—
亚洲象	840	21	156
马	744	11	12

续表

哺乳动物种类	最长寿命（月）	妊娠时间（月）	进入青春期时间（月）
黑猩猩	534	8	120
棕熊	442	7	72
狗	408	2	7
牛	360	9	6
恒河猴	348	5	36
猫	336	2	15
猪	324	4	4
松鼠猴	252	5	36
羊	240	5	7
灰松鼠	180	1.5	12
欧洲兔	156	1	12
豚鼠	90	2	2
家鼠	56	0.7	2
金仓鼠	48	0.5	2
小鼠	42	0.7	1.5

1. 衰老的特征　哺乳动物进入衰老期机体结构和功能出现衰老特征，如老年人出现皮肤松弛、皱缩、老年斑，毛发稀少变白，牙齿松动、脱落，骨质变脆，性腺及肌肉萎缩，脊柱弯曲，代谢降低以及细胞结构改变等；在功能上表现为行动迟缓，视力与听力下降，记忆力减退，适应性降低，心肺功能低下，免疫力及性功能减弱，抑郁引发的各种老年病如阿尔茨海默病等。衰老可以表现在组织、器官、细胞以及分子等不同层次上。不同物种、同一物种不同个体及同一个体不同部位各层次的衰老变化都不完全相同。衰老过程更主要是机体内部结构的衰变，是构成机体的所有细胞的功能不全，是随着生存时间推移而发生的细胞改变的总和。衰老的形态和功能特征有着显著的个体差异，很难找到适当的定量参数作为衰老的指标。但是机体的衰老首先表现于中枢神经系统与心血管系统，因为维护中枢神经系统和心血管系统的正常功能是抗衰老的主要措施。

2. 衰老的机制　引起衰老的原因很多，衰老是一个过程，是多种因素综合作用的结果。

（1）衰老的基因调控学说　各种动物寿命相对恒定，衰老的速率也不尽相同，衰老是受基因控制的。例如，新生的大象经历了21个月的胚胎发育，没有发生老化，而21月龄的小鼠却已经步入中年，出现衰老的迹象。机体细胞中存在着"长寿基因"和衰老基因。目前研究发现，在秀丽隐杆线虫、果蝇、小鼠以及人类中，均发现了能影响寿命的基因变异。研究表明人的1、4、6、7、11、18及X染色体上都含有与衰老相关的基因。

研究表明，胰岛素/胰岛素类生长因子（insulin – like growth factor type1，IGF – 1）是控制线虫在应激情况下进入休眠期的重要物质。果蝇有着类似的调节老化的系统，也涉及胰岛素/胰岛素类生长因子信号通路的基因突变，几乎可以使果蝇的寿命延长一倍。类似于线虫的休眠期，果蝇能够进入滞育状态。有证据表明，IGF – 1受体突变的雌性小鼠的寿命比正常的小鼠延长了33%。在人类，有两个典型的例子。一个是由于编码核膜蛋白的基因突变引起的Hutchinson – Gilford早衰综合征（progeria syndrome），在儿童期就呈现出早衰特征，他们不足12岁就死亡。另一个是隐性基因缺失的纯合子，表现为Werner综合征，以显著的过早老化为特征。这种病是由一个位于8号染色体短臂的一个称谓WRN基因突变引起的，该基因与DNA解螺旋有关，患者的DNA不能正常修复，以致其遗传物质的损伤水平较高。提示老化与DNA损伤积累有关。

很多学者认为，衰老与遗传有关。在正常情况下，控制生长发育的基因在各个时期有序地开启和关闭，机体发育到生命的最后阶段才开启的基因控制着衰老的进程。这些基因的改变能够使机体一系列的结构和功能改变。

（2）端粒、端粒酶与衰老　端粒是存在于染色体末端的一种重复 DNA 序列，能够保证染色体的完整性，以及保证染色体在复制过程中不丢失有信息的 DNA 末端，是决定细胞增殖能力的计时器。端粒长的细胞增殖能力强，反之则短。在老年人的细胞中，端粒的长度减小。端粒由端粒酶合成，但是端粒酶仅在生殖细胞、干细胞以及部分肿瘤细胞中有活性，一般的体细胞中端粒酶并不表达。但是，某些啮齿类动物细胞，如 Schwann 细胞，在适宜的条件下可以无限增殖，它们的端粒酶并不控制 DNA 的复制。因此，端粒的缩短是否为引起细胞老化的原因，尚不清楚。

（3）自由基与衰老　自由基是指那些在外层轨道上具有不成对电子的分子或原子基团，它们带有未配对的自由电子，具有很高的反应活性。自由基种类很多，主要有 3 类：超氧阴离子自由基（$\cdot O_2^-$）、羟离子自由基（$\cdot OH$）以及过氧化氢自由基（$\cdot H_2O_2$）。这些自由基与其他物质发生反应时，引起一些极其重要的生物大分子失活，对细胞核组织产生十分有害的生物效应。自由基可以是生物氧化和酶促反应的副产品，也可以由外界因素，如电离辐射、氧化性环境、污染等诱发细胞生成。

机体中存在着清除这些自由基的机制，即超氧化物歧化酶（SOD）、谷胱甘肽过氧化物酶等。但随着年龄的增加，细胞内这些酶活性会降低，清除自由基的能力下降，导致自由基积累，对细胞膜、细胞核、细胞内膜系统等损害增加，导致细胞衰老。清除自由基及使用维生素 E 都具有延缓衰老的作用。

（4）线粒体与衰老　线粒体氧化磷酸化生成 ATP 的过程，有 1% ~ 4% 的氧转化为活性氧自由基（reactive oxygen species, ROS）。因此线粒体是自由基浓度最高的细胞器。mtDNA 暴露于线粒体基质中，缺乏结合蛋白的保护，最易受自由基攻击。而且催化 mtDNA 复制的聚合酶 DNA 聚合酶 γ 不具有校正功能，复制错误率较高。这些都会造成 mtDNA 发生突变。研究表明，线粒体基因组突变可以引起衰老相关的三种效应：①导致能量产生障碍；②细胞内氧自由基增多；③诱导细胞凋亡。一些实验发现，增加线粒体基因突变，将引起小鼠出现早衰的症状。

（5）神经内分泌 - 免疫调节与衰老　下丘脑是神经内分泌器官功能的中心环节，是人体衰老的生物钟。由于下丘脑 - 垂体内分泌腺轴系的功能衰退，使机体内分泌功能下降。随着下丘脑的"衰老"，免疫功能减退，尤其是胸腺随着年龄增长而体积缩小，重量减轻。例如，新生儿的胸腺重 15 ~ 20g，13 岁时重 30 ~ 40g，青春期后胸腺开始萎缩，25 岁以后明显缩小，到 40 岁时胸腺实体组织逐渐被脂肪取代，到老年时腺体组织完全被脂肪组织所取代，基本无功能。因此，老年人的免疫功能降低，易患多种疾病，包括肿瘤。

（6）差错灾难说（error catastrophe theory）　紫外线、射线、毒素和致突变物等内、外因素都可引起 DNA 损伤，若损伤得不到修复或修复产生差错，转录或翻译就产生差错，年龄增大，差错率增大，差错蛋白质和酶堆积成灾，在细胞中占据的空间越来越大，阻碍细胞正常生理功能的发挥，导致细胞走向衰老。

关于衰老的机制，众说纷纭，还有很多种理论，包括细胞衰老学说、体细胞突变学说、交联学说、代谢学说等。

本章小结

生物繁殖可分为无性繁殖和有性繁殖。多细胞生物普遍采用有性生殖繁殖后代。人类通过减数分裂产生卵子和精子，卵子通过受精作用形成受精卵。受精卵经过卵裂、囊胚、原肠胚、神经胚以及器官发生等胚胎发育阶段，发育为新的个体。新个体经过幼年、成年、老年等时期完成胚后发育，最后进入死亡结束个体发育过程。胚后发育受细胞内部基因调控和细胞外部的环境因素的双重影响。受精后，卵细胞中呈区域分布的母源效应基因产物的激活是胚胎发育的初始因素，母源效应基因产物的活化触发了受精卵内基因群的顺序表达，从而确定了胚胎各部分细胞发育方向的轴向信息。细胞根据其在胚胎中的位置信息进行增殖和分化，形成不同的组织和器官。胚后发育的事件主要包括生长和衰老，同时也存在再生现象。每一个物种有其特征性的自然寿命。目前存在多种理论针对衰老做出解释。

思考题

1. 有性繁殖与无性繁殖比较，优势有哪些？
2. 个体发育包括哪几个阶段，各阶段分别具有哪些主要特征？
3. 胚胎发育过程中，内胚层、中胚层、外胚层将发育成哪些器官？
4. 简述胚胎的发育机制。
5. 什么是衰老？衰老的主要研究领域有哪些？
6. 什么是再生？再生的意义是什么？

（霍　静）

第十二章 发育缺陷

学习要求

1. **掌握** 出生缺陷的概念及其三级预防措施的内容。
2. **熟悉** 优生学的概念及优生学遗传服务遵循的基本原则。
3. **了解** 导致发育异常的影响因素及其诊断方法。

胚胎发育是一个复杂的程序性过程，包括细胞增殖、细胞分化、胚层形成、组织器官发生、胚体整合等一系列发育事件。胚胎发育是由个体内在的基因和外部的环境共同作用的结果。任何影响这一过程的因素都会导致发育障碍，从而导致出生缺陷。出生缺陷包括形态结构、生理功能、精神、行为异常或代谢缺陷等。形态结构异常表现为先天畸形，如无脑儿、脊柱裂、唇腭裂、肢体畸形等。生理功能和代谢缺陷常常会导致个体先天性智力低下、聋、盲、哑等异常。

第一节 发育缺陷概述

能够引起发育异常的因素有两个方面，一方面是内因，主要指遗传因素；另一方面指环境条件，哺乳动物还包括母体子宫环境。研究资料表明，人类出生缺陷中遗传因素导致的占25%，环境因素导致的占10%，遗传和环境因素相互作用或不明原因的占65%，总体遗传因素引起的发育异常占90%。因此，大多数发育异常是由遗传和环境因素共同作用的结果。

一、致畸因子

大量研究证明，很多环境因素有明显的致畸作用。生物因素中，如病毒、细菌、弓形体、支原体、立克次体等；物理因素中，如电离辐射、机械压迫和损伤等；化学因素中，如药物、化学试剂、化学污染物、食品添加剂和防腐剂等。除此之外，父母生育年龄过高、妊娠期酗酒、大量吸烟、严重营养不良、维生素和微量元素缺乏等均可导致发育异常，引起先天畸形。

二、遗传因素

单基因病中有一些是以畸形为主的，如常染色体显性遗传病中的短指、并指、多指、软骨发育不全等；常染色体隐性遗传病中如白化病、小头畸形、垂体性侏儒症等。染色体畸变所引起的遗传病中绝大部分有发育异常的表现，如唐氏综合征、18三体综合征、13三体综合征、Turner综合征、猫叫综合征等，这些疾病除神经系统发育迟缓外，一般都伴随多发畸形。多基因遗传病也常伴有各种畸形，如无脑儿、脊柱裂、脑积水、脑脊膜膨出、先天性心脏病、先天性幽门狭窄、先天性巨结肠，畸形足等。

单纯由遗传因素或环境因素引起的发育异常是很少的，多数是两者相互作用的结果。这种作用包括两个方面，一方面是环境因素改变胚胎的遗传构成引起的发育异常，另一方面是胚胎的遗传结构决定胚胎对致畸因子的易感性。不同类型的生物对致畸因素的敏感性是不同的。

三、发育异常的易感期

胚胎受到致畸因子的作用后，是否会发生畸形，发生哪种畸形，不仅取决于致畸因素的性质和胚胎的遗传结构，还与胚胎发育的阶段有关。一般而言，胚胎发育的各个阶段均可发生畸形，但易发程度不同。以人类为例，配子形成和受精阶段对射线比较敏感，射线容易导致染色体异常，引起胚胎畸形。受孕 2 周后，主要是卵裂和胚泡的形成及其植入期，性激素和孕激素对胚胎的影响特别大，易导致流产。受孕 3 ~ 8 周，是人胚胎的最重要时期，胚胎外表和内部结构在此时开始发育。许多重要器官及系统，如中枢神经系统、心脏、眼、四肢、五官、外阴等都在此期陆续萌芽分化，极易受到内外环境因素的影响和损害，导致严重的形体与内脏畸形。因此这个时期称为胚胎敏感期（sensitive period）或临界期（critical period）。受孕后 9 周至出生前，是已分化的器官体积增大、分化的阶段，大多数器官功能成熟的时期，此期对致畸因素的敏感性相对较低。

四、发育缺陷的产前诊断

产前诊断是对孕妇在妊娠期接触致畸因子，或有遗传家族史检出的有效手段。主要方法有：①羊膜腔穿刺羊水检查，可以测定羊水中甲胎蛋白的含量，若过高，则可能为无脑儿、脊柱裂、脑脊膨出等畸形；电泳法可以检测出羊水中乙酰胆碱酯酶同工酶，此酶仅出现在开放性神经管畸形中；胎儿染色体核型分析可诊断染色体疾病；②母体血液检测，可以检测出母体血液中的胎儿细胞的异常；③绒毛膜检查，可以反映出胎儿的遗传特征；④胎儿超声波检查可以在胎龄 5 ~ 16 周对畸形做出早期诊断；⑤胎儿镜的宫内诊断，可以直接观察胎儿外形或直接摄取胎儿少量组织、血液做进一步检查。

 临床讨论

多氯联苯与油症儿

临床案例 1968 年日本发生米糠油（被多氯联苯污染）中毒事件，受害的 13 名孕妇分娩的 13 例新生儿中，2 例流产，2 例早产。新生儿表现为体重不足、皮肤色素沉着、严重氯痤疮、眼多分泌物、牙龈着色等症状，称" 油症儿"。公务实验发现使用多氯联苯污染饲料的孕鼠的子代出生体重不足，学习能力低下；使用多氯联苯污染饲料的孕猴子代出现类似"油症儿"表现。

问题 请查找多氯联苯致畸的机制。

第二节 出生缺陷

出生缺陷（birth defects）指在胚胎或胎儿发育中发生的结构、功能代谢、精神和行为等方面的异常，也称为先天异常（congential anomalies）。出生缺陷可在出生时显现，如解剖结构的异常，称为先天畸形（congential malformation）；也可以是出生后一段时间内逐渐显现，如代谢缺陷病。出生缺陷的原因复杂，通常由遗传和环境因素相互作用所致，其中遗传因素占 40%，环境因素占 5% ~ 10%，遗传与环境因素相互作用或原因不明的约占 50%。

全世界每年至少有 330 万 5 岁以下儿童死于出生缺陷，出生缺陷已经成为全球性的人口健康问题。在中国，每年有 20 万 ~ 60 万例先天性心脏病患儿和 2 万例神经管畸形患儿出生，这些患儿给家庭及社会经济造成沉重的负担，我国将"控制出生缺陷，提高出生人口素质"

列为基本国策之一。

世界卫生组织在1999年提出了出生缺陷的"三级预防"策略，随着医学研究的深入和医疗水平的提高，三级预防的具体内容也逐渐丰富。预防策略的具体内容为：一级预防是指孕前的健康教育和健康促进，采取婚前检查、遗传咨询和孕前期保健等措施预防出生缺陷发生；二级预防是指孕期保健，采取产前诊断和选择性终止妊娠等措施减少出生缺陷患儿出生；三级预防是对新生儿进行疾病早期筛查做到早诊断、早治疗，减少残疾程度。三级预防策略中，一级预防最为经济有效。下面介绍一些常见的出生缺陷。

一、先天性心脏病

先天性心脏病是指在胚胎发育时期由于心脏及大血管的形成障碍或发育异常而引起的解剖结构异常，或出生后应自动关闭的通道未能闭合（在胎儿属正常）的情形。先天性心脏病是先天性畸形中最常见的一类，约占各种先天畸形的28%，发病率占出生活婴的0.4%～1%。此病种类繁多，患儿临床表现复杂：经常感冒、反复呼吸道感染，易患肺炎；生长发育差、消瘦、多汗；吃奶时吸吮无力、喂奶困难，或婴儿拒食、呛咳，平时呼吸急促；儿童诉说易疲乏、体力差；口唇、指甲青紫或者哭闹或活动后青紫，杵状指（趾）（甲床如锤子一样隆起）；喜欢蹲踞、晕厥、咯血；听诊发现心脏有杂音。这些症状的轻重主要取决于畸形的大小和复杂程度。其中如室间隔缺损、动脉导管未闭等，通常早期没有明显症状，但是仍然会潜在地发展并加重，需要及时诊治。严重的先天性心脏病患儿在出生后不久就会出现严重症状，甚至危及生命。

先天性心脏病致病原因中遗传因素仅占8%左右，绝大多数是由环境因素造成。通常认为妇女妊娠第5～8周是胎儿心脏发育最重要的时期，如此期服用药物不当、感染风疹病毒、环境遭受污染、接受射线辐射等，则孩子患上先天性心脏病的风险将会急剧增加。

二、脊柱裂

脊柱裂（spinal bifida）又称椎管闭合不全，是一种常见的先天畸形。胚胎第3个月是椎管发育的关键时期，此时两侧的中胚叶形成脊柱成分，并呈环形包绕神经管进而形成椎管。如果此时神经管不闭合，则椎弓根也无法闭合而保持开放状态，就会发展成为脊髓脊膜膨出。脊柱裂分为隐性脊柱裂和显性脊柱裂两种。隐性脊柱裂只有椎管的缺损，没有椎管内容物的膨出，通常不需要特殊治疗。显性脊柱裂多见，且绝大部分发生在腰骶部。患儿出生后，一般在背部中线有一个囊性肿物，随年龄增大而增大。通常因脊髓、神经受损，患儿会表现出程度不等的下肢迟缓性瘫痪和膀胱、肛门括约肌功能障碍。绝大部分会因脑脊膜破裂而引发脑膜炎，90%以上的患儿会在1周岁以内死亡。

造成脊柱裂的因素很多，一般认为与妊娠早期的胚胎受到化学性或物理性的损伤有关。此外孕妇摄入叶酸量不足，也会影响胎儿神经管的发育。

三、先天性唇腭裂

先天性唇腭裂是口腔颌面部最常见的先天性畸形，新生儿中发病率约为1/700。如果新生儿只有上嘴唇的一侧或两侧、部分或完全裂开，使上唇成为二瓣或三瓣，俗称"兔唇"，称为唇裂（cleft lip）。如果新生儿的上牙膛、小舌头也裂开，俗称"狼咽"，则称为腭裂（cleft palate）。如果新生儿兼有这两种畸形，则称为先天性唇腭裂（congenital cleft lip and palate）。唇腭裂患儿因口、鼻腔相通，直接影响发育，经常导致上呼吸道感染，并发中耳炎。患儿因吮奶困难导致明显营养不良。

先天性唇腭裂是一种多基因遗传性疾病，20%～30%的患者具有遗传的致病基因，其亲属中常有类似的畸形发生。此外，父母生育年龄偏大，或者母亲妊娠第 2~3 个月期间感染过病毒，怀孕期间患有如贫血、糖尿病、严重营养障碍等慢性疾病，或服用过某些致畸药物等，都会导致胎儿出现唇腭裂。

四、侏儒症

侏儒症（dwarfishness），也称矮小体型。指身高低于同一种族、同一年龄、同一性别的小儿的标准身高的30%以上的儿童，以及身高在120厘米以下的成年人。患者由于多种原因导致的生长激素分泌不足而致身体发育迟缓，一般在 1~2 岁后生长较慢，生长速度每年不超过4cm，身材矮小，身高大多不满130cm。

侏儒症分为原发性的和继发性的两种。原发性侏儒症多为先天性发育不全或遗传疾病所致。某些染色体异常者，如先天性愚型（21－三体综合征）、猫叫综合征（5 号染色体短臂缺失）和 Turner 综合征等；某些呈常染色体显性遗传的遗传病，如软骨发育不全或抗维生素 D 佝偻病；某些先天性酶的代谢缺陷，如黏多糖病和肝糖原累积症等，都会伴有以单纯性生长激素分泌不足的侏儒症状。

继发性侏儒症可继发于下丘脑－垂体疾病，如肿瘤、感染、颅脑外伤、手术或放疗等因素，直接损伤垂体，或损害下丘脑，或使垂体门脉系中断而致病。下丘脑－垂体部位肿瘤为继发性垂体性侏儒症的重要原因。此外，长期大剂量的使用肾上腺皮质激素也会导致侏儒症。

五、先天智力低下

先天智力低下（inherent mental retardation）指由于遗传变异、感染、中毒、头部受伤、颅脑畸形或内分泌异常等有害因素造成胎儿或婴幼儿的大脑不能正常发育或发育不完全，使智力活动的发育停留在某个比较低的阶段中，称为智力迟滞。先天智力低下的患儿在出生后会有一些早期症状，如流口水、伸舌，1 岁以后现象仍然继续；玩手指活动晚于正常孩子（3~4 个月开始）；神情呆滞、面无表情、对周围的事物或人不感兴趣；出生后 3~4 个月不会笑；吃奶困难；语言发育迟缓；运动发育迟缓；面容、体态异常等。儿童期表现为注意力差、注意广度非常狭窄；记忆力差；言语能力差；思维能力低；基本无数字概念；情绪不稳，自控力差；意志薄弱，缺乏自信；交往能力差等。

导致先天智力低下有多种因素。怀孕妇女在孕期的前三个月感染了病毒，容易导致孩子先天畸形及智力低下；产前出现羊水感染、脑膜炎、受到重金属或药物毒性的作用，会影响胎儿的大脑功能；母亲在生产时出现难产、产伤或者胎儿窒息等会加大胎儿脑损伤的几率；先天性内分泌或代谢缺陷病会导致胎儿大脑受损；脑部疾病（如脑部肿瘤）及神经性病变也会导致先天智力低下。

六、先天性耳聋

先天性耳聋（congenital deaf）是指出生以后即已有的听力障碍，由于不能听到说话的声音，以致无法学说话，聋是因，哑则是结果。发生先天性耳聋的原因是在胚胎期母体受到了病毒感染和耳毒性药物的治疗，从而影响了胎儿听觉系统而致先天性耳聋。患儿出生后常被发现有耳部畸形，如小耳、耳廓缺失、外耳道闭锁。母亲在生产期前后如发生难产、早产、缺氧、妊娠高血压等情况，也可能影响到耳蜗而引起新生儿听力障碍。另外，新生儿溶血性黄疸及从母体感染梅毒螺旋体都可造成先天性耳聋。

第三节 优 生 优 育

优生学（eugenics）是利用遗传学的原理和方法研究如何改善人类遗传素质，防止出生缺陷，提高人口质量的科学。优生学既是自然科学问题，也是社会科学问题。随着科学的发展，优生学概念也有所发展。现代优生学，除改善遗传素质外，还研究各种影响人类素质的危害因素，以及研究如何通过改善后天环境，促使优良的遗传素质得到充分的表达，并培育在体力和智力上优秀的个体，以确保得到优秀的后代，即通常所说的优育，也被称为优境学（euthenics）。现代优生学包括了优生和优育两个方面的内容，优育更着眼于胚胎发育的全过程直到出生后婴幼儿的保育，及后天良好的家庭教育、学校教育和社会教育。优生更侧重于改善人类的基因型。

一、优生学的学科体系

优生学是一门综合性科学，涉及医学、环境科学、社会科学等多个领域。根据研究领域的不同，分为四个学科体系：

（1）基础优生学　从生命科学和基础医学角度研究引起出生缺陷的病因、发病机制及预防和检验手段。涉及生殖医学、医学遗传学、组织胚胎学、畸胎学和毒理学等学科研究。

（2）临床优生学　从临床医学角度研究实现优生的医疗保健措施，并建立和发展优生的医疗技术，以预防和减少遗传性缺陷发生的科学。早期优生的医疗措施有绝育技术、人工流产和中期引产以及避孕法。现在，日益发展的辅助生殖技术、孕前保健、孕期保健、产前诊断、分娩监护和新生儿保健等研究都属于这一范畴，涉及妇产科学、围产医学和儿科学等学科的研究。

（3）环境优生学　研究环境因素对人类生殖过程、胚胎发育及出生后健康成长的影响，提出保障母婴健康的环境卫生标准和相应预防对策。涉及环境科学、流行病学、营养学等学科的研究。

（4）社会优生学　从社会科学和社会运动方面研究，推动优生立法、优生政策、优生知识宣传教育，使优生运动群众化和社会化，以实现民族优生的学科，涉及社会学、人口学、法学、伦理学等学科的研究。社会优生学的关键内容：①包括产前诊断、医学助孕、人工流产、基因治疗等技术在内的优生措施的法律、道德伦理方面的研究；②以社会为单位的优生工程建设。

二、影响优生的因素

影响优生的因素很多，包括遗传因素、环境因素、产科质量等。

1. 遗传与优生　遗传与优生有着密切的关系。由于大部分遗传病尚无有效的治疗方法，遗传病的预防就特别重要。采取优生措施，淘汰有害基因，降低人类的遗传负荷，预防遗传病的发生是一个非常复杂而严峻的工作。

孕育一个健康的孩子必须具备3个基本条件：父亲优质的精子和母亲优质的卵子以及适合胚胎发育的内外环境。遗传因素直接影响受精卵的质量。我国每年活产婴儿中4%～5%具有遗传性缺陷。遗传病是死胎、死产、新生儿死亡及婴幼儿死亡的主要原因，是导致智力低下的重要因素。人群中表型正常的遗传病基因携带者或染色体平衡易位和平衡倒位携带者，都有可能将遗传病传递给后代。随着环境污染的日益加重，各种致畸因素对遗传物质的损害，将增加人群中致病的突变基因和遗传病的发生，严重危害人们的健康。因此，必须加强和重视对遗传病的防治。

2. 环境与优生　已知的致畸因子包括物理因素、化学因素及生物因素等。物理因素如电离辐射、噪声和高温等；化学因素包括原生环境化学因素（如水源、土壤的污染等）、环境污染及职业因素（如工业废水废气、生活排放的污水、垃圾及农药的使用等）、个人生活习惯（如吸烟、酗酒、药物成瘾等）及污染的食品等；生物因素（如孕期感染病毒或寄生虫等）。这些因素造成的毒理效应包括以下两个方面：①诱发生殖细胞基因突变或染色体畸变，使后代产生具有遗传性的先天缺陷；②干扰胚胎正常分化，导致畸形。

此外，母体自身的内环境也非常重要，如母体营养、代谢和疾病等；以及孕期胎盘的功能、胎盘激素、胎膜和羊水状况等。如妇女怀孕早期体内缺乏叶酸是神经管缺陷发生的主要原因；妊娠合并糖尿病、妊娠合并甲状腺功能低下等，都会对胎儿造成不同程度的影响。

三、优生学中伦理问题

现代优生学认为，对于现有的几千种遗传性疾病，除了对那些致病基因携带者的生育进行监护外别无良策，即需要采取措施防止不良基因传播扩散。西方国家对不良基因携带者的婚配采取教育劝阻而非强制的办法，劝阻无效，不能强制禁止其婚配及生育。我国在 1995 年6 月颁布《中华人民共和国母婴保健法》，其中第十条规定："经婚前检查，对诊断患医学上不宜生育有严重遗传病的，医师应当向男女双方说明情况，提出医学意见，经男女双方同意，采取长效避孕措施，或者实施结扎手术后不能生育，可以结婚"。例如有家族史的精神分裂症、弱智者、克汀病等患者禁止结婚；传染病活动期（传染期）者则暂缓结婚；其他遗传病患者若双方坚持结婚，则应采取限制生育，包括加强产前检查，发现胎儿不健康及时终止妊娠，或建议绝育等办法。这种做法在伦理学上最大的争议是限制一些人的婚配，特别是当男女青年已经发生爱情之后限制其婚配，曾经引起极大的争议。这种结合是不符合优生要求的，因此必须大力普及遗传病的知识，引导青年男女重视遗传病的预防。

目前，产前诊断中利用基因技术对孕育中的胎儿进行遗传病的筛选已经成为一种有效的预防出生缺陷和遗传病的手段。同时人工流产也被认为跨越了自然界物种淘汰选择的界限，成为一个伦理学不可回避的问题。20 世纪 70 年代，卡斯和拉姆齐指出，产前诊断的目的是为了发现有先天发育缺陷的胎儿，并将其人工流产。但米伦斯基和莫图尔斯基认为，人工流产违背了医学上抢救生命的基本宗旨。米伦斯基在优生学的道德与伦理选择上，提出了四项基本准则：①尊重夫妇双方的选择；②对个人和家庭不产生伤害；③产前诊断结果的可靠性；④产前诊断和遗传咨询的自愿性。

目前，WHO 提出的生命伦理四大准则成为世界各国优生学遗传服务所遵循的准则：

（1）行善准则　也称为有利原则，即尽可能使患者、参与研究者和其他受到影响的个人直接或间接受益。优生遗传服务要向有遗传病、出生缺陷胎儿的父母提供准确无偏倚的诊断信息，帮助他们了解遗传病和先天缺陷产生的原因，使他们能够理智的面对现实，减轻其心理上的痛苦与压力；要提供病情发展及预后信息；要提供可能的治疗信息和患儿的教养方法；要提供遗传风险和可采取的最佳预防措施。

（2）无伤害原则　应充分尊重人的尊严、人权和基本自由，个人的生存权益和福祉高于单纯的科学利益和社会利益。遵守保密原则，保护受检者或咨询者的隐私权。在优生学的遗传服务中尽量避免对受检者或咨询者造成不必要的损伤，并将损伤降低到最低程度。

（3）自主准则　应当尊重他人在自主权的前提下做出的选择。避免由政府、社会或医生施加强制。在家庭和法律、文化及社会结构框架内，妇女或夫妇双方对出生缺陷胎儿有选择决定权及处理权，不应由医务人员决定。

（4）公正准则　公平公正的分配优生遗传服务的公共资源给最需要的人，而不管他们的支付能力和其他因素。提供准确无偏倚的诊断信息，应告知全部检查结果，包括模棱两可的实验结果、新的和有争议的解释。

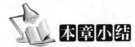

本章小结

胚胎发育是由个体内在的基因和外部的环境共同作用的结果。内在的遗传因素和外在的环境因素的改变都会使发育障碍，导致出生缺陷。出生缺陷表现为胚胎或胎儿发育中发生的结构、功能代谢、精神和行为等方面的异常，也称为先天畸形。常见的出生缺陷有先天性心脏病、脊柱裂、先天性唇腭裂、侏儒症、先天智力低下、先天性聋哑等。出生缺陷是影响人口质量的主要原因，通过科学的干预措施可降低人群中的出生缺陷率。优生学是利用遗传学的原理和方法研究如何改善人类遗传素质，防止出生缺陷，提高人口质量的科学。影响优生的因素很多。解决优生学中存在的伦理问题应遵循行善准则、公正准则、自主准则和无伤害原则四个基本准则。

 思考题

1. 简述出生缺陷的概念及其影响因素。常见的出生缺陷有哪些？
2. 出生缺陷的三级预防措施是什么？
3. 优生遗传服务应遵循的原则是什么？

（霍　静）

第四篇

演化：生命的时空景观

　　所有生物都是地球长期演化的产物。在原始地球的环境条件下，由无机物转化成有机物，进而积聚成为生物大分子，当这些生物大分子物质形成一个系统，获得了复制和传递信息的属性时，就形成了原始生命。从最原始的生命形态，经历由原核细胞到真核细胞，再到多细胞生物，直至人类的生物进化过程。

　　进化（evolution）也称为演化，是生物逐渐演变，由低级到高级，由简单到复杂，种类由少到多的发展过程。进化是有机界发展运动的总规律，进化论是贯穿整个生物学的统一理论。生命科学必须以进化为理论基础，才能正确认识有机界发生发展的规律。

　　任何生物的生存都离不开一定的环境条件；各种生物又在不同程度上改变着生存环境。人类对环境的利用和改造取得了巨大的成就，创造出各种文明，使得人的生活水平大大提高，并逐渐在环境中居于主导地位。但是人类活动也带来了很多有害的影响，包括人口激增、环境恶化、温室效应、生物入侵、慢性病和职业病等等。这些问题必须引起重视，否则人类将受到自然界的惩罚。

　　生态规律是生物和环境长期相互适应形成的客观规律。人类只有以生态规律为基础，保持生态平衡，才能应对许多难题，真正成为自然界的主人。生态学与医学的关系日益密切，随着人类生产活动的规模越来越大，对地球造成的危害也越来越多，既破坏了大气层又威胁着动植物的生存。人类的生产活动引起一系列的环境问题，如尾气污染、酸雨、臭氧层破坏、农药、物种灭绝、森林锐减、温室效应、海平面上升。

第十三章　生物简史

生物学一直是建立在认识生命发展史的基础上。不同于所有的非生物变化，生物演化是复杂性和有序性逐渐增加的过程，没有进化机制，就没有生命的一切。生物种类繁多，生命现象复杂多变，迄今尚无法绘制出生命史的全貌，但是生物学经过两百多年的发展，正在逐渐还原地球生命历程的本来面貌。

1859 年，达尔文的《物种起源》问世，其中列举了大量事实，证明各种生物都是由共同祖先进化发展而来。他的自然选择学说认为，第一，所有生物都存在形态结构和功能习性的变异现象，很多变异都有遗传的倾向。第二，生物都具有巨大的生殖能力，但在胚胎期和幼年期有大量的死亡，这是由于生殖过剩而引起的生存竞争。生存竞争包括环境适应、种内竞争和种间竞争，其中，生殖过剩引起的种内竞争是生物进化的主要动力。第三，生存竞争中的自然选择即适者生存，对生存有利的变异个体被保留，不利变异的个体被淘汰。自然选择过程具有创造性，使后代通过性状分歧而逐渐形成新种。

从生物演化的角度，可以将地球的 46 亿年历史分为三个阶段，即 10 亿年的前细胞阶段、30 亿年的单细胞阶段和 6 亿年的多细胞阶段。我们这个物种（智人）的历史只有 20 万年左右。本章介绍生命起源、微生物、多细胞生物和人类进化等四个方面的主要历史事件。

第一节　生命起源

生命起源是生物学尚未解决的最根本问题：生命始祖如何从无机世界中涌现出来？神创论关于生命开端的各种解释都回避了问题的实质，因为如若生命是神创造的，那么神的生命又是如何起源的？如果神是永恒的，那么为什么地球以外的宇宙中找不到生命的迹象？科学还不能完全解答生命起源问题，但是基于地球科学、古生物学和分子序列分析等证据，我们可以推测生命起源中的一些主要事件。

一、早期的地球

根据天体物理学理论和观测，我们所处的宇宙形成于 138.2 亿年前的一次大爆炸，此后在不断膨胀中产生和更替着亿万个星系。在 46 亿年前，银河系的一颗超新星爆炸陨落，为即将诞生的太阳系造就了 80 多种化学元素和强烈的物质震波。经过三百多万年的氢云涡旋和坍缩，逐渐形成了太阳及周围的行星盘。外层聚集较快，短期内形成远端星带、天王星、海王星、土星和木星。内层聚集较慢，经过上千万年才逐渐形成岩态的小行星带、火星、地球、金星和水星。

早期地球经历了频繁的碰撞，不断聚集周围物质，体积逐渐增大。撞击可引起火山爆发，释放出地球内部的大量岩浆和气体，形成富含氢、氮、氨、硫化氢、甲烷、一氧化碳、二氧化碳和水蒸气的还原性大气层。据推测，在45.3亿年前曾发生一次大冲撞，地表物质被大量震入空中，形成类似土星的环。环中的物质逐渐聚集，成为月球。月球的引力减缓了地球的自转，并促使地球形成稳定的地轴倾角和四季变化。

太阳系经历了初期混沌之后，在45.0亿年前稳定下来，进入主星序期。地球结束了早期撞击阶段，太阳风吹散了地–月周围的尘埃，平静的地表逐渐冷却固化。当温度低于100℃时，液态水在地面形成水系，有机物开始积累，形成生命的摇篮。形成有机物的能量来自紫外线、离子辐射、闪电、火山、海底热泉，以及各种高能矿物。有机反应的最早证据出现在42.5亿年前，因为在这时期形成的锆石中，碳同位素的含量较高。

然而到了41.0亿年前，太阳系外围发生了大行星轨道的迁移外推，扰动大量的小行星，导致持续2亿多年的晚期重撞阶段。密集的撞击摧毁了地表岩层，蒸干了水系。这个阶段在火星和月球上也留下至今可见的大量陨坑。

晚期撞击结束于大约38.5亿年前，平静后的地球上又开始出现生命的迹象：矿石中的碳同位素增多；油原（kerogen）可能来自原始的光合反应；沉积岩中37.0亿年前的石墨也可能是生命的遗迹。确凿的生命证据来自西澳大利亚35.0亿年前的叠层石，其中含有类似蓝藻细胞的微化石。细胞的出现表明生命起源已经完成，在此之前可能经历了四个阶段的化学进化：有机物的积累，模板复制，核酸–蛋白互催化系统，最后是细胞的出现。

二、有机物的积累

美国科学家 Urey 曾经设想，原始大气活动可能会生成简单的有机物。为了检验这个想法，他的23岁学生米勒（Miller）于1953年设计了一套模拟原始大气和海洋的简单装置（图13–1），可以使还原性高温气体循环流动，并用电火花来模拟闪电。这套装置运转数天后，水的颜色变黄，并出现黑色沉淀，其中发现氨基酸等简单有机分子。后来又有很多人做了类似的实验，结果都表明在原始地球环境中，可以自发形成多种有机分子，包括氨基酸、核苷酸、单糖和脂类。

地球早期积累的有机小分子，在一定条件下可以浓缩和相互聚合，形成随机的肽链、核苷酸链、糖链以及不同单体的组合。有实验证据表明，黏土

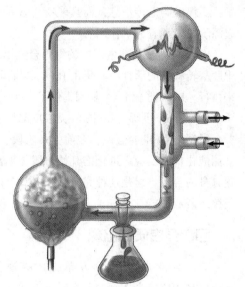

图13–1　米勒实验

可能为早期的分子组装提供了吸附表面，而某些矿质成分和有机分子具有催化活性，可使单体聚合过程更为稳定有序，导致某些随机聚合物逐渐增多。

地球上的撞击、紫外线、电荷分离等释放的能量可催化产生有机物，陨石也带来了宇宙空间的有机物。早期地球缺少臭氧层，紫外线可催化大气中的甲烷、氨气和水蒸气反应生成有机物，包括核苷酸。但有些科学家提出，紫外线同时也在分解有机物，因此地表很难积累大量有机物。海底热液反应可能才是生命起源的源泉。

生命活动需要稳定的能量输入。近来的研究提示，深海热流所滋养的生态系统可能最接近于早期的无氧生命状态。碱性热泉可持续数十万年，提供稳定的热流循环和天然的离子梯度。热泉火山石的大量空穴中含有丰富的过渡金属，可催化合成和吸附有机物。电子歧化反应可以活化黄素铁硫簇，通过乙酰辅酶A途径来还原二氧化碳，并且无需蛋白质或膜即可合

成 ATP，即底物水平磷酸化。早期地球热泉分布广泛，最近的研究表明，闪锌矿的日光催化反应能合成多种有机物，如还原性三羧酸循环的中间体 α – 酮戊二酸盐，而硫锰矿光催化反应可促进二氧化碳向有机物转化。

三、遗传的开始

从有机小分子的随机聚合向模板复制的过渡，标志着基因的出现和遗传的开始，并启动了分子自然选择和进化机制。一旦形成了某种模板，就可能触发形成自聚合核酶。有人设计了一种复杂的核酸聚合酶，所合成的核酸已经可以有催化性。RNA 短链可以自组织形成自催化网，最终在原汤中进化出功能完善的 RNA 聚合酶。一方面，复制循环会纯化体系的混合物，使得复制更有效和更稳健；另一方面，最初的复制子一旦建立，反馈机制将进化出更多更复杂的催化剂。人造核酶已能催化形成碳碳键、糖苷键、磷酸二酯键等，提示各种前生命类似物可以构建 RNA 世界。

分子复制具有巨大的潜力，因为遗传和自然选择是生命的核心标志，稳定的复制系统因进化而不同于无机世界的稳定动力系统。简单的分子复制体系还只能称为准生命系统，但是一旦有了稳定复制的系统，其复杂度会变得越来越高。

新陈代谢是以分子复制为核心的有机体系的构建和再构建循环。代谢中无休止的能量交换维持着所有的生命过程。代谢循环需要多种催化剂，最初的催化剂可能是一些矿质，后来演化成含有金属离子或活性基团的特定大分子。RNA 是目前所知的唯一能够自我复制的分子，不仅编码遗传信息，而且能产生多种催化活性（核酶）。很多科学家相信，核酶在生命起源阶段发挥着关键作用。

RNA 世界是指在蛋白质的编码合成出现之前，存在一个由 RNA 主宰的阶段。现代核糖体中肽基转移酶的活性中心仍由 RNA 单独构成，提示在蛋白质出现之前，生化功能主要由 RNA 来执行。RNA 催化 RNA 复制提供了一个简单的模型，解决了复制起源与生化进化谁先出现的矛盾，即 RNA 世界之后才进化出 DNA 和蛋白质。

根据 RNA 世界假说，在前生命阶段，某些 RNA 既是基因又是核酶，既能完成分子复制又能催化代谢反应。进化的开始阶段并不需要蛋白质和 DNA，前生命体系的核心只是 RNA 催化自身的合成。但是这种完全基于 RNA 自催化复制的体系还不足以达到细胞的规模。细胞的起源还需要 DNA、蛋白质和生物膜。

四、蛋白质的出现

双链 DNA 可能很早就从单链 RNA 演化而来，最初可能不是作为信息模板，而是以双链开合机制为前生命体系的分裂提供支架，从而有利于保持子系统的优势和传代的稳定性。后来，DNA 逐渐取代 RNA 成为代代相传的遗传物质。

在早期地球环境中，氨基酸的无机合成和聚合比核酸要容易得多。因此 RNA 世界实际上是 RNA – 蛋白世界，RNA 是在多肽的伴随下逐渐进化的，有些多肽发挥着稳定和扩展 RNA 催化功能的作用。生命起源是 RNA 与多肽共进化的结果。但是与较为简单的核酸复制相比，蛋白质的模板合成却要复杂得多，需要原始的核糖体和遗传密码，以及多种不同类型 RNA 的密切合作。虽然这套机制很复杂，但是早期的 RNA 世界最终完成了从蛋白质的随机合成到模板合成的转变，并形成了通用的遗传密码。

从 RNA 世界过渡到蛋白质王国的核心是氨酰化反应。氨酰 RNA 的酯键比肽键的能量更高，所以当两个氨酰 RNA 接近时，会自发形成肽键，产生肽酰 RNA。

遗传密码是连接 RNA 世界与蛋白质王国的字典，这种联系可能起源于 RNA 的氨酰化。氨酰 tRNA 合酶逐渐取代了早期催化 RNA 氨酰化的核酶，并导致保真遗传密码的出现。通用遗传密码形成以后才导致细菌和古菌的分离。

可以设想，在最初的自复制体系中，不仅有核苷酸和 RNA，还有氨基酸和随机小肽。在现代细胞的各种成分中，rRNA 是进化上最保守的分子。最早的 rRNA 可以催化肽键形成，而很多小肽容易附着在 RNA 上。进而，RNA 和小肽可以自组装形成很大的体系。实验表明，随机小肽无需特定的序列，只需不同性质的氨基酸组合，即可形成不同的螺旋和片层，产生不同的活性。前生命系统可能主要依靠随机小肽的多样性来维持长期循环演化。

小肽的随机合成向蛋白质模板合成的过渡，需要核糖体、tRNA 和 mRNA 的密切合作。最早的 rRNA 可能由小肽来稳定其结构；最早的 tRNA 负责为原始核糖体提供氨基酸和能量；而 mRNA 的前身可能是原始核糖体上用来固定 tRNA 的支架 RNA，并不具备编码功能。经过长期演化，氨酰 tRNA 合酶的出现导致 tRNA 与氨基酸的特异结合。另一方面，氨酰 tRNA 逐渐与支架 RNA 形成对应规则，可以对抗热噪声和减少合成差错，这就诞生了最早的 mRNA 和遗传密码，蛋白质逐渐取代各种 RNA 成为代谢酶。最早的 DNA - RNA - 蛋白质系统被认为是所有生物的最后共同祖先（last universal common ancestor, LUCA），但科学家们认为，LUCA 还不是细胞。

五、细胞的形成

生命起源最后的关键在于自持续复制遗传系统的细胞化。细胞是完整生命的基本单位，但是第一个细胞的形成机制至今还没有令人信服的答案。生物膜的演化是前细胞进化到细胞的必要条件。早期地球上可能存在大量的脂质，在水中能自发形成大小不一的膜泡，并不断发生融合和分离。实验表明，脂质自组装成的小泡，再加上黏土上合成的核酸和蛋白质，可形成细胞样结构。而大型的 RNA - 蛋白质系统也可能演化出合成脂类的功能，并利用脂膜来实现系统分隔、分子转运、能量转换和信号处理等功能。

细胞是能完成复制和分裂的独立生命体，是物质世界从纯粹物理化学状态迈向复杂生命的标杆。第一个细胞是结合了 RNA、蛋白质、DNA、脂类和糖类的功能整体，有稳定的能量供应，具备代谢、生长、分裂、遗传和进化等一整套完整的生命特征。

第二节　微　生　物

生命起源完成以后，细胞开始繁殖和演化，并进入长达 30 亿年的单细胞时代。漫长的单细胞时代里发生了一些重要的进化事件，包括细菌与古菌的分化，病毒起源，光合作用的出现和完善，氧化变革，真核细胞起源，原始多细胞生物的出现等。

一、病毒

关于病毒的起源有种种推测。有人认为病毒和细胞都起源于 RNA 世界，但更多人认为病毒是细胞的产物，即先有细胞，后有病毒。病毒曾经影响所有生物的进化，包括基因转移和提供基因调控元件。噬菌体的出现可能曾导致原核生物种类的大爆炸。

病毒是一类亚细胞的感染介质，依靠宿主细胞来完成病毒粒的复制。病毒粒大多为 20 ~ 200nm，包括核酸基因组和蛋白衣壳，有些还有脂质包膜。病毒可分为 DNA 病毒、RNA 病毒和反转录病毒三大类，共同特点是完全寄生和高突变率。国际病毒分类组织目前将病毒分为 7 目，104 科，约 5000 种。

亚病毒介质是比病毒更小的感染性遗传因子，包括类病毒（viroid）、缺陷干扰病毒、病毒卫星、朊粒（prion）等。类病毒发现于 1971 年，感染高等植物，只是一条裸露的单链环状 RNA 分子，通常为 200 ~ 400 核苷酸，不编码蛋白质，因而被认为是 RNA 世界的活化石。类病毒利用宿主细胞的 RNA 聚合酶复制产生子代链的多联体，经自身切割形成新的类病毒。丁型肝炎病毒 HDV 是乙肝病毒 HBV 的卫星，其 1.7kb 的单链 RNA 基因组仅编码一个抗原蛋白，有自剪接功能。

人类传染病中超过一半是由病毒引起。病毒的进化速度非常快，很多病毒的历史只有几十年，新型病毒还在不断出现，使得寻找抗病毒药物更加困难。另一方面，痘病毒、腺病毒和反转录病毒可用作临床基因治疗试验的表达载体。理解病毒的进化及与宿主的相互作用是认识艾滋病（图 13 - 2）、病毒性肝炎和病毒性流感等疾病的基础。

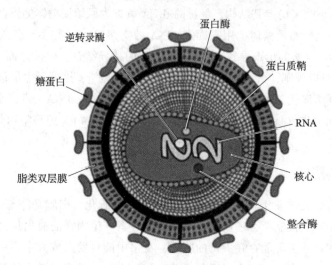

图 13 - 2　人类免疫缺陷病毒 HIV

二、原核生物

原核生物是最早的完整生命形式，以单细胞或松散群体的方式生活，不能形成多细胞有机体。鉴于大多数原核生物不能在实验室条件下生长，人类目前只鉴定了约一万种原核生物，可能还不到全部原核生物种类的 1%。

生命活动需要稳定的能量输入。早期原核细胞可能主要利用海底热泉形成的稳定离子梯度来完成最简单的能量代谢。原始细胞膜中的离子泵，尤其是质子泵和钠泵，可偶联离子梯度来合成 ATP，即渗透偶联磷酸化。最早的细胞可能已经具备了利用天然离子梯度的 ATP 酶的能力，而氧化呼吸链可能起源于这种原始的渗透偶联。

受能量转换效率的限制，自然选择使原核生物趋于精简的基因组和细胞成分，以利于获得快速生长繁殖的优势。现今的大多数原核基因组仅有数百万个碱基对，编码数千个基因。原核细胞看起来小而简单，内部没有明显的结构（图13 - 3）。然而，原核生物几乎可以在任何生境中找到，其代谢方式多种多样：有机营养型几乎可以利用任何有机分子；无机营养型可以利用周围的 H_2S、H_2、Fe^{2+} 或硫黄来固定碳；光合营养型则以多种产氧或不产氧的方式利用

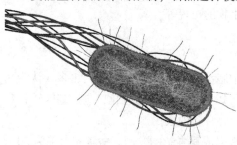

图 13 - 3　大肠杆菌是原核的模式生物

光能。

在阳光的照射下，浅水中的原核细胞可借助半导体矿物中的光电子转移反应来合成有机物，从而拓展光能利用途径。实验表明，以天然半导体作为光合色素，仅一步反应即可将光能转换为化学能。光电子还可吸收紫外线，使细胞免遭辐射损害。所以，半导体矿物中的光电子转移反应可能在早期细胞中发挥合成有机物、提供能量和保护细胞等重要作用。

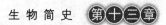

产氧光合作用经过漫长的积累和发展，最终完全氧化海底的还原态铁，氧饱和海水后，在大约27亿年前，氧气开始在大气中积累。到22亿年前，由于光合作用的进化，氧气开始快速增多，地球环境发生了氧化变革。大量物种在有氧环境中灭绝，而有氧呼吸机制的出现使得某些原核类群繁盛起来。

自从生命起源以来，某些关键的核糖体基因一直高度保守，因此常用于构建分子进化树的基部。这些研究表明，在生命之初，原核生物已分化为细菌和古菌。古菌的形态和代谢与细菌相似，但其遗传系统更接近于真核生物。目前的分类学通常将所有生物分为三个域：细菌、古菌和真核生物。

三、真核细胞的起源

已发现的最早真核细胞化石来自15亿年前。关于真核细胞的起源和演变，目前还存在很多争议。多数学者认为真核细胞的祖先是一种能吞食细胞的复杂古菌，而真核起源的关键在于这种古菌与一种有氧呼吸细菌建立了内共生关系。

最近在北冰洋海底热泉附近发现的洛基古菌（Lokiarchaeota）为真核细胞的起源提供了新的线索。基因组比较表明，洛基古菌与真核生物构成进化单系群（monophyletic），并编码多达175个真核特有蛋白，包括多种GTP酶、剪接体、肌动蛋白及其相关蛋白、泛素系统和膜泡转运蛋白，其核糖体也与真核的很接近。可见，洛基古菌已经具备复杂的膜系统和动态细胞骨架，并可能有吞噬能力，似乎只需要接纳线粒体祖先菌，就可以向真核细胞转变。

真核细胞与原核细胞相比，在能量和信息方面获得了更高层次的演化机会。线粒体的出现，使得一个葡萄糖分子可以产生更多的ATP，能量转换效能提高约十倍，从而突破了原核细胞在体积和基因组规模上的限制。核膜使得DNA获得更独立的环境、更专一的结合蛋白和更大的发展空间。通过基因拷贝和染色体重组，发展了越来越复杂的基因组、表达调控以及细胞的结构和生理功能，从而导致一系列的真核创新事件。真核细胞的体积往往千倍于原核细胞，因而需要发展复杂的细胞骨架和内膜系统。

某些真核细胞获取了内共生的光合细菌，演变形成叶绿体，导致光合作用效率的明显提升，地球上的有机物和氧气进一步增加，促进真核细胞的进一步发展。植物的祖先细胞不再需要捕食，运动能力逐渐丧失，形成细胞壁来保护自己。真菌的祖先细胞虽然没有叶绿体，但也发展了细胞壁，从捕食者转变为分解者。

线粒体的高效有氧能量代谢，再加上叶绿体的高效产氧光合作用，为真核细胞的快速分化和繁荣奠定了生理基础。原生生物（protists）是所有单细胞真核生物的统称，展现出异常丰富的细胞结构多样性（图13-4）。

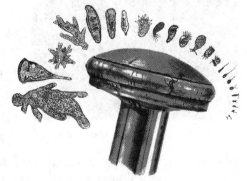

图13-4 原生生物的多样性和大小（与大头针帽比较）

线粒体和叶绿体都保留了自己的遗传系统，但是已经高度退化，因为大量的基因已转移到细胞核中。所以，真核基因组的成分很复杂，有些片段来自祖先古菌，有些来自共生细菌，有些来自病毒和其他遗传介质。

第三节 多细胞生物

在漫长的单细胞时代里，细胞从不孤单，因为分裂可以很快产生大量细胞，而且生态环境中还存在其他类型的单细胞生物。事实上，最早的生命遗迹都是细胞集落效应的产物，而真核生物的起源更是细胞合作共生的结果。

一、多细胞生物的起源

原核的蓝藻可以形成很大的集落结构，如发菜。但是多细胞体要发育出一定的胚胎和身体结构，却需要基因组编码大量信息，以实现细胞的分化，细胞间的协作，以及特定的多细胞身体结构。只有真核细胞的多染色体基因组经过长期进化，才能形成结构稳定的多细胞物种。现存的几乎所有多细胞生物都是真核生物。

真核细胞有大型的体积、高效的能量机制和复杂的基因组，但要构建稳定的多细胞体却绝非易事。关于多细胞生物的起源，有人曾这样设想：某些真核细胞倾向于集体生活，尤其是在营养缺乏的不利条件下，群体外围的细胞大量死亡，可为中央细胞提供食物，使种系得以度过艰难阶段而幸存下来。后来，有的细胞逐渐特化为繁殖细胞，在营养充足的情况下也由周围细胞供养，这就是卵细胞的起源。低等动物海绵的卵细胞就是靠吞噬周围细胞而变大。从某种意义上说，多细胞个体的所有细胞都是为了确保卵细胞的供养，从而延续一代又一代的胚胎发育和个体生长繁殖。

真核细胞经过早期的多细胞化演变，终于在5.4亿年前出现了寒武纪大爆发：在较短的时期内，集中涌现出大量种类的多细胞生物，包括现存动物的几乎所有门类和很多已灭绝的早期物种。

今天的多细胞生物主要分为三大支，构成植物界、真菌界和动物界，分别代表大型的生产者、分解者和消费者。有些学者提出，植物、真菌和动物的共同祖先可能是大约7亿年前的某种鞭毛类，先分化出绿藻和植物，再分化出多种藻类和原虫，最后从后鞭毛类分出真菌、领鞭虫和动物。现在已描述的植物约30万种，真菌约10万种，动物约150万种。

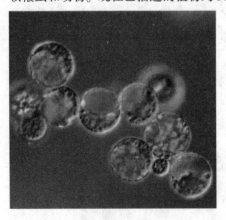

图13-5 绿藻

二、植物

植物起源于藻类中的绿藻（图13-5）。藻类是一个非分类学类群，泛指含有同化色素，能自养的水生生物。三万多种藻类构成约十个水生自养的进化系列，包括原核的蓝藻、原绿藻和真核的绿藻、红藻、金藻、硅藻、甲藻、隐藻、褐藻、裸藻等。常见的食用和医用藻类包括海带、紫菜、裙带菜、石莼、发菜、螺旋藻、地木耳、水绵等。固氮蓝藻是水稻增肥的要素。浮游藻是水生食物链的基础，但其大量繁殖会形成水华，使水生生物因缺氧或中毒而大量死亡。

绿藻向浅水发展，在大约5亿年前与真菌携手登陆，演化为地衣、苔藓、蕨类和种子植物。

地衣是真菌与绿藻或蓝藻结合形成的稳定共生体，有2万多种，常被归为真菌，也可视为最低等的陆生植物。真菌的菌丝包绕藻类，形成一定的形态，为藻类光合作用提供水分和无机盐。地衣在严酷环境中生命力极强，被称为先锋植物，极地生物大多依靠地衣为生。地衣酸可腐蚀岩面，有利于形成土壤层。食用和药用地衣包括石耳、树花、老龙皮、石蕊、松萝等。松萝可治肺病；石耳可止血消肿；石蕊可解热化痰；地茶是地衣类降压饮料；甘露衣用于治疗肾炎；地衣可提取多种抗生素；地衣多糖有抗癌、增强免疫力、降血压、消炎、清热解毒等功效。

苔藓是无种子非维管植物，约2万种，分为苔纲、藓纲和角苔纲。苔藓生长在潮湿环境中，输水能力不强，是从水生到陆生的过渡类型，在保土蓄水以及湖沼与陆地的演替中起重要作用。苔藓的特点是配子体发达，常为假根固着的叶状体，孢子体依附在配子体上。苔藓与绿藻的光合色素、贮藏淀粉、精子鞭毛都很相似，但是最早仅见于泥盆纪，晚于蕨类。

蕨类出现于4亿多年前的志留纪，曾繁盛一时，煤矿主要是由石炭纪的大型蕨类形成。但现存的1万多种蕨类几乎全是小型植物，分为松叶蕨、木贼、合囊蕨、真蕨四纲。蕨类的世代交替明显，孢子体减数分裂产生单倍体孢子，长成独立生活的小型配子体（原叶体），精子逸出后以水为媒进入颈卵器，受精卵发育成大型孢子体，有真正的根、茎、叶分化和明显的维管组织，适应陆地生活。

裸子植物具有花粉和花粉管，使得受精不再需要水，而种子的出现加强了对胚和幼小孢子体的保护。裸子植物没有真正的花，孢子叶球中保留了颈卵器。胚珠没有大孢子叶包裹，因而形成的种子是裸露的。裸子植物分为苏铁、银杏、松柏、买麻藤四纲，虽然只有约850种，但其森林覆盖面积却与被子植物相当。世界上最高的树是北美红杉和花旗松，超过百米。

被子植物又称为有花植物，孢子体高度发达，有根、茎、叶、花、果、种等器官。配子体高度简化，无颈卵器和原叶体。被子植物独有的双受精现象是指花粉管中有两个精子，一个与卵结合发育成胚，另一个与极核结合发育成多倍体胚乳，使得种子藏在营养丰富的果实内。被子植物始现于1.3亿年前的白垩纪，是出现最晚的高等植物，但现在已分化发展到超过25万种。

拟南芥（*Arabidopsis thaliana*）是众多十字花科蔬菜的野生近亲，被选为模式植物（图13-6）。从播种到收获只需40天左右，而每株每代可产数千粒种子。拟南芥基因组很小，5条染色体共1.57亿碱基对，含2.6万个基因和1500多种转录因子。实验室里的拟南芥已有数千突变株，在配子发生、胚胎发育、种子形成、器官形态、细胞组成、代谢途径、环境应答等方面都可检测出变异。

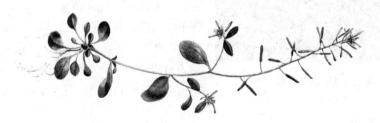

图13-6 拟南芥

水稻（*Oryza sativa*）是史前中国人栽培的重要作物，目前全世界年产约6亿吨，已培育出超过14万株系。籼稻、粳稻、糯稻的主要差别在于支链淀粉的含量不同，分别为80%、85%、100%，因而它们的耐寒能力和口感不同。水稻基因组的12条染色体约有4.3亿个碱基对，含3.8万个基因。

三、真菌

真菌的营养方式属于吸收式异养分解者，有细胞壁，无质体，腐生或寄生，通常不能移动。真菌的营养体称为菌丝体，真菌的繁殖体称为子实体，能产生无性和有性孢子。真菌的有丝分裂方式很特别，细胞核并不破裂，而是在核内形成纺锤体，染色体移向核的两端，最后形成两个核。真菌逐渐适应陆生的特征包括鞭毛丢失、丝状生长和气播孢子。壶菌、接合菌、子囊菌、担子菌是真菌的四大门类，也代表了真菌的进化路线。

壶菌位于真菌进化树的基部，多为水生，包括寄生鱼类的水霉。营养体为一团无隔菌丝，可有假根，可为多核单胞，早期没有细胞壁。无性繁殖依靠游动孢子囊，有性生殖多产生休眠孢子囊。壶菌是唯一产生游动孢子，既可腐生又可寄生的两栖真菌。

接合菌为陆生，有性生殖产生接合孢子，菌丝无隔，细胞壁为几丁质和壳聚糖。接合菌包括木霉、根霉、毛霉、虫霉。米根霉 *Rhizopus oryzae* 是植物毛霉病的条件致病菌，常用来发酵食品和饮料，但可产生有毒的麦角碱。

子囊菌约有 1.5 万种，完全适应陆生，子实体产生子囊。营养体为有隔菌丝，细胞壁为几丁质。大量繁殖主要靠无性生殖。子囊菌分为外囊菌、酵母、盘菌 3 个亚门，包括酵母、青霉、曲霉、虫草等。青霉素是青霉菌的分泌物。黄曲霉 *Aspergillus flavus* 感染谷物，产生高致癌的黄曲霉素。米曲霉 *A. oryzae* 能分泌多种酶是基因工程载体（图 13 - 7）。

担子菌约有 2.5 万种，有性生殖产生担子，其中通常有四个单倍体担孢子。担子菌的大型子实体称为蕈，包括蘑菇、木耳、灵芝等，通常有菌柄、菌盖和产生孢子的菌褶。

真菌的起源和支系非常复杂，目前的分类体系中不仅有多细胞真菌，还有单细胞的酵母，阶段性多细胞的黏菌，以及很多寄生性的真核病原。黏菌 *Mycetozoa* 有 500 多种，形似变形虫，但有释放孢子的子实体。真黏菌为原质体，没有单一细胞，而是形成多核原生质团，为黏变形体或网状，以吞噬进食，可形成孢子囊和子实体。减数分裂产生的单倍体孢子有两种：变形虫细胞和鞭毛细胞，同配结合形成二倍体合子。网柱黏菌为细胞性黏菌，有世代交替。盘基网柄菌在某些营养条件下以单核变形细胞群存在，或分泌 cAMP 而聚集成假原质体，先形成环状或螺旋状的高密度区，进而发生胞间连接，形成菌丝状的细胞束。微分方程模拟表明，菌丝是在 cAMP 浓度梯度的作用下自发形成的。营养缺乏时细胞聚集形成小蘑菇体，并产生孢子，也有纤维素外壳。孢子散落到营养丰富的地方时，又繁殖为单细胞群。

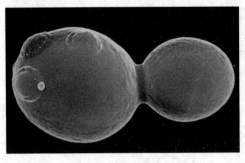

图 13 - 7　芽殖酵母

念珠菌在人群中的携带率高达 80%，其中一半是白念珠菌 *Candida albicans*。念珠菌病是医院感染的主要病原，占真菌病的 30%。这种条件致病菌平时无害，滋生于皮肤、口腔、呼吸道、肠道和阴道等部位，但在人体免疫力下降时致病。医疗器械表面的菌膜可引起手术感染和新生儿感染，而服用抗生素等药物常会降低免疫力而加重病情。

四、动物

动物是无细胞壁的真核多细胞异养生物，靠吞食获得营养。目前倾向于将原生动物排除在动物界之外，归于原生生物。动物通常有神经细胞和肌细胞，因而能自主运动，增强了摄食、交配、御敌、逃避等能力。所有的多细胞动物可能都是从单细胞的领鞭虫进化而来的。已知的 150 万种动物可分为 30 多门，归为低等动物、冠轮动物、蜕皮动物、后口动物四大类。下面简要介绍一些主要的动物类群。

海绵是最低等的动物，已知近万种。体型不稳定，由两层细胞构成，外层的扁平细胞之间有孔细胞贯通体壁。内层领细胞通过鞭毛摆动来形成水流，吞噬水流中的细菌，消化后将养分输送给其他细胞。中胶层含有骨针和少量变形细胞，也有消化功能。海绵没有神经细胞和运动能力，摄食、呼吸、排泄、生殖都依靠进出身体的水流来实现。

腔肠动物又称为刺胞动物，包括固着的水螅和漂浮的水母，已知 1.1 万种。身体辐射对称，有内、外两层细胞。外胚层分化为上皮肌细胞、腺细胞、间细胞和刺细胞，可射出毒液捕获猎物。内胚层有内皮肌细胞和消化腺细胞。中胶层有网状神经系统。

扁形动物是最低等的两侧对称动物，已知 1.2 万种，分为涡虫、吸虫、绦虫三纲。具有三个胚层，但体壁和消化管之间无体腔。消化管无肛门，但出现了原始的排泄系统。梯形神经系统包括脑、眼点、耳突和贯穿身体的三对神经索。日本血吸虫（*Schistosoma japonica*）生活史复杂，可引起肝脾肿大、肠壁受损和腹水等症状，目前困扰着全球2.5亿人。猪带绦虫（*Taenia solium*）可长达数米，头部有吸盘和小钩，能附着在猪和人的肠管内。

假体腔动物分为约十个门，陆生的主要是线虫，约1.2万种，靠原体腔的体液流动和体壁肌肉的伸缩使身体运动。消化管有口和肛门，但还没有循环系统和呼吸器。精子没有鞭毛，靠伸出伪足运动。多数线虫的体细胞数目是恒定的。线虫（*Caenorhabditis elegans*）是发育进程研究得最清楚的模式动物。

软体动物是冠轮动物的代表，幼虫具有冠轮。成体具备了真体腔和各种器官系统，柔软的身体分为头、足和内脏团，而皮肤伸展形成的外套膜可分泌石灰质，形成贝壳，因而又称为贝类。软体动物分为8纲，已知约11.5万种，此外还有3.5万化石种。常见的贝类包括腹足纲的海螺、田螺、钉螺、蜗牛、蛞蝓；双壳纲的扇贝、牡蛎、河蚌；头足纲鹦鹉螺、鱿鱼、章鱼、乌贼等（图13-8）。

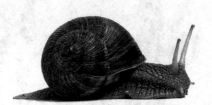

图13-8 蜗牛

环节动物也属于冠轮类，已知近万种，分为多毛纲、寡毛纲和蛭纲。身体出现分节，头部以外的体节基本相同。疣足是原始的附肢，一般每体节一对。闭管式循环系统和链状神经系统纵贯全身。蚯蚓的疣足退化为刚毛。蚂蟥的吸盘能分泌抗凝血剂。

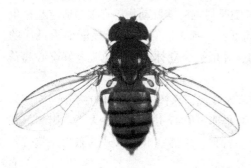

图13-9 果蝇

节肢动物是蜕皮动物的代表，已知种类超过100万种，包括昆虫、蜘蛛、蜈蚣、蜱螨、虾蟹等类群。体节愈合形成头、胸、腹，完成不同的生理功能。附肢形成口器、触角和各种类型的足。几丁质的外骨骼需要多次蜕皮，身体也往往需要变态。果蝇是模式动物之一，也是遗传学研究的重要工具（图13-9）。

棘皮动物是最低等的后口动物，由原肠孔形成肛门，而口腔是原肠在对侧开孔形成的。海星、海胆、海参、海百合、海盘车等的五辐射对称身体是在胚胎发育中次生形成的。中胚层起源的骨骼形成棘，突出体表，即粗糙的棘皮。

脊索动物是神经系统最发达的动物，出现于大约5亿年前，其三大特征是脊索、背神经管和鳃裂，分为尾索动物、头索动物和脊椎动物三个亚门。尾索动物（海鞘类）的脊索仅存在于幼体尾部，已知约2000种。头索动物的脊索一直延伸到身体最前端，目前仅存25种，以文昌鱼为代表。最早的脊椎动物是4.8亿年前出现的圆口纲，包括七鳃鳗和盲鳗两类，无上下颌之分，脊索终生存在，但已有脊椎骨的雏形。

鱼类出现于4.5亿年前，有了能咬合的上下颌，分为软骨鱼和硬骨鱼，现存约2.2万种。两栖类出现于3.6亿年前，现存4300种，从外形到内部结构已初步完成了向陆生的转变，但生殖仍不能脱离水环境。爬行类起源于3.3亿年前，现存6300种，羊膜卵的出现摆脱了水的束缚，真正适应了陆地生活，但体温仍随环境而变化。鸟类近万种，由爬行类进化而来，是有飞行羽毛的卵生恒温动物。

哺乳动物出现于大约2亿年前，特点是全身被毛，红细胞无核，一般为胎生，哺乳养育后代。哺乳动物现存约4600种，分为原兽（单孔类）、后兽（有袋类）和真兽三个亚纲。真兽亚纲又划分为食虫目、鳞甲目（穿山甲）、贫齿目（美洲犰狳、食蚁兽和树懒）、翼手目（蝙蝠）、兔形目（兔和鼠兔）、啮齿目（鼠类）、鲸目（鲸和海豚）、海牛目、鳍脚目、长鼻目、奇蹄目、偶蹄目、食肉目、攀兽目（树鼩）和灵长目等。

第四节　人类的进化

生物分类学有八个主要的分类阶元：域（domain）、界（kingdom）、门（phylus）、纲（class）、目（order）、科（family）、属（genus）、种（species）。人的分类学地位是真核生物域、动物界、脊索动物门、哺乳纲、灵长目、人科、人属、智人（*Homo sapiens*）。早在进化论提出后不久，人类学家们就认同，现代人是从灵长类中的类人猿演化而来（图13-10）。

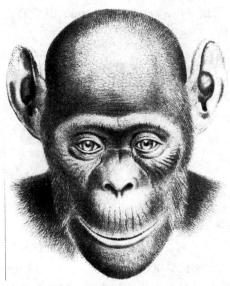

图 13-10　Haeckel 描绘的猿人

一、灵长类

最早的灵长类可能与树鼩和食虫类相似。在中国和缅甸发现的曙猿，表明猴和猿在五千多万年前即已分离。埃及出土的大量化石提示，四千多万年前发生了副猿和森林古猿的分离，前者是疣猴和猕猴的祖先，后者是猿和人的祖先。

灵长类是树栖的哺乳动物，有很多适应丛林生活的共同性状。抓握树枝的爪子逐渐变为灵活的手，可以灵巧摆弄物体。丛林生活还导致双眼朝前，并增强了立体视觉、色觉、好奇心和脑的信息处理能力，因而得名灵长类。

随着气候变迁和植物演化，非洲的森林大量被草地取代，森林古猿在 1400 万年前演变为稀树草原上的腊玛古猿，脑容量增长到约 300ml，初步能直立行走，可能是人类、黑猩猩和大猩猩的共同祖先。人类的另外两个近亲是猩猩和长臂猿，生活在非洲以外的东南亚热带雨林中。

二、从猿到人

研究表明，人与黑猩猩的分离大约是在 700 万年前。非洲的南方古猿可能是最早的猿人，生活在 500 万~150 万年前，直立行走，有前后肢分工，脑量增大，能制造简单工具。能人生活在 200 万年前左右，有许多原始性状，如吻部突出，无下颌，头盖骨低平，额后倾，但脑量已近 800ml，标志着人属的产生。能人之后的匠人分布到非洲以外，包括主要分布于东亚和东南亚的直立人，已能用火，如中国的元谋人、北京人、蓝田人等（图13-11）。留在非洲的匠人中则演化产生了一些脑量更大的古人类，在 25 万年前出现了脑量超过 1000ml 的远古智人，分化为尼安德特人和智人。尼安德特人在 3 万年前灭绝，智人成为硕果仅存的人属成员。

三、现代人

智人的历史不超过 20 万年，已经具备了现代人的全部形态特征。智人从大约 8 万年前开始走出非洲，并逐渐征服全世界（图13-12）。今天地球上的 70 多亿人全都属于智人，基因组差异一般在 99.6% 以内，小于大多数物种的种内差异。研究表明，人群的多态性主要来自于 15 万年前生活在非洲的约 1 万名智人。

由于地理气候条件的差异，智人演变为不同肤色、发色和眼色的黑种人、棕种人、白种人和黄种人。各个种族之间可以通婚，生育正常后代，表明并未形成地理上和生殖上的长期隔离。智人的祖先可能是漫游在热带稀树草原上的黑皮肤无毛个体，需要较多黑色素来抵御紫外线。迁移到较高纬度的地区后，易缺乏维生素 D 而患佝偻病，或引起妊娠和分娩困难。因此在北方，浅肤色的人有更大的生殖优势。研究表明，白种人都是 SLC24A5 基因（编码一种色素载体）的缺陷型。黄种人的 SLC24A5 基因功能完整，但其他色素载体基因有缺陷，所以黑色素也不足，导致黄肤、黑发、褐眼。

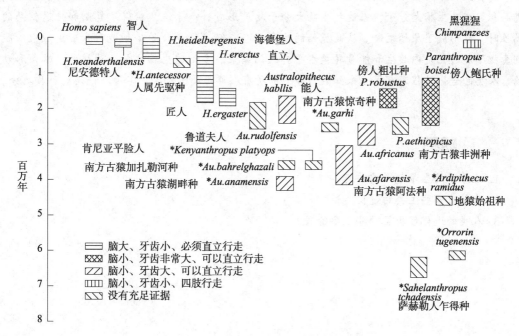

图 13-11 从猿到人的变化类型

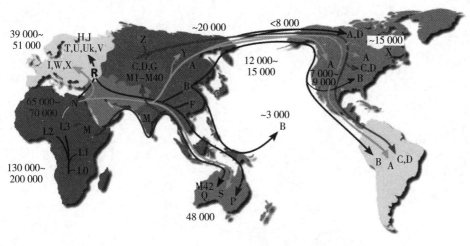

图 13-12 现代人走出非洲

数字的单位为年，字母符号表示现代人的亚型

　　种族的划分其实是非常主观而模糊的。例如，高尔夫球运动员泰格伍兹的祖先为 1/4 中国、1/4 泰国、1/4 非洲、1/8 印第安和 1/8 荷兰，而他们的每个祖先也可能来自多个种族。由于不同群体间的基因交流，不可能将一群人与其他群体完全分开，但可以用 DNA 图谱来推测个人的多重混合祖先。人类的历史不是形成一棵枝权分隔的树，而更像缠绕交错的藤蔓。人类不存在严格的种族之分，而民族之间的差异往往更为模糊。

　　长期生活方式的不同可使人群出现表观遗传的差异。例如，多数人在两岁以后，乳糖酶的表达下降，不足以分解奶水里的乳糖，摄入过多的奶就会引起腹胀、腹泻等症状，这有利于断奶。但在长期喝牛羊奶的地区，成年人的乳糖酶基因一直保持较高表达。

 本章小结

所有生物都是地球长期演化的产物。在原始地球的环境条件下，由无机物转化成有机物，进而积聚成为生物大分子，当这些生物大分子物质形成一个系统，获得了复制和传递信息的属性时，就形成了原始生命。从最原始的生命形态，经历了漫长的单细胞时代。由原核细胞到真核细胞进化是内共生和能量转换水平升级的结果。多细胞生物主要分为植物、真菌和动物。人类的进化过程还有很多未知数。今天的所有人群都属于智人，不存在严格的种族之分。

 思考题

1. 地球上的生命起源需要哪些要素？
2. 生物有哪些主要的进化类群？
3. 人类的进化经历了哪些主要阶段？

（张　闻）

第十四章　生态和环境

生物的生存需要一定的环境条件。环境是一个相对的概念，指围绕和影响特定生物主体的一切事物的总和。环境给生物提供了必需的生存条件，而生物在其生命活动过程中又会不同程度、直接或间接地对环境施加影响，使环境发生变化。在漫长的自然进化史中，生物和环境形成了相互依赖、相互制约、相互协调的关系。

人类活动对自然环境和其他生物的影响在不断加剧，近些年来出现了各种各样的环境问题，包括人口过度增长、环境污染、生态退化、生物多样性丧失、气候恶化等等，严重影响了人类和其他生物的生存和发展，使得对生态环境的研究显得越来越重要。

第一节　生态学基础

生态学（ecology）是研究生物、人类、环境三者之间复杂关系的科学。从分子到个体到生物圈都是生态学的研究对象，其中对于个体（individual）、种群（population）、群落（community）和生态系统（ecosystem）的研究是生态学的基本主题。

一、生态因素

生命的存在不是孤立的，任何生物都必须占有一定的生存空间，一切生物的生命活动都必然与其生存的各种外界条件相联系。生态因素（ecological factor）是指环境中对生物的生命活动和行为分布有直接影响的要素，或者说，生态因素是环境因素中对生物起作用的部分。生态因素的种类很多也很复杂，其中物理因素包括光、温度、水和湿度、空气、土壤等；生物因素包括环境中的各种动物、植物、微生物及人。

1. 物理因素　光是绝大多数生物的最终能量来源。地球上的生物，除少数化合成生物之外，都依赖于绿色植物光合作用所固定的太阳能进行生长发育、繁衍后代。除作为能量的最终来源外，光还对动植物的生活、生长发育等都有影响。动物的热能代谢、行为、生活周期和地理分布等都直接或间接受光照的影响。动物的昼夜节律、蛰伏、换毛、鸟类的迁徙、动物的体色变化等周期性活动都与光照周期的长短有关。

除了日光外，自然界中的宇宙射线、X射线等对生物也有一定的影响。它们可以引起生殖系统、胚胎发育及遗传特性的改变，而且越高等的生物（主要是动物）越敏感。由于人类对X射线等的利用活动，它们现在已成为人类生活环境的一部分，其对人及各种生命的影响变得越来越重要。

温度可不同程度地影响生物的新陈代谢强度，因此也影响生长发育速度及生物的数量、地理分布等。生物的生存有一定的温度范围，一般动物生命活动的温度底线是冰冻，高限是45℃左右，最适温度是20～25℃之间。在可耐受的温度范围内，生物的生长发育及各种生理活动一般都随温度上升而加快。动物的行为如冬眠、夏蛰习性均和温度变化有直接的关系。

水是有机体的重要成分，没有水就没有生命。高等植物体内的水分一般为60%～80%，少数可达到90%以上。在动物体内水含量也有较大区别，水母可达到99%，成人大约65%，初生婴儿大约为72%左右，动物体失水可导致极为严重的后果。空气中湿度过大可以影响植物的蒸腾作用，间接影响营养物质的吸收，也会影响叶片温度的调节从而影响植物的生长和繁殖等过程。

大气成分中，氧占21%左右，氮大约78%，二氧化碳约占0.03%，另外还有少量的水及惰性气体。O_2和CO_2在动、植物的代谢过程中互为原料与产物，与生物的关系最为密切。N_2可以被根瘤菌通过固氮作用固定下来，转化为植物所能利用的含氮化合物，供植物生活所需。

土壤是大多数生物栖息、活动的场所，沉积和贮存着多种元素与营养物质，同时也构成了营养物质的传递、循环和废物处理系统。土壤的结构、含水量、通气性等各种理化性质，都对生物产生重要的影响和作用。土壤的酸碱度也会影响动植物的生长和分布。比如蚯蚓喜欢中性或微碱性土壤，而多数昆虫更喜欢酸性的土壤。植物的生长也与土壤的酸碱性直接相关。

2. 生物因素 特定环境中的生物，包括动植物、微生物、人等，互为生物因素，它们之间相互作用，相互影响，形成了复杂的相互关系。生物之间的相互关系主要包括种内关系和种间关系。

（1）种内关系 指生活在同一环境中的同种生物不同个体间的相互关系和影响，主要有种内互助和种内斗争。

种内互助是指同种个体在生活过程中进行的互相协作的行为。蚂蚁、蜜蜂等社会性昆虫个体之间有明确的分工，同时又通力合作，共同维护群体的生存。狼群在捕食时，多集体出动，配合默契，有利于捕捉猎物，而被捕食的牛群等可以共同对付狼群等的攻击。种内互助有利于动物的觅食、御敌、生殖等活动，对于种群的生存有重要意义。

种内斗争是指同种个体之间由于食物、栖所、配偶或其他生活条件的矛盾而发生的相互格斗、自相残杀的现象。如蝌蚪生活过程中，可排出毒素，密度过大时抑制其他蝌蚪的生长发育。雄狮在生殖季节为了争夺配偶，经常会相互攻击等等。种内斗争可使生存下来的个体获得更有利的生活条件，有利于物种的延续。

（2）种间关系 是不同物种种群之间的相互关系。两个种群之间的相互关系可以是直接的，也可以是间接的，可以是有利的，也可能是有害的。典型的种间关系包括捕食、竞争、寄生和共生关系。

种间关系中最主要、最常见的关系是捕食关系。动物大多是需要摄取营养的，它们或以植物为食，或以其他动物为食。捕食者和被捕食者之间在没有外来干扰的情况下可实现动态平衡，是生态平衡的重要组成成分。

种间竞争是指个体之间彼此妨碍，相互抑制的关系。一般来讲，竞争发生在生物利用的共同资源出现短缺，如光照强度降低、土壤营养不足、土壤表层性质变化等情况下。

寄生是一种种间的对抗关系，是指一种生物生活在另一种生物体内，依赖后者提供营养，通常会对后者带来或强或弱的危害。如蛔虫、绦虫等可寄生于人体，菟丝子可寄生于其他绿色植物上，病毒可以寄生于动、植物或细菌细胞内。

共生是指两种不同生物之间所形成的紧密互利关系。共生关系可存在于动物、植物、微生物及三者中任意两者之间。共生又可以分为互利共生和偏利共生等。豆科植物与根瘤菌之间，即为互利共生，而寄居蟹与海葵之间为偏利共生关系。

二、种群生态

种群是指在一定时间内占据一定空间的同种生物个体的集合。通常情况下，种群中的个体可以相互交配，产生正常后代。可以说，种群是物种的存在单位、繁殖单位和进化单位，也是群落的基本组成部分。种群的基本特征包括数量特征、空间分布和遗传结构等，而生态学家最关心的是如何解释和预测种群的变化。

1. 种群的空间分布 每个种群均占据一定的空间。同一物种的不同个体可以形成多个种群，主要是因为地理隔离等原因阻止了它们之间的交配。种群内的个体受到种内关系、种间关系及自然环境条件的综合影响，呈现出随机分布、均匀分布、集群分布等不同的空间分布格局。

2. 种群的遗传结构 种群是同种个体的集合，种群中全部个体所含的全部基因构成了这个种群的基因库。但是不同的地理种群之间存在有基因差异，具有不同的基因库。种群的基因频率世代传递，在进化过程中通过改变基因频率以适应环境的不断改变，从而决定生物进化的方向。

3. 种群的数量特征 种群的数量特征是种群的最基本特征。影响种群数量变动的基本因素主要有出生率和死亡率以及迁入和迁出，种群结构本身的特点如性别比例、年龄结构也可以影响种群数量。

（1）出生率和死亡率 种群的出生率（natality）是种群在单位时间内出生的新个体数，反映了种群的平均生殖能力，是使种群数量增长的因素。出生率的大小与个体的性成熟速度、胚胎发育速度、每胎产仔数、生殖周期、寿命长短等有关。一般来说，低等生物的生殖能力高于高等动物。

死亡率（mortality）是指种群在单位时间内死亡个体数，是使种群数量减少的因素。由于疾病、被捕食、种群密度过大等原因，种群的实际死亡率往往要大于自然死亡的最小死亡率。另外，种群的死亡率也会因为温度等物理因素等受到影响。

当一个种群的出生率大于死亡率时，种群数量增加，反之种群数量减少，出生率等于死亡率时，种群数量保持相对稳定。

（2）迁入和迁出 对于一个确定的种群，单位时间内迁入或迁出的个体数占种群个体总数的比例，分别称为种群的迁入率（immigration rate）和迁出率（emigration rate）。迁入和迁出不仅可以影响种群数量变动，还会影响种群的基因频率。大量个体的迁入或迁出会对种群密度产生显著影响。

（3）年龄结构（age structure） 是指种群中各年龄组个体（幼年个体、成年个体、老年个体）的比例。年龄结构可影响种群的出生率和死亡率，从而影响种群数量。年龄结构可用年龄锥体（age pyramids）来表示。年龄锥体可分为三种基本类型：①增长型年龄锥体，呈正金字塔形，基部宽，顶部窄，表示种群中有大量幼龄个体，老年个体仅占极小比例，该群体中出生率高于死亡率，是一个增长中的种群；②稳定型年龄锥体，各年龄组差异不大，因此是比较稳定的种群；③下降型年龄锥体，基部窄，顶部宽，表示幼年个体少，中老年个体比例高，是一个下降的种群（图14-1）。

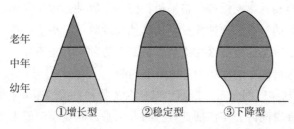

图 14 - 1 年龄锥体

（4）性别比例　是指种群中雌雄个体的数目比。自然界中，不同种群的正常性别比例有很大差异，性别比例对种群数量有一定影响，例如，用性诱剂大量诱杀害虫的雄性个体，会使许多雌性害虫无法完成交配，导致种群密度下降。

4. 种群的数量变化　生态学家常常用群体数量、出生率和死亡率等参数的微分方程来模拟种群的变化，提出种群在资源无限条件下呈 J 形的指数增长，而在资源有限条件下呈 S 形的逻辑斯蒂增长。在这两个模型的基础上可以建立更为复杂和精确的模型来预测种群数量的变化。例如，用一个著名的微分方程组可以部分解释加拿大某地区猞猁和雪兔这两个种群相互消长的周期性数量变化数据（图 14 - 2）。目前世界人口已经不再呈指数增长，但是人口增加依然很快，有些科学家预计，在世界人口达到 100 亿以后才会稳定下来。种群变化模型还有助于解释为什么有些有害物种难以消除，而有些濒危物种却难以保护等问题。

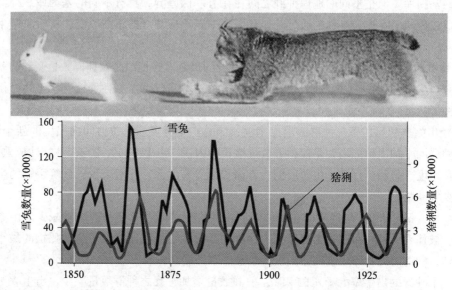

图 14 - 2　加拿大某区猞猁数量（红线）和雪兔数量（黑线）的波动周期约为 10 年

三、群落生态

群落是在一定生活环境中所有动植物和微生物种群的自然集合体。群落的生态特征主要体现在物种多样性、优势种群、生物的时空分布和群落演替等方面。

1. 群落的物种多样性和优势种群　每个具体的生物群落均由一定的物种组成，不同生物群落的物种种类数目差别很大，但一般都极为丰富。有人调查过，在森林群落中的生物，一英亩平均有 100 多个物种，还不包括原生生物和微生物。一般来说，在冻原和荒漠群落中物种数量要少得多。但根据苏联生物学家季霍米罗夫的资料，在西伯利亚北部的泰梅尔半岛冻原群落中也有 139 种高等植物，670 种低等植物，大约 1000 种动物和 2500 种微生物。群落中物种的多样性是维持群落稳定的重要因素，当生物群落中的物种数量发生变动时，有可能会引起群落的变化，尤其是在物种较单一的群落中，甚至有可能会造成毁灭性的破坏。

群落中的种群通过相互影响保持动态平衡，但各个物种的数量并不相同，它们在群落中所起的作用也是不一样的。有的物种数量要比其他物种的数量更多一些，如果这个物种在群落中起主要作用，则它就是这个群落的优势种群。优势种群常常不止一个，而且由于不同结构及组成的差异，不同群落中的优势种群也是不同的。

2. 群落的空间结构和时间分布　群落因其所含的物种占据的空间、时间不同表现出一定的结构特点，其物种在空间的分布包括垂直分布和水平分布，而时间上的分布主要表现为群落中物种分布的时间节律性。

（1）垂直分布 即不同生物在不同高度上所形成的分层现象，与光照条件密切相关，每一层的生物是适应于该层的光照水平，并降低下一层的光照水平。垂直分布可使单位面积上的生物容纳量增大，更有利于对环境条件的利用，减弱种群之间的竞争强度。

在森林群落中垂直分布表现最复杂，可分为地下层、地表层、草被层、灌木层、下木层、树冠层等。森林中高大植物处于垂直分布的最上层，其树冠层处于全光照中，下木层得到的光照只有树冠层的 10%～50%，而灌木层只有 5%～10%，接近地面的草被层得到的光照就更少，只有 1%～5%。各层中都栖息、生活着不同的动物类群，由此动物也在垂直分布上出现分层的现象。吃植物的昆虫、鸟类、哺乳类等占据了地上的树冠层，在地表的草被层和地表层中则栖息着大量的两栖类、爬行类、兽类（如啮齿类等）、蝉、蜘蛛等昆虫和微生物，在地下层，则生活着大量的细菌、真菌、昆虫等，还有一些穴居动物等。

（2）水平分布 在同一个水平面上，生物的分布也表现出不同的分布规律。同种个体的水平分布主要有随机性分布、均匀分布、集群分布等。而种群的水平分布则主要表现为镶嵌性。种群分布的镶嵌性与内部环境因子的分布不均、人或动物的活动影响有关。

（3）时间分布 群落中的生物分布因为时间的变化往往表现为节律性变化。比如在温带森林群落中，植物随着季节的变化，植物的生长表现为季节的节律性。有的植物四季常绿，如松柏类，有的在春季发芽生长，秋冬季枯萎死亡；有的植物春季开花，有的夏季或秋季开花。伴随着季节的节律性变化，动物也呈现季节性变化，一些昆虫会在春天逐渐出现，秋冬季进入蛰伏，候鸟也会进行季节性迁徙。由于群落中的动植物的季节性变化，群落外貌也呈现季节性改变。生物的节律性行为也与昼夜的变化有关，有的动物如蝙蝠、猫头鹰等夜间活动，而多数的鸟类则白天活动等。

3. 群落演替 生物群落总是在不断变化之中，一方面，环境的变化会影响生物的生存、影响生物的类型、影响生物的行为，另一方面，生物也在不断适应环境，并对环境产生影响。环境和生物之间的相互作用和影响使群落在发展中，部分种群数量增加，部分种群衰落甚至消失。群落的这种随时间推移而发生的有规律的变化称为演替（succession），这一过程中，各种群落更替相继发生，最后形成与环境相适应的相对稳定的群落即顶级群落（climax）。

群落演替可以分为初级演替（原生演替）和次级演替（次生演替）。初级演替是指从一个没有生命的地点（如沙丘、火山熔岩冷却后的岩面、冰川退却后的地面、山坡的崩塌和滑塌面等）开始的演替。次生演替是指从原存在生物的地方发生的群落演替，如砍伐森林、森林火灾、洪水等之后发生的群落演替。原生演替一般来说是一个漫长的过程，群落更替的速度比较慢。而次生演替的环境有较为成熟的土壤环境和丰富的生物遗体或繁殖体，环境条件较好，所以次生演替的速度要快得多，形成顶级群落的时间要短得多。

四、生态系统

不同的生物群落显示出不同的特点，这些都与生物群落所处的环境有直接关系，我们把生物群落与其所处的栖息环境构成的整体功能单位称为生态系统。在这个整体中，生物与环境之间不断进行物质循环、能量流动和信息传递，它们相互影响，相互制约，并在一定时期内处于相对平衡状态。生态系统可大可小，任何一个生物群落跟周围环境都可以形成一个生态系统，一个池塘、一片森林、一片草原、一个湖泊、一座城市甚至整个地球都可称为一个生态系统。整个地球上的环境和生物构成的生态系统，称为生物圈，是最大的生态系统。

1. 生态系统的组成 生态系统的组成成分可分为四个基本成分：非生物成分、生产者（producer）、消费者（consumer）和分解者（decomposer）。

（1）非生物成分 包括阳光及环境中的空气、水等无机物、有机物，还有气候、温度等物理因素，是生态系统中最基本的成分，它是生态系统能量流动和物质循环的基础。

（2）生产者　是指生态系统中的自养生物，包括绿色植物和能进行光合作用和化能合成作用的细菌，它们可以利用太阳能，把从环境中摄取的无机物合成自身的有机物，并储存能量。生产者是生态系统中动物、微生物生存的基础，是生态系统的主要成分。

（3）消费者　是指直接或间接以植物为食的异养生物，是生态系统中能量流动和物质循环的重要环节。以植物为食的动物，如马、牛、昆虫、鸟等被称为初级消费者；以初级消费者为食的动物为次级消费者；依次类推，以次级消费者为食的是三级消费者。消费者由于在不同食物链上所处的位置不同，消费者的等级也不是固定的。比如杂食性动物在以植物为食的时候是初级消费者，在以动物为食的时候可作为次级甚至是三级消费者。

（4）分解者　是指进行腐生生活的一类异养生物，以细菌、真菌等微生物为主，也包括蚯蚓等腐食性动物，它们从动植物的尸体、碎屑及排泄物中获得能量，将它们分解成为简单的有机、无机化合物和元素，并释放到生态系统的无机环境中，是生态系统的必要成分。

2. 生态系统的功能

（1）能量流动　生态系统中生产者将太阳能固定，开启能量在生态系统中的流动、转换、消耗的过程。能量在生态系统中的传递依赖于生产者、消费者、分解者之间通过直接或间接的食物联系形成的食物链（food chain），而食物链之间又相互交错形成复杂的网络状关系，称为食物网（food web）。生态学上，能量流动过程中各生物所处的地位称为营养级（trophic level）。生产者位于食物链的最底端，也是能量流动的第一个环节，即第一营养级，植食性动物也就是初级消费者位于能量流动的第二环节，称为第二营养级，以草食性动物为食的食肉动物就是第三营养级。

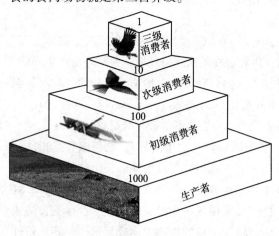

图 14 – 3　能量金字塔与十分之一定律

营养级反映了能量流动的方向，也反映了生物在食物链各环节所处的地位。一般来说，从绿色植物流入草食性动物的能量只有绿色植物净生产量的 10% 左右，从草食性动物流入肉食动物体内也只有 10% 左右，即各营养级之间的转化效率平均在 10% 左右，我们把这个特点称之为能量流动的"十分之一定律"，可用能量金字塔来表示（图 14 – 3）。

由此可见，能量流动在生态系统中是不可逆的，只能由低营养级到高营养级单向流动，而且逐级递减，所以一条食物链上的营养级一般不超过 5 个。

（2）物质循环　生态系统中，伴随能量流动生命所需的各种物质如水、碳、氢、氧、氮等元素也在各营养级之间源源不断地进行转移，但是不同的是能量流动是单向的，而物质是循环流动的。生态系统中的物质循环涉及整个生物圈，所以也称为生物地化循环（biogeochemical cycle）。生物地化循环根据循环途径不同可分为水循环、气体循环和沉积型循环。

水循环是物质循环中最重要的，是物质循环的中心环节。地球表面水体中的水在太阳光的作用下，形成水蒸气进入到大气中，另外植物的蒸腾作用、动物通过呼吸、排泄、汗液分泌等也可形成水蒸气进入大气；在大气层中的水蒸气通过降雨、降雪等方式返回地面，一部分形成地表径流和地下水最终汇入海洋，一部分被生物体利用。

碳、氧、氮的循环多为气体循环。生物圈中的生产者通过光合作用将大气中的 CO_2 固定，形成糖、蛋白质、脂肪等以碳、氧为主要成分的有机物，这些有机物又通过动植物的呼吸作用及分解者的分解形成 CO_2 返回大气。部分动植物的尸体也可长期埋于地下，转化为石油、煤炭等，通过燃烧产生 CO_2 也可返回大气。

硫、磷、钙、镁、钠、钾等盐类的循环属于沉积型循环。沉积型循环主要发生在岩石圈和土壤圈，元素以沉积物的形式通过岩石的风化作用和沉积物本身的分解转变成生态系统可用的物质，生物体死亡后尸体被分解者分解，元素又以沉积物的形式返回岩石圈或土壤圈。

（3）信息传递　生态系统中，能量流动和物质循环过程中，还伴随着生物体之间及生物体与环境之间的信息传递。生态系统各因素之间可通过物理信息（如声、光、电、温度、湿度等）、化学信息（如酶、激素、生物碱、代谢产物）、行为信息（如鸟类求偶期间的舞蹈）等影响生命活动的正常进行，影响种族繁衍，调整物种间关系从而维持生态系统的稳定。

3. 生态平衡　生态系统是一个开放的结构功能体系，系统中的生物跟环境之间通过物质循环和能量流动紧密联系在一起，信息传递则保证了生态系统的结构和功能得以正常运行。

经过由简单到复杂的漫长时期的演化，生态系统的结构和功能形成了一个相对稳定的平衡状态，即生态平衡（ecological balance）。这时生态系统中物种在种类和数量上保持相对稳定，系统中的物质和能量的输入和输出趋于相等，能量流动和物质循环能够在较长时间内保持相对稳定。

生态系统的平衡状态是相对的，可以由内部的环境因素和生物因子间的相互作用来自我调节。当环境条件发生改变时，平衡状态会发生变化，如一片森林中，如果害虫增加，就会对植物造成损害，减少生物量的生成；但是以害虫为食的鸟类等天敌因为食物增加，数量也会增加。而生物量的减少及天敌数量的增加反过来又会使害虫的数量减少，从而各物种之间又重新回到原来的平衡状态。一般来说，生态系统越复杂，这种平衡状态就越稳定，越不容易被打破；生态系统越单一，生态平衡越脆弱，越容易失衡，甚至崩溃。比如，害虫的数量增加一般不会使森林生态系统失衡，但是农田生态系统由于物种组成单一，害虫数量的增加可以使其短时间内崩溃。

生态系统的自我调节能力是有限的，当外来的自然因素或人为干扰超过一定限度时，生态系统的平衡就会被打破，生态系统就可能发生功能障碍甚至崩溃，从而引发生态危机。

 知识链接

十分之一定律

十分之一定律，是由美国耶鲁大学生态学家林德曼（Lindeman）发现的。1941年，他对50万平方米的湖泊作了野外调查和研究后，发表了研究报告《一个老年湖泊内的食物链动态》。报告中用确切的数据说明，生物量沿食物链顺序从绿色植物向食草动物、食肉动物等转移时，呈现出逐级递减的趋势。生产者通过光合作用生成的有机物称为总初级生产量，其中一部分用于自身的生命活动比如呼吸、排泄等消耗，另一部分为净初级生产量。净初级生产量中的一部分进入草食性动物体内，除去动物自身消耗之外的形成净次级生产量。通常后一级生物量只相当于前一级生物量的1/10。其余的9/10被消耗。林德曼把生态系统能量流动中存在的这种定量关系，称为"十分之一定律"。

第二节　环境保护

一、环境污染

人类是生物圈这个生态系统中不可或缺的重要成员，人类和环境之间相互影响，相互制约。人类在从自然环境中获得物质和能量支持的同时，也在不断影响和改造着自然环境。人类活动对于自然界造成的影响是多方面的，其中人类生活和工农业生成所造成的环境污染是生态平衡维持稳定的最大威胁。人类活动造成的环境污染主要表现在以下几个方面。

1. 水污染　现代工业的发展和城市的急速扩张使生活污水和工农业生产中的废水排放量急剧增加，人类赖以生存的淡水资源受到严重污染。工业废水中含有的 Hg、Cu 等重金属，农业生产中的农药残留、牲畜粪便，生活污水中的洗涤剂等等都是常见的水污染物。这些污染物中的有毒物质可在水生生物中积累甚至造成水生生物死亡。硫、磷等污染物可造成水体的富营养化，使水中的藻类等大量繁殖，争夺水中的氧气，使鱼、虾等大量死亡。另外，人类对海洋的开发和利用如石油开采、远洋运输也使海洋水污染问题日益加重。

水消耗量的增加和水污染的加剧，导致全球性的水源危机。我国是世界上 13 个贫水国家之一，人口众多，水资源的人均占有量只有世界平均水平的 1/4，水污染的防治相对落后，因而水污染的问题显得尤为突出。

2. 空气污染　空气中的主要污染物是一氧化碳、二氧化碳、二氧化硫及粉尘颗粒等，主要来自于工厂排放的废气、汽车尾气及焚烧产生的烟尘等。

工业生产、汽车尾气等排放的大量的 CO_2 可使大气层出现"温室效应"，地表温度升高，从而导致地球冰川融化，海平面升高，威胁到沿海国家和地区的人类生存。SO_2 和 NO_2 等酸性气体遇水形成的硫酸或硝酸是酸雨的主要成分，pH 可达到 4~4.5，甚至 2 左右。酸雨可使土壤酸化，营养物质流失，降低土壤肥力，使农作物减产甚至死亡，危及森林生态系统，使树木枯萎甚至死亡，使水体中 pH 下降，影响水体中动植物的生存繁衍。空气中的污染物如氟利昂等氯氟烃可以对地球上空的臭氧层造成破坏。据研究，大气中的臭氧每减少 1%，照射到地球上的紫外线强度就会增加 2%，人类患皮肤癌的几率就增加 3%，还会增加白内障、发育停滞等的风险。紫外线强度的增加还可以对植物的光合作用产生影响，使其更容易受病虫害的影响。臭氧层的破坏，使其对地球温度的调节能力降低，对气候变化产生影响，从而对整个生物圈的生态平衡产生不利影响。

空气中的有毒污染物可以损害人或动物的呼吸系统的功能，使呼吸道疾病的患病风险增加，并且可以刺激眼、鼻等黏膜导致疾病。浓度很高时，甚至可以造成急性中毒而死亡。比如，1952 年伦敦上空的光化学烟雾在一周之内就造成 4000 多人中毒。

3. 土壤污染　土壤污染主要来自于农业生产中的农药残留、工业生产的废弃物以及生活垃圾等，其主要污染物有汞、镉、铅等重金属、有机农药、酚类、氰化物等。比如农业生产中防治害虫的杀虫剂，清除杂草的除草剂等生物毒剂不仅可以杀死农业害虫、杂草，也威胁其他动植物、微生物甚至人类的健康，破坏生态平衡。工业生产所产生的废弃物中往往含有一些有毒、有害的重金属等成分，一方面影响土壤中的微生物及植物的正常生活和生长，另一方面还可以在这些生物体中积累，通过食物链影响环境中的其他生物，危害生态平衡。

环境污染中的水污染、空气污染、土壤污染三者之间是密切关联的。被污染的水在地表流动或渗入地下，可以引起土壤的污染，而土壤中的污染物也可融入地表或地下水污染水源，空气中的污染物通过降雨和沉降又可造成水体和土壤污染。

生态系统中生物物种包括人的生存和延续与环境息息相关，任何一种污染都可能对生态系统造成严重的影响，甚至引发生态危机。

近年来我国的环境污染防治工作虽然取得了很大进展，但目前的环境污染问题依然严重。据《2014 年中国环境状况公报》显示，2014 年我国大气污染物 SO_2 排放总量为 1974.4 万吨，氮氧化物排放总量为 2078 万吨。全国 161 个地级市及以上城市中，只有 16 个城市空气质量年均值达标。全国 470 个开展降水检测的城市中，酸雨城市比例达到 29.8%，频率平均为17.4%。环境保护任务任重而道远。

二、生态退化和恢复

人类对于自然环境的不合理的开发和利用，可引起生态系统的退化。生态退化是指在自然或人为干扰之下生态系统偏离自然状态，发生结构和功能衰退的过程，也是生态系统在一系列干扰下发生逆向演替的过程。生态环境退化导致生态系统中土壤沙化，有机质含量减少，污染物超标，土壤微生物种类和数量明显下降，群落物种多样性降低或丧失，生产力下降，系统抗干扰能力和自我调节能力下降等。据初步统计显示我国处于环境退化过程中的面积已达到国土面积的45%以上。

引起生态环境退化的因素包括气候变化、自然灾害、外来物种入侵、森林滥砍乱伐、过度开垦、放牧和采挖、不合理灌溉、工农业污染等等。其中人为因素与生态环境的退化关系最密切，造成的退化也最复杂，最严重，最难进行恢复。

生态环境的退化导致生态系统的功能减退，如果不加以预防和治理，环境系统的自我调节能力将可能完全丧失，致使环境恶化，因此生态环境的恢复和重建成为摆在人们面前的重要任务。生态恢复和重建就是指依据生态学原理针对生态退化的成因，通过一定的生物、生态及工程的技术和方法，使生态系统恢复或重建合理的生态结构、恢复生态系统功能的过程。

针对生态环境的破坏和退化由于人类的干扰非常迅速，而生态环境的恢复和重建是一个漫长的、复杂的系统工程，必须遵循生态系统本身的规律，否则，只能对生态系统造成更大的破坏。

三、环境保护

随着人类社会的发展，人们对于生态系统有了越来越深入的了解和认识，逐渐地认识到对人类赖以生存的自然环境和自然资源进行全面的保护，在资源与环境的承载能力范围之内进行经济活动，使之免于遭到破坏，实现人与自然和谐相处协调发展对于人类的发展有重要意义，为了实现这一目的，保护生物学应运而生。保护生物学（conservation biology）是研究现存物种和生态系统保护的综合性、多学科交叉的新兴学科，主要的问题是研究生物多样性的变化规律及保护。

生物多样性即生命形式的多样性，包括物种多样性、遗传多样性和生态系统的多样性，是地球上所有生物生存和发展的物质基础，是生态系统中不可缺少的组成部分。但是，人类生活所造成的环境污染与破坏，使得目前世界上的生物物种正在以每小时一种的速度消失。而物种一旦消失，就不会再生，并且某一个物种的消失，往往会通过生物链引起连锁反应，引起其他多个物种的消失。据统计，森林中一种植物的灭绝，可能会造成10~30种动物的灭绝。因此，生物多样性的保护是人类合理利用自然环境，保护生态平衡，实现生态系统可持续发展的重要基础，目前生物多样性的研究和保护已经成为世界各国普遍重视的问题。1992年，巴西里约热内卢召开的联合国环境和发展大会上，通过了"生物多样性公约"，标志着世界范围内的自然保护工作转入到了对生物多样性的保护。

生物多样性保护的措施主要有就地保护、迁地保护和加强多样性保护的宣传、教育和法制建设管理等。

就地保护是指以建立自然保护区的方式，对代表性的自然生态系统及野生动植物及其栖息地进行保护，是生物多样性保护的最根本、最有效途径。我国从1956年建立了第一个自然保护区——广东鼎湖自然保护区，截至2015年，已有国家级自然保护区428处，占全国自然保护区总数的15.9%，面积达9466万公顷，占全国总面积的9.7%。这些自然保护区的建立，对于我国的生物多样性保护起到了极大的推进作用，使我国的生态环境恶化的情况初步得到缓解。

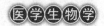

迁地保护是指为了保护生物多样性，把因生存条件不复存在，物种数量极少或难以找到配偶等原因，生存和繁衍受到严重威胁的物种迁出原地，移入动物园、植物园、水族馆和濒危动物繁殖中心，进行特殊的保护和管理，是对就地保护的补充。

加强多样性保护的宣传、教育和法制建设管理。生物多样性的保护对于人类的生物意义重大，必须要加大宣传和教育力度，教育广大人民群众，使每一位公民都能认识到生物多样保护的主要意义，自觉、自愿、积极参与到生物多样性的保护工作中。同时也要做好相关的法制建设和管理，将保护工作用法律的形式给予保障。目前我国已有相关的法律出台，比如《野生动物保护法》《野生植物保护条例》《自然保护区条例》《环境保护法》《海洋环境保护法》《森林法》等，对于环境保护，生物多样性保护起到了很好的促进作用，但是仍然还有一些空白需要填补，因此对这些法律的具体实施还应加强。

知识链接

青海三江源自然保护区

我国青海三江源地区，是长江、黄河、澜沧江的发源地，也是中国最重要的生物多样性资源库。这里的玛多县，20世纪80年代之前全年年均降水326.3mm，水草丰美，牛羊遍地。然而，80年代以来，由于气候变化和过度放牧以及掠夺式资源开采，使70%的草地退化、降水减少，2003年降水量只有24.1mm，蒸发量却高达429.9mm，导致黄河断流、鼠害猖獗，95%以上的湖泊干涸、消失，生态环境急剧恶化。2008年成立三江源自然保护区，经过持续10年的生态保护建设，使三江源地区的草原植被覆盖度平均提高11.6%，黑土滩治理区植被覆盖度由治理前的20%增加到80%以上，水资源量增加84亿立方米，湿地面积增加104平方千米，草原生态系统水源涵养量增加28.4亿立方米，生物多样性逐步恢复，藏羚羊、藏野驴、岩羊、野牦牛等野生动物种群明显增多。玛多县过去萎缩和干涸的湖泊开始恢复，数量从2004年的1800多个，恢复到近5000个。

思考题：三江源自然保护区建立前后的变化说明了什么问题？

第三节　生态环境与医学

人类的疾病多数都是人体和环境相互作用的结果，研究生态环境变化对人体健康和疾病影响的科学称为医学生态学（medical ecology），是医学和生态学之间的边缘学科。医学生态学的研究方向和内容主要包括以下几个方面：

一、人体微生物

人的体表、黏膜和肠道中，都含有大量的微生物，其中绝大多数是人体所必需的正常、有益的微生物菌群，少数菌群具有一定的致病性。这些菌群之间及菌群与人体宿主之间长期保持一种相互影响、相互制约的动态平衡，所以正常情况下，宿主不致病，但是一旦这种动态平衡被打破，就有可能导致机体功能紊乱甚至严重疾病。

人体中肠道内含有的菌群就极具代表性。肠道中存在的微生物大部分为正常微生物群，这些正常菌群对人体是有益而且是必需的，比如双歧杆菌、乳酸杆菌等可将进入肠道的糖类分解形成乳酸等代谢产物，从而抑制肠道有害细菌的繁殖，抵抗病原菌的感染，还可合成维生素、促进对矿物质的吸收、刺激肠道蠕动、防止便秘、分解致癌物质、刺激人体免疫系统、提高抗病能力、延缓衰老等。但是这些正常菌群也可引起疾病，慢性腹泻中72%就是由肠道

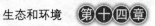

菌群失调引起的，导致菌群失调的原因可以是抗生素的长期使用，也可以是癌症或其他疾病。肠道中还可因为饮食不当或其他原因出现一些短暂存在的致病菌，这些致病菌一般情况下，由于有正常菌群的拮抗作用，并不能大量繁殖，所以不会引起严重的疾病，但是一旦致病菌大量增殖，就会引起急性腹泻等严重症状。

二、环境污染与疾病

大气污染引起疾病的最主要的途径是呼吸作用，因此大气污染对人体健康的影响最直接的是引起呼吸道疾病。吸烟是世界上引起呼吸道疾病、肺癌等的最大原因，吸烟者患肺癌的概率比非吸烟者高 10～30 倍，喉癌发病率比非吸烟者高 6～10 倍，冠心病、气管炎等疾病的发病率也高很多，全世界每年因此死亡达 250 万人。大气污染物中的工业废气、汽车尾气中含有的铅可以对儿童的体格发育、智力发育等产生不良影响。

在人类活动中造成的核污染的影响也不容忽视，核污染的特点是其危害作用的持续性和长效性。人体受到的辐射量达到一定剂量时就会对人体产生危害，出现头晕、头痛、食欲不振等症状，严重的时候甚至可以引起白细胞减少症等辐射病。1986 年 4 月 26 日，前苏联的切尔诺贝利核电厂的四号反应堆发生爆炸导致核泄漏，在参加救援工作的 83.4 万人，已有 5.5 万人丧生，7 万人成为残疾人，30 多万人因受放射伤害丧生。

三、地方病

地方病与地理环境中化学和生物因素密切相关，是具有严格的地方性区域特点的一类疾病。环境中的化学元素是人体生命活动的营养物质来源，在人的生长发育、衰老、疾病和死亡中起着重要作用，但是在地球上的分布并不均匀，致使许多地方出现化学性地方病。比如，碘元素的缺乏可引起地方性甲状腺肿或克汀病，氟元素分布过多的地方会引起地方性氟中毒，而缺氟地区可出现龋齿、老年骨质疏松症增多等。生物性地方病则跟病原微生物及宿主的生活习性的关系更为密切。

四、人兽共患病

人兽共患病是指在人和其他脊椎动物之间自然传播的一类疾病。人兽共患疾病多是由细菌等病原生物所造成的传染性疾病，病原生物与宿主之间可能还存在媒介生物如蚊、蝇等。根据病原生物的种类不同，可分为病毒病、细菌病和寄生虫病。

人兽共患病毒病包括乙型脑炎、禽流感、狂犬病、HIV、疯牛病、埃博拉病毒等等，这些疾病死亡率高，传播迅速，危害大，治疗难度高。据世界卫生组织估计，世界上每年报告死于狂犬病的约 55000 人，主要在发展中国家，我国近些年来因宠物犬的增多，狂犬病的发病率有上升趋势，每年导致约 2000 人死亡。

人兽共患的细菌病是人兽共患病中最普遍、最常发生的一类疾病，传播途径复杂，既可以直接传播也可间接传播，其中消化道传播是最主要的传播途径。据世界卫生组织统计报告，在发达国家死于食物中毒的儿童中，70% 是由微生物食物中毒所致。

人兽共患寄生虫病有蛔虫病、绦虫病、血吸虫病等。血吸虫病是由寄生在人、猪、牛等哺乳动物终宿主静脉血液中的血吸虫导致的疾病。其虫卵由宿主粪便排出后，在水中孵化成毛蚴，在钉螺等的中间宿主体内繁殖后释放至水，遇到终宿主后，便进入体内，使人和动物感染。感染后可出现咳嗽、胸痛、腹泻、腹水、巨脾等症状，严重的可导致死亡。经过建国以后 50 多年的防控，我国现在仍有 7 个省份是血吸虫病的流行区，现有病人 80 万左右，每年出现的急性病例有一、两千例，防控形势依然十分严峻。

本章小结

　　地球上的生物都生活在一定的环境中，这个环境中的生物依赖于非生物因子形成的空间和物质基础，而生物因子之间又彼此依赖、相互制约。生活在特定地域中的同种生物个体形成种群，种群之间形成了特定的空间分布、遗传结构以及特定的数量特征，使得这些种群形成一个整体即群落，群落中的种群之间因为彼此之间的食物关系形成食物链，食物链相互交叉形成食物网，食物关系也伴随着物质和能量以及信息的流动。生态系统中的生物和环境之间就通过物质的循环和能量的流动紧密联系在一起。作为生物圈中的一个重要成分，人和环境之间的关系也密不可分，环境是人生存的基础，人的活动也在不断影响和改造者自然环境。这种影响既可以对环境造成破坏，引起生态退化，也可因为人的能动性而主动地保护环境，改善人和环境之间的关系，让生物圈这个大的生态系统更加有效地、可持续地健康发展。医学生态学是一门医学和生态学之间的边缘学科，主要研究人体内微生物群落与疾病、环境污染与疾病、人兽共患病、地方病等内容，为这些疾病的治疗、预防提供新的思路和途径。

 思考题

　　1. 影响生物个体生存的生态因子主要有哪些？

　　2. 群落中的种群主要有哪些特征？

　　3. 生态系统的主要组成成分有哪些，有什么功能？

　　4. 对于人类赖以生存的自然环境的保护，我们可以做哪些工作？

　　5. 怎样理解人与环境之间相互依存的关系？

　　6. 2015 年 11 月 16～22 日第一个"世界提高抗生素认识周"中，世界卫生组织发起"慎重对待抗生素"的全球运动有什么重大意义？

（赵　静）

第五篇

生物技术：生命的探索利用

　　生命科学是一门实验科学。生物学的大量结论都是建立在实验的基础之上。生物学研究在很大程度上依赖于先进的仪器设备和技术方法。生物学的发展离不开技术的进步。生物技术（biotechnology）是利用生物学的原理开发而成的技术，目前已经形成对有机体进行人工操作或改造的综合性技术和方法体系。生物工程（bioengineering）是运用工程学原理来研究和解决生物学、医学、农学和工程学问题的一门边缘学科，有生物力学、医用工程学、生物医学工程学、仿生学、人体工程学等领域，包括遗传工程（基因工程）、细胞工程、发酵工程、酶工程、蛋白质工程等。本篇先介绍生物实验的一些常用技术方法（第十五章），然后介绍生物工程的一些基本内容（第十六章）。

第十五章 生物实验技术

医学生物学的主要任务是应用生物学方法解决医学相关问题。正是由于实验技术和方法的不断进步和革新，才使得生物学成为当今生命科学的基础和核心！而这些实验技术和方法在生物医学研究领域的广泛应用，也必将对医学研究产生深远影响。在此，我们就动物实验、显微观察和分子生物学中常用的生物医学实验方法做简要介绍。

第一节 动物实验

动物实验（animal experimentation）指在实验室内，为探索有关生物学、医学等方面的新知识或解决具体问题而使用动物进行的科学研究。虽然分子生物学方法、细胞生物学方法等在研究各种生命现象，例如正常的生理过程、疾病的发生机制以及开创新的研究领域方面有着极大的优越性，但只有动物实验才能比较真实地反映人体的各种生理和病理现象与过程，从而帮助人们了解人体健康和疾病。动物可以替代人体进行各种实验和临床观察，如各种化学、物理、生物因素对人体（细胞、组织、器官、系统等）功能的影响、毒性作用（致畸、致癌、致突变等）、药物动力学作用、药品毒品鉴定、外科实践及手术效果等。

一、实验动物的分类

实验动物指人工培育的、遗传背景清晰、质量可控、用于科学实验及产品生产的动物。主要的分类方式有：

按微生物和寄生虫控制级别分为：①普通动物（conventional animal），不携带规定的人兽共患病和动物烈性传染病的病原体。②清洁动物（clean animal），除普通动物应排除的病原体外，不携带对动物危害大、对科学研究干扰大的病原体。③无特殊病原体动物（specific pathogen free animal），除清洁动物应排除的病原体外，不携带主要潜在感染或条件致病和对科学实验干扰大的病原体。④无菌动物（germ free animal），不存在可检出的一切病原体。

按遗传学关系分为：①近交系（inbred strain animals），经过至少连续20代全同胞交配、或亲代与子代交配产生的，近交系数大于99%的动物品系。品系内所有个体都可追溯到起源于第20代或以后代数的一对共同祖先。②封闭群（closed colony animals），引种于某亲本或同源亲本的动物，禁止其近亲交配，且五年以上不与群外动物交配而培育的动物群。③杂交群（hybrid strain animals），由不同品系或种群之间杂交繁衍的后代。

二、实验动物的选择

科学研究、医疗实践、生物制品的生产及检定都离不开实验动物，为了确保实验结果的科学性、可重复性，必须选择标准化及与实验目的相适应的实验动物。选择适宜的实验动物是研究成功的关键。实验动物的选择一般应考虑以下因素。

1. 动物与人体的相似性　一般来说，应选择与人体结构、机能、代谢及疾病特征接近的动物。通常，实验动物进化程度越高，其机能、代谢、结构越复杂，反应就愈接近人类，但也会给实验条件的控制和实验结果的获得带来无法预知的困难。因而可以考虑选择一些结构简单又能反映研究指标的实验动物。另外，部分实验动物有某些自发或诱发的疾病，与人类疾病相似，能局部或全部反映这些人类疾病的过程或特点。这类实验动物对人类相关疾病的研究很有帮助。

2. 动物对实验因素的敏感性　虽然不同种系的实验动物对同一因素的反应常常是相似的，但也会出现特殊反应。为了确保实验结果的获得及其准确性，我们应当选择对实验因素最为敏感的动物进行实验。

3. 动物的年龄　应选择适龄的实验动物。年龄是一个重要的生物量，动物的年龄不同，其解剖生理特征和对实验的反应也会有明显变化。通常，幼龄动物较成年动物敏感，老龄动物由于代谢、各系统功能低下，反应不灵敏，一般选择成年动物进行实验。慢性实验或观察动物的生长发育，应选择幼龄动物。老年医学研究，常选用老龄动物。

4. 动物的来源背景　实验动物应遗传背景明确、体内微生物得到控制且模型性状显著。科研实验的关键是保证结果准确可靠并具有可重复性。因此要尽量选择标准化的实验动物，以排除遗传上的个体差异引起的不同反应；同时也可排除由于实验动物携带微生物、寄生虫及潜在疾病等对实验结果的影响。

5. 动物的获得　在不影响实验结果正确可靠的前提下，尽量选择易获得、经济、易饲养管理的实验动物。能用小动物不用大动物，能用低等动物不用高等动物。

三、常用的动物实验方法

动物实验的方法多种多样，大量应用于基础医学和临床医学的各个领域。掌握基本的动物实验方法将有助于医学科技工作者顺利开展工作。

1. 疾病的动物模型　生物医学研究设计中通常需要考虑如何建立疾病的动物模型（animal models of disease），因为很多探究疾病及疗效机制的实验不可能或不应该直接在病人身上进行，因而复制动物模型成为动物实验最基本的方法。原则上，应该优先选择与人类疾病相同的动物自发疾病模型，如日本的原发性高血压大鼠。如果没有理想的动物自发疾病模型，采用人工方法使动物在机械、化学、物理和生物等致病因素作用下，造成组织、器官或全身的一定损伤，产生特定的代谢和功能改变，复制成与人类疾病相似的疾病动物模型，也是研究人类疾病的发生、发展和转归规律及防治方法、药物作用机制的重要途径之一。

2. 在体或离体器官实验　在麻醉条件下对分离暴露的器官或组织进行观察和研究即整体或在体器官实验。如观察器官或组织正常状态下的功能变化并分析其机制；或观察动物在疾病状态下、药物作用下，整体或局部器官组织的功能和代谢改变，从而分析疾病的发生机制和药物的作用机制。②利用动物的离体组织、器官，采取一些在体情况下无法实施的手段（如离体灌流等），观察该组织、器官的各种生理病理指标的变化或药物对其的影响，即为离体实验。

3. 仪器检测和体液生化测定　用电生理记录仪对动物的各种生物电，如心电、肌电、脑电等，进行观察和记录；或对动物体液（血液、尿液等）中各种生物活性物质，如酶、激素和电解质等，进行测定。

4. 免疫学观察 注入抗原使动物致敏，制备多种抗血清。如常选用新西兰兔或大白耳家兔制备病原体免疫血清、间接免疫血清及抗补体抗体血清等。②采用免疫荧光技术、放射免疫测定技术、酶标记免疫技术、免疫电镜技术等检查动物免疫后各种免疫变化。

5. 其他方法 动物实验的其他方法还包括条件反射法、生物遗传法、药物化学法等。

第二节 显微观察

一个典型的人体细胞直径为20～30mm，比我们肉眼能观察到的最小颗粒还要小，因此除非借助相应的仪器，人眼无法看到细胞，更无从对其结构和功能进行研究。观察细胞形态和结构最常用的仪器是显微镜。普通光学显微镜的分辨率约为0.2mm，可观察细胞内细胞核、染色体、叶绿体等大于0.2mm的结构。一般把能在光学显微镜下看到的结构称为显微结构（microscopic structure），超出此分辨水平的结构称为超微结构（ultrastructure）或亚微结构（submicroscopic structure）。目前，常用电子显微镜研究超微结构。熟悉和掌握经典显微观察技术，对于细胞生物学及其他医学生物相关领域的深入研究有很大帮助。

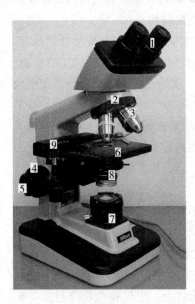

图15-1 普通光学显微镜的结构

1. 目镜；2. 物镜转换器；3. 物镜；
4. 粗调焦旋钮；5. 细调焦旋钮；6. 载物台；7. 光源；8. 光阑和聚光器；
9. 推片器

一、光学显微镜

1. 普通光学显微镜 光学显微镜（light microscope）是一种利用可见光和透镜系统放大图像的显微镜。主要包括：目镜、物镜、粗调焦旋钮、细调焦旋钮、载物台、聚光器等几部分，见图15-1。

显微镜的成像原理如下：显微镜的目镜、物镜和聚光器各相当于一个凸透镜。首先，聚光器汇聚光线照射到标本上，物镜将通过标本的光线初次汇聚成一个倒立放大的实像。接着，目镜再将此实像进行放大，得到一个倒立放大的虚像。最后通过显微镜的调焦装置，使该虚像位于眼睛的明视距离处，由此我们便看到清晰的物像。

大多数生物材料（细胞或组织），因为太厚光线无法通过，或内部各结构折射率相差较小，即使光线通过也无法区分，因而不能直接用普通光学显微镜观察。必须通过特殊方法将材料制作成薄片，再经过染色方可显示出不同组织细胞的形态结构及其中某些化学成分的存在和变化。常用的光学显微镜标本制作方法分为非切片法和切片法。非切片法指用物理或化学的方法，使细胞彼此分离，如涂片法、铺片法、磨片法等。非切片法的优点是操作较简单，能保持细胞的完整性。缺点是细胞之间的正常位置往往被改变，无法反映细胞之间的正常联系。切片法是利用刃具将组织切成极薄的片层，并须经过一系列物理、化学及特殊处理才能观察。如固定、脱水、包埋、切片、染色等，过程相对繁杂。但是，切片法能保持细胞间正常的相互关系，能较好和较长时间地保留细胞的原貌，因而是光学显微镜的主要制片方法。可将非切片法与切片法配合使用，各取其长。

2. 倒置显微镜 倒置显微镜（inverted microscope）的基本结构和原理与普通光学显微镜

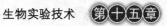

相同，区别在于，物镜在载物台的下方，光路的走向是从上往下。因其结构特点，载物台上可以放置大而厚的标本。进行细胞培养时，培养的活细胞通常被放置在培养皿、培养瓶或培养板中，无法用普通光学显微镜观察，适合用倒置显微镜来观察。另外，因为倒置显微镜主要进行的是无色透明的活体观察，为了增强反光、提高观察效果，一般会在倒置显微镜上选配相差、微分干涉等装置。

3. 相差显微镜　光线在穿过透明的样品时会产生微小的相位差，该相位差可以被转换为图像中的幅度或对比度的变化，因此可以利用相位差来成像。相差显微镜（phase contrast microscope）利用光的衍射和干涉现象，使看不到的相位差（光程差）变成肉眼可分辨的振幅差（明暗差），从而使原本透明的物体显示出明显的明暗差异，增强了对比度，可用于观察无色透明的活细胞和未染色的标本。相差显微镜可以十分方便地观察到培养细胞的生长、运动、增殖等特性。此外，由于相差显微镜观察样品时无需染色，也就不会对细胞产生伤害，因此还可用于研究细胞周期。常用的倒置相差显微镜（inverted phase contrast microscope）即为倒置显微镜与相差装置相结合而成。

4. 荧光显微镜　受紫外线照射可发出荧光的物质称为荧光物质。荧光显微镜（fluorescence microscope）是以一定波长的紫外线为光源，照射标本，激发其中的荧光物质使之发出荧光，再通过显微镜成像系统的放大作用显示标本的形状及其所在位置，从而对标本结构或组分进行定性、定量、定位的检测。细胞内天然的荧光物质包括维生素、脂褐素、叶绿素等。但许多组织或细胞的成分在紫外线照射下不发荧光，或荧光很弱，此时需用荧光染料染色，以便在显微镜下观察。常用的方法是将荧光染料与抗体分子相耦联。

5. 激光扫描共聚焦显微镜　激光扫描共聚焦显微镜（laser scanning confocal microscope，LSCM）是在荧光显微镜基础上加装激光扫描装置，利用计算机进行图像处理，大大提高光学成像的分辨率。LSCM通常以单色激光为光源，对样品焦平面进行扫描，产生二维图像，改变焦平面即可得到一系列二维图像。图像信息经叠加等计算机处理，得到完整的三维图像。普通光学显微镜因其采用全视野照明，来自焦平面前后的漫射光线均参与最后成像，降低了图像的反差和分辨率，而不能显示被观察物体的三维结构。荧光显微镜也有许多来自焦平面以外的荧光，当所观察的荧光标本稍厚时，图像的反差和分辨率也会降低。LSCM的特点是可对样品进行断层扫描和成像，进行无损伤观察和分析细胞的三维结构。同时，利用离子荧光标记探针和免疫荧光标记，不仅可观察固定的细胞、组织切片，还可以对活细胞的结构、分子、离子及生命活动进行实时动态观察和检测，在亚细胞水平上检测生理信号及观察细胞的形态变化。

二、电子显微镜

电子显微镜的出现大大推进了生命科学的研究，使对生物结构的认识从宏观到微观，从显微水平到亚显微水平，并使形态与组成、结构与功能渐渐结合在一起。电子显微镜是一种根据电子光学原理，用电子束和电子透镜代替光束和光学透镜，使物质的细微结构在上百万倍的放大倍数下成像的大型仪器。由于电子束的穿透力很弱，用于电镜的标本须用超薄切片机制成厚度约50nm的超薄切片。

1. 透射电子显微镜　透射电子显微镜（transmission electron microscope，TEM）简称透射电镜，是把经加速和聚集的电子束投射到非常薄的样品上。电子与样品中的原子碰撞而改变方向，从而产生立体散射角。该散射角的大小与样品的密度、厚度相关。样品较薄或密度较低的部分电子束散射较少，就有较多的电子通过并参与成像，在图像中显得较亮；反之，样品中较厚或较密的部分电子束散射较多，通过的电子较少，在图像中就显得较暗。由此形成明暗不同的影像，通过成像系统被各级透镜聚焦放大后，投射到观察的荧光屏上，激发荧光屏发出可见光显示出来。TEM常用于观察那些用普通显微镜难以分辨的细微物质结构。

TEM样品的制备技术很多，如超薄切片技术、负染色技术、免疫电镜技术、电镜细胞化学技术等，其中超薄切片技术是最基本、最常用的制备技术。样品制备过程中要注意：尽量保持样品的结构和某些化学成分的原有状态；厚度一般不宜超过100nm；组织和细胞必须制成薄切片，以获得较好的分辨率和足够的反差；建议结合各种手段，如电子染色、投影、负染色等提高样品散射电子的能力，以获得反差较好的图像。

2. 扫描电子显微镜 扫描电子显微镜（scanning electron microscope，SEM）简称扫描电镜，是一种利用电子束扫描样品表面以获得样品信息的电子显微镜。它能产生样品表面的高分辨率三维图像。电子束在聚光镜的汇聚下形成电子探针（直径为3~10nm），电子探针在扫描系统的控制下对样品表面进行扫描，并激发出多种带有样品信息的电信号。这些信号分别被不同的接收器接收，经放大后用来调节荧光屏的亮度。电子束打到样品上一个点，在荧光屏上就相应地出现一个亮点。扫描电镜就是这样采用逐点成像的方法，将样品表面的不同特征，按顺序、成比例地转换为视频信号，完成一帧图像，使我们得以在荧光屏上观察到样品表面的各种特征。SEM常用于观察组织、细胞表面或断面的三维立体结构。

扫描电镜对样品的要求很严格：样品必须是固体，且做到五无（无毒、无污染、无放射性、无磁、无水分）；成分稳定；块状样品要大小适中（直径大小不宜超过10mm，高度在3~5mm），粉末样品需进行特殊处理；对不导电和导电性能差的样品要镀膜等。

三、扫描探针显微镜

扫描探针显微镜（scanning probe microscope，SPM）是所有机械式地用探针在样品上扫描移动以探测样品影像的显微镜的统称。SPM的影像分辨率主要取决于探针的大小（通常在纳米范围）。与其他显微镜相比，SPM具有以下特点：①分辨率极高（原子级分辨率）；②实时、实空间、原位成像；③对样品无特殊要求，不受其导电性、干燥度、形状、硬度、纯度等限制；④可在大气、常温环境甚至是溶液中成像；⑤同时具备纳米操纵及加工功能等优点。因而，扫描探针显微镜被广泛应用于纳米科技、化学和生命科学等领域，并取得大量重要成果。在生物医学领域主要用于核酸、蛋白质、染色体、膜等的研究分析。目前已发展出许多类型，主要包括：

1. 扫描隧道显微镜 扫描隧道显微镜（scanning tunneling microscope，STM）是扫描探针显微镜家族中的第一个成员。STM是一种利用量子理论中的隧道效应探测物质表面结构的显微镜。其主要是利用一根极细的金属探针，由于针尖与物体表面靠得很近，针尖电子会跳到待测物体表面形成隧穿电流，物体表面的高低会影响隧穿电流的大小。通过控制针尖随着物体表面的高低上下移动以维持稳定的电流，可将物体表面的形貌等有关信息记录下来。

2. 原子力显微镜 原子力显微镜（atomic force microscope）也称扫描力显微镜（scanning force microscope），是一种纳米级高分辨的扫描探针显微镜。与扫描隧道显微镜最大的差别在于原子力显微镜并非利用电子隧道效应，而是利用原子之间的范德华力来呈现样品的表面特性。原理为将一个对微弱力极敏感的微悬臂一端固定，另一端带有一微小的探针。当探针被放置到样品表面附近的地方时，由于样品表面的原子与微悬臂探针尖端的原子间的相互作用力，悬臂上的探针头会发生弯曲偏移。通常，偏移会由射在微悬臂上的激光束反射至检测器，通过检测器检测光斑位置的变化，就能获得被测样品表面形貌的信息。原子力显微镜既可以观察导体，也可以观察非导体，从而弥补扫描隧道显微镜的不足。

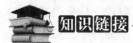

超分辨率荧光显微镜

2014 年诺贝尔化学奖授予了 W. E. Moerner、Eric Betzig 和 Stefan W. Hell，以表彰他们为发展超分辨率荧光显微镜所做出的卓越贡献。他们的突破性工作使光学显微技术进入了纳米尺度，从而使科学家们能观察到活细胞中不同分子在纳米尺度上的运动。

1873 年，物理学家 Ernst Abbe 得出结论：传统光学显微镜的分辨率有一个物理极限，即所用光波波长的一半，约为 0.2m（即200nm）。由于衍射的存在，成像系统无法把光线汇聚成无限小的点，而只会在像平面上形成有限大小的光斑。通过任何光学仪器成像的过程，都可以认为是把物平面上的无数微小的点转换成光斑，然后再叠加起来呈现在像平面上。所以，任何成像系统所得到的像无法精确地描述物体的所有细节，光斑的直径给出了理想光学系统的最高分辨率。电子显微镜也遵循衍射规律，不同的是电子波长比光波短上千倍，从而分辨率更高。然而，电子显微镜无法用于活体生物样品的观察。

荧光显微镜所利用的是一种光激发的冷发光现象，即荧光。荧光分子能吸收一种波长的光，放射出另一种波长的光。荧光分子可以是有机分子，也可以是荧光蛋白，如2008 年诺贝尔化学奖得主钱永健发现的绿色荧光蛋白 GFP。

Moerner 于 1989 年将荧光显微技术推进到观测单个荧光分子。虽然单个荧光分子成像后也是一个 0.2μm 的斑，但是在没有其他分子存在的情况下，它的中心位置可以更精确地被确定下来。在一定条件下，单个荧光分子的定位精度能达到 1nm，这是超分辨率显微镜的基础。Moerner 的另一个贡献是发现了能方便控制荧光蛋白发光的光激活方法。

Betzig 于 2006 年发明了光激活定位显微镜（photoactivated localization microscope, PALM），利用微量的 405nm 激光照射样品，使其中极小部分荧光分子能发出荧光。由于这些发光的荧光分子很稀疏，它们的位置能够精确地确定下来。等这些分子褪色后，再次照射 405nm 激光而激活另一小部分荧光分子。重复这个过程即可将样品中的所有荧光分子定位出来，从而得到整个样品的图像。

Hell 则另辟蹊径，他发明的是受激发射消减（stimulated emission depletion, STED）荧光成像技术，虽然激发光脉冲能够激发 0.2μm 区域内的所有荧光分子，但是另一种圈形的激光能将其照射区域的边缘分子的荧光消除，只留下中间的分子的荧光，通过扫描成像。

利用超分辨率荧光显微镜，科学家能看到脑神经细胞间的突触是如何形成的；能观察到与帕金森症、阿尔兹海默症和亨廷顿舞蹈症相关的蛋白聚集过程；也能在受精卵分裂形成胚胎时追踪不同的蛋白质。

值得一提的是，哈佛大学年轻的华裔女教授庄小威独立发明了另一种超分辨率显微镜。这种随机光学重构显微镜（stochastic optical reconstruction microscope, STORM）与PALM 不仅同年出现，而且原理也基本一致。不同之处在于 Betzig 用的是光激活蛋白，而庄小威用的是有机荧光分子对。遗憾的是，庄小威未能分享 2014 年诺贝尔化学奖。

第三节　核酸技术

分子生物学是在分子水平上研究生命现象的科学，发展极为迅速，已成为生命科学中最具影响力的学科之一。分子生物学技术早已成为当今生命科学研究技术中的主流，被众多生

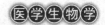

物医学分支学科吸收与采用，并对这些学科的发展产生深远的影响。可以说，从事生物医学研究必须掌握基本的分子生物学技术。在此，我们就目前最常用、最基础的分子生物学技术做简要介绍。

一、核酸的提取

核酸是生命的最基本物质之一，分为 DNA 和 RNA 两类，广泛存在于几乎所有生命体内。不仅起着储存和传递遗传信息的作用，而且在蛋白质的生物合成上也占重要地位，是基础生物医学的主要研究对象。

核酸的提取分为三个基本步骤：①裂解细胞。②去除与核酸结合的其他物质，如蛋白质以及多糖、脂类等生物大分子；去除其他不需要的核酸分子，如提取 DNA 时，应去除 RNA，反之亦然。③沉淀核酸。去除盐类、有机溶剂等杂质。每个步骤的具体方法可根据样品种类、影响提取的物质和后续操作的不同而有所区别。

DNA 提取的经典方法是酚 – 氯仿提取法。提取次序为酚、酚/氯仿（1:1）、氯仿。因为使用两种不同的有机溶剂交替抽提更容易将蛋白除去，这种方法提取的 DNA 纯度高、片段大、效果好，缺点是较为繁琐。

RNA 提取条件较 DNA 要求严格，主要由于临床标本及实验室环境中，存在大量对 RNA 有强烈降解作用的核糖核酸酶（ribonuclease，RNase），因而 RNA 提取的关键是预防内外源 RNase 的污染。①预防内源性 RNase 污染：采用强变性剂（如异硫氰酸胍，不仅可以裂解细胞同时可以有效抑制 RNase 活性）；添加 RNase 抑制剂；高温抽提等。②预防外源性 RNase 污染：戴一次性手套、口罩、帽子；高温烘烤玻璃器皿；焦磷酸二乙酯（diethyl pyrocarbonate，DEPC）处理液体及塑料制品等。

目前商品化的核酸纯化柱（spin column）被广泛用于各类样品 DNA 或 RNA 的提取及纯化。具有操作简单、回收率高、性能稳定等特点。核酸纯化柱采用硅胶膜作为核酸的特异性吸附材料，对其他生物成分则基本不吸附，可以最大程度地保障回收样品中的核酸，同时去除其他杂质。

二、核酸浓度和纯度的测定

核酸浓度的测定最常用的方法是紫外分光光度法。其原理为核酸分子中的碱基基团含有共轭双键，它们对紫外光有强烈的吸收。核酸的最大吸收波长在 260nm，蛋白质的最大吸收波长在 280nm。核酸溶液对紫外光的吸收强度与其所含 DNA 或 RNA 浓度呈正比。分子形状，双链与单链之间的转换也会改变吸收水平，但这种偏差可以通过特定公式加以校正。因而，利用核酸的这一特性，测出核酸溶液在 A_{260} 的吸收值，即可得出浓度。在波长 260nm 下，$1OD$ 值的吸光度相当于：$50\mu g/ml$ 的双链 DNA；$33\mu g/ml$ 的单链 DNA；$40\mu g/ml$ 的 RNA。

常用 OD_{260}/OD_{280} 的比值衡量所提取核酸的纯度。根据经验数据，纯的 DNA 其 $A_{260}/A_{280}=1.8$，纯的 RNA 其 $A_{260}/A_{280}=2.0$。若样品中含有蛋白或其他杂质会使比值下降。①对于 DNA：$A_{260}/A_{280}>1.9$ 时，表明有 RNA 污染；$A_{260}/A_{280}<1.4$ 时，表明有蛋白质或酚污染。②对于 RNA：当 $A_{260}/A_{280}<1.8$ 时，说明样品中蛋白或其他有机物的污染比较明显；当 $A_{260}/A_{280}>2.2$ 时，说明 RNA 可能已经水解成单核酸了。

值得注意的是，提取获得的 RNA 质量除与纯度有关，还要同时考虑其完整性。常用电泳图谱检测 RNA 的质量，通过电泳检测 28S RNA 和 18S RNA 条带的完整性和两者的比值。通常，如果 28S 和 18S 条带明亮、清晰、锐利（条带的边缘清晰），并且 28S 条带的亮度在 18S 条带的两倍以上，则认为 RNA 的质量良好。

三、核酸杂交技术

核酸杂交检测技术是以核酸碱基严格配对为基础、以双链核酸分子在特定条件下的变性和复性为手段，结合核酸标记物（探针）的灵敏度而建立的检测核酸结构与功能的方法。根据碱基互补配对原则，在适当温度和离子强度等条件下，只要两种核酸单链分子间存在一定程度的碱基配对关系，它们就可以形成杂交双链。核酸杂交既可在 DNA 与 DNA 之间、RNA 与 RNA 之间发生，也可在 DNA 与 RNA 之间进行。

核酸杂交技术建立以来在医学基础研究及临床诊断与研究中的应用逐年增加。目前该技术已成为分子生物学、分子遗传学、肿瘤学、病毒学和分子病理学等研究领域的重要手段。

1. Southern 印迹杂交　Southern 印迹杂交（Southern blot hybridization）的基本原理是将待测 DNA 样品固定在固相载体上，与标记的核酸探针进行杂交，在与探针有同源序列的固相 DNA 的位置上显示出杂交信号。Southern 杂交可用于判断被检测的 DNA 样品中是否有与探针同源的片段及该片段的长度。

2. Northern 印迹杂交　Northern 印迹杂交（Northern blot hybridization）由 Southern 杂交演变而来，实验原理与其类似。Northern 杂交中被检对象是 RNA，探针为 DNA 或 RNA。Northern 杂交是检测、定量 mRNA 大小及其在组织中表达水平的标准方法。既是直接提供有关 RNA 完整性、不同的剪接信息及 mRNA 大小等信息的主要方法，也是在同一张膜上直接比较目标 RNA 在不同样品中的表达丰度（相对含量）的首选方法。应当注意，在 Northern 杂交的操作中对 RNase 污染非常敏感。基本操作与 Southern 杂交类似。

3. 原位杂交　原位杂交（in situ hybridization，ISH）是研究生物体发育过程的一种极为重要的分子遗传学研究方法。ISH 指将特定标记的已知序列核酸片段作为探针，在原位检测细胞或组织切片中的核酸序列，从而对特定核酸顺序进行精确定量定位的过程。它与 Southern blot 和 Northern blot 的区别在于可直接在细胞标本或组织标本上进行检测，而无需将待测核酸分子从细胞或组织中提取分离出来。

根据所用探针和靶核酸的不同，原位杂交可分为 DNA–DNA 杂交、DNA–RNA 杂交和 RNA–RNA 杂交三类。根据探针的标记物是否直接被检测，又可分为直接法和间接法两类。直接法主要用放射性同位素、荧光及某些酶标记的探针与靶核酸进行杂交，杂交后分别通过放射自显影术、荧光显微镜术或成色酶促反应直接显示。间接法通常用半抗原标记探针，最后通过免疫组化法对半抗原定位，间接地显示靶核酸。无论哪种方法，原位杂交一般均需要经过组织细胞的固定、预杂交、杂交、洗涤及显色等一系列步骤。

4. 荧光原位杂交　荧光原位杂交（fluorescence in situ hybridization，FISH）是一种用荧光物质标记探针的原位杂交技术。由于 DNA 分子在染色体上沿纵轴呈线性排列，因而探针可直接与染色体进行杂交从而完成待测基因的染色体定位。与传统的放射性标记原位杂交相比，荧光原位杂交具有速度快、检测信号强、杂交特异性高和可多重染色等特点，因此在分子细胞遗传学领域备受关注。目前这项技术已广泛应用于动植物基因组结构研究、染色体精细结构变异分析、人类产前诊断、肿瘤遗传学和基因组进化研究等许多领域。荧光原位杂交基本原理见图 15–2。

四、DNA 扩增技术

自 1985 年聚合酶链式反应（polymerase chain reaction，PCR）作为一种专利所属的生物技术登上生物学的舞台以来，迄今为止还没有哪一种生物技术对整个生命科学的发展产生如此深远的影响。DNA 扩增技术以其涉及论文之多、应用范围之广被誉为生物技术的一次重大革新。发明人 Kary Banks Mullis 也因此获得 1993 年诺贝尔化学奖。PCR 是一种可以在生物体外进行的、扩增放大特定 DNA 片段的分子生物学技术。它的最大特点是能将极微量的靶 DNA 特异地扩增上百万倍,从而大大提高对 DNA 分子的分析和检测能力。

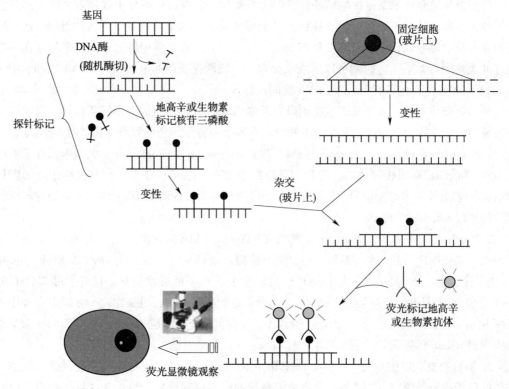

图 15 – 2 荧光原位杂交基本原理

1. PCR 技术的基本原理 PCR 技术的基本原理是基于 DNA 的天然复制过程。在 DNA 聚合酶催化下,以母链 DNA 为模板,以特定引物为延伸起点,通过变性、退火、延伸等步骤,在体外复制出与母链模板 DNA 互补的子链 DNA。PCR 反应的基本组成包括:①DNA 模板(template),含有需要扩增的 DNA 片段。②2 个引物(primer),决定了需要扩增片段的起始和终止位置。③DNA 聚合酶(polymerase),用于复制需要扩增的区域。④脱氧核苷三磷酸(dNTP),用于合成新的互补链。⑤缓冲体系,提供适合聚合酶发挥功能的化学环境。PCR 反应在热循环设备即 PCR 仪中进行,PCR 仪可将反应管加热或冷却至每步反应所需的精确温度。PCR 反应原理见图 15 – 3。

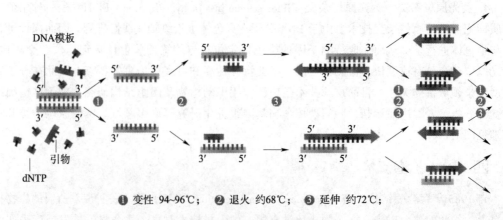

❶ 变性 94~96℃; ❷ 退火 约68℃; ❸ 延伸 约72℃;

图 15 – 3 PCR 反应原理

2. 反转录 PCR 反转录 PCR(reverse transcription PCR,RT – PCR)又称为逆转录 PCR,

是将 RNA 的反转录（RT）和 cDNA 的 PCR 相结合的技术。首先，提取组织或细胞中的总 RNA，以其中的 mRNA 作为模板，采用 Oligo（dT）或随机引物或基因特异性引物，利用反转录酶将 mRNA 反转录成 cDNA。然后，以 cDNA 为模板进行 PCR 扩增，获得目的基因或检测基因表达。该技术主要用于分析基因的转录产物、获取目的基因、合成 cDNA 探针、构建 RNA 高效转录系统。

3. 实时荧光定量 PCR 实时荧光定量 PCR（real-time quantitative PCR，qPCR）通过对 PCR 扩增反应中每一个循环产物荧光信号的实时检测，实现对起始模板定量及定性的分析。反应中引入一种荧光化学物质，每扩增一条 DNA 链，就有一个荧光分子形成，实现荧光信号的累积与 PCR 产物的形成完全同步。随着 PCR 的进行，反应产物不断累积，荧光信号强度也等比例增加，因而可以通过荧光强度的改变监测产物量的变化。这是一种在 DNA 扩增进程中，以荧光化学物质检测每次 PCR 循环后产物的方法。而常规 PCR 中，扩增产物是通过终点法来分析检测的，即 PCR 反应结束后，DNA 再通过凝胶电泳进行成像分析。

实时荧光定量 PCR 技术是核酸定量技术的一次飞跃。运用此技术，人们可以对核酸样品进行定量分析，包括：应用绝对定量分析得到样本中基因的拷贝数和浓度；通过相对定量分析，可以对经不同方式处理的样本进行基因表达水平的比较。此外，还可以对 PCR 产物或核酸样品进行定性分析：利用熔解曲线分析识别扩增产物和引物二聚体，以区分非特异性扩增；利用特异性探针进行基因型分析及 SNP（single nucleotide polymorphism，单核苷酸多态性）检测等。实时荧光定量 PCR 技术在基础科学研究、临床检验、疾病研究及药物研发等领域有着重要的意义。

4. 原位 PCR 原位 PCR（in situ PCR），即在细胞或组织内进行聚合酶链式反应。传统 PCR 技术因在液相中进行，扩增前需将细胞破坏，而不能反映扩增产物和组织结构之间的关系；原位杂交技术能够检测细胞组织中的核酸，但需要有相当数量的核酸才能被检测到，因此在许多研究领域受到限制。原位 PCR 技术将 PCR 的高效特异扩增与原位杂交的细胞定位相结合，从而在组织细胞原位检测单拷贝或低拷贝的特定 DNA 或 RNA 序列。根据扩增反应中所用的引物或三磷酸核苷原料是否被标记，原位 PCR 技术可分为直接法和间接法两类。原位 PCR 一般包括组织固定、预处理、PCR 反应、洗脱、原位杂交、显微镜观察结果等操作步骤。

目前原位 PCR 主要应用在外源性基因片段（病毒基因、细菌基因等）的检测、基因变异的鉴定和基因表达的研究。

五、DNA 测序技术

DNA 测序（DNA sequencing）指分析特定 DNA 片段的碱基序列，即腺嘌呤（A）、胸腺嘧啶（T）、胞嘧啶（C）和鸟嘌呤（G）的排列方式。DNA 的序列分析是进一步研究和改造目的基因的基础。在基础生物学研究中，DNA 序列已成为不可缺少的研究信息。快速 DNA 测序方法的出现极大地推动了生物学和医学的研究和发现。

经典测序技术的基本原理是 Sanger 发明的双脱氧链终止法（dideoxy chain-termination method），又称 Sanger 法。双脱氧链终止法基于 DNA 复制原理，测序反应体系包括目标 DNA 片段、脱氧三磷酸核苷酸（dNTP）、双脱氧三磷酸核苷酸（ddNTP）、测序引物及 DNA 聚合酶等。每一次序列测定由一套四个单独的反应构成，每个反应含有全部四种 dNTP，并分别按一定比例加入一种 ddNTP。由于 ddNTP 缺少 3′-OH 基团，不具有与另一个 dNTP 连接形成磷酸二酯键的能力，可用于中止 DNA 链的延伸。每一种 dNTP 和 ddNTP 的相对浓度可以调整，使反应得到一组长几百至几千碱基的链终止产物。它们具有共同的起始点，但终止在不同的核苷酸上。ddNTP 上连接有放射性同位素或荧光标记基团，因此可以被自动化的仪器或凝胶成像系统检测到。

DNA 序列自动化测序已成为当今 DNA 序列分析的主流。在 Sanger 双脱氧链终止法的基础上，衍生出基于荧光标记、毛细管电泳技术及更高程度并行化（使同时进行测序的样本数量成倍增加）的高度自动化测序仪。第一代测序仪在人类基因组计划 DNA 测序的后期阶段发挥了关键作用，加速了计划的进程。由于其在原始数据质量以及序列读长方面具有的优势，这些测序仪至今还在使用之中。新一代自动测序技术采用大规模矩阵结构的微阵列分析技术，利用 DNA 聚合酶或连接酶以及引物对模板进行一系列延伸，通过显微设备观察并记录连续测序循环中的光学信号完成测序。

第四节 蛋白质技术

蛋白质是构建生命的主要大分子物质，约占细胞干重的 50% 以上。人体的各种生命活动都需要蛋白质直接或间接参与。蛋白质的基本研究技术方法无疑也是从事基础医学与临床医学研究不可或缺的重要手段与工具。

一、蛋白质的分离与纯化

要研究某一个特定蛋白质，首先就要将这个蛋白从生物体中分离纯化出来。人们常常利用不同蛋白质之间的相似性与差异纯化蛋白，依据蛋白之间的相似性除去非蛋白物质，再根据不同蛋白质的差异性将目的蛋白分离出来。蛋白质分离纯化通常包括以下步骤：

1. 材料的预处理及细胞破碎 分离提纯某一种蛋白质时，首先要用适当的方法将组织和细胞破碎，释放其中的蛋白质，并保持天然状态不丧失活性。

2. 抽提蛋白质 通常选择适当的缓冲液提取蛋白质。根据欲制备蛋白质的性质选择抽提所用缓冲液的 pH 值、离子强度、组成成分等条件。如抽提膜蛋白时，抽提缓冲液中一般要加入表面活性剂以破坏膜结构，利于蛋白质与膜分离。另外，在抽提过程中，应注意温度，避免剧烈搅拌等，防止蛋白质的变性。

3. 获得蛋白质粗产物 选用适当的方法将目的蛋白与其他蛋白分离开来。比较方便有效的方法是根据蛋白质溶解度的差异进行分离。常用等电点沉淀法、盐析法、有机溶剂沉淀法等。

4. 进一步分离纯化蛋白质 上述方法得到的产物一般仍含有其他蛋白质杂质，须进一步分离提纯方能得到有一定纯度的蛋白质。常用的纯化方法有凝胶过滤层析、离子交换纤维素层析及亲和层析等。有时还需要联合使用几种方法才能得到较高纯度的蛋白质。

二、Lowry 蛋白检测法（Folin－酚试剂法）

精确的蛋白质定量分析为蛋白质相关实验所必需。蛋白质的定量分析包括样品的单种蛋白成分的定量分析和总蛋白定量分析。①单种蛋白质的定量分析方法，包括酶联免疫吸附试验（enzyme－linked immunosorbent assay，ELISA）、免疫印迹分析、质谱分析等。②总蛋白定量的分析方法，包括传统方法和替代方法。传统方法有测量在 280nm 的紫外线吸光值、二喹啉甲酸（bicinchoninic acid，BCA）检测法和 Bradford 检测法等。其他替代方法如 Lowry 检测法或由公司开发的新型检测试剂盒。针对总蛋白定量分析的每种方法，商业公司都专门开发了方便易用的试剂盒。

Lowry 法由 Oliver H. Lowry 于 1951 年提出，是蛋白测定中最灵敏、应用范围最广的方法之一，适用于 10～1000μg/ml 蛋白质的定量。Lowry 法的基本原理为：在碱性条件下，蛋白质的肽键与铜离子螯合形成复合物（缩二脲反应）。Folin－酚试剂可被此复合物还原，产生深蓝色。一定条件下，溶液颜色深度与蛋白质含量成正比。使用选定的标准蛋白溶液，常用牛血清白蛋白（bovine serum albumin，BSA）绘制标准曲线。通过分光光度计检测样品在650nm的吸光值，借助标准曲线即可估算样品的蛋白含量。Lowry法的优点是灵敏度高、准确性高。但Lowry法比其他检测法所需的时间更长，而且蛋白制备缓冲液中常用的许多化合物（例如去污剂、甘油、甘氨酸、EDTA、Tris等）都干扰Lowry法并形成沉淀。

知识链接

蛋白分子量标准

　　未染色蛋白分子量标准是最简单，也是最准确的一种蛋白分子量标准（marker）。电泳中、转膜后及最终结果中都不显示条带。

　　预染蛋白分子量标准是一些纯化好的蛋白混合物，通过与染料共价偶联，在电泳中、转膜中都可以观察到，但最终结果中不显示。通过膜上marker条带的显示情况可以直接估计转膜的效率。分为单色预染和多色预染两种。

　　发光蛋白分子量标准指用生物素或His-Tag等标记的蛋白marker，因其能与二抗结合，可在最终结果中显影。这种marker和目的蛋白对应性好，同时在同张片上显示，不用拼接，利于分析。

三、酶联免疫吸附试验

　　酶联免疫吸附试验（enzyme-linked immunosorbent assay，ELISA）以免疫学反应为基础，将已知的抗原或抗体吸附在固相载体表面（常用96孔板），使酶标记的抗原抗体反应在固相表面发生。其基本原理为，与酶连接的抗原或抗体仍具有免疫活性，可与固定的抗体或抗原特异结合，然后通过酶与加入的底物产生颜色反应，根据颜色反应的发生及颜色的深浅来判断待测物的存在与否及其含量。测定的对象可以是抗体也可以是抗原。ELISA建立在抗原抗体的免疫学反应基础上，具有很强的特异性。同时，由于酶标抗原或抗体与底物分子发生反应，产生放大作用，故亦具有很高的敏感性。常用的ELISA方法有间接法（indirect）、夹心法（sandwich）以及竞争法（competitive）等。

　　1. 间接法　间接法常用于检测抗体。用已知抗原包被固相载体。洗涤除去多余抗原之后加入待测样品。若待测样品中有相应抗体（未酶标的第一抗体）存在，即可与已知抗原结合。洗去多余第一抗体，再加入酶标的第二抗体与之结合。最后，加入酶底物，溶液发生颜色变化，使用分光光度计检测溶液吸光值，对待测抗体经行定性或定量分析。本法可用于疾病的血清学诊断。

　　2. 夹心法　夹心法常用于检测大分子抗原。用特异性抗体包被固相载体，洗涤除去多余抗体后，加入待测样品。如果待测样品中有相应抗原存在，即可与该特异性抗体结合。洗去多余样品，加入另一种对待测抗原专一的抗体（未酶标的第一抗体）与之结合。洗去多余的第一抗体，加入酶标记的第二抗体后，加底物显色，即可使用分光光度计检测溶液吸光值，对待测抗原经行定性或定量分析。值得注意的是，用这种方法检测的抗原必须有两个可以与抗体结合的部位，因此，不能用于半抗原或小分子抗原的测定。本法可用于霍乱肠毒素及乙型肝炎病毒表面抗原的测定。

　　3. 竞争法　竞争法一般用于检测小分子抗原。将特异性抗体吸附于固相载体表面。经洗涤后分成两组：一组加酶标抗原和未酶标的待测抗原的混合液，另一组只加酶标抗原。由于固相载体表面吸附的抗体数量有限，两种抗原竞争与附着抗体结合。待测抗原量越多，则酶标抗原可结合的附着抗体就越少，加底物反应后，显色就越浅，反之亦然。两组颜色深度之差，即代表待测抗原的量。这种方法所测定的抗原只要有一个抗体结合部位即可，因此，对小分子抗原如激素和药物之类的测定常用此法。另外，当待测抗原无法获得两种以上单一性抗体，或不易得到足够的纯化抗体包被固相载体时，一般考虑使用此方法。

四、蛋白免疫印迹

蛋白免疫印迹技术（immunoblotting）又称为 Western blot（WB），是根据抗原抗体的特异性结合反应检测复杂样品中的某种特定蛋白质的方法。WB 与 Southern blot 或 Northern blot 类似，不同之处在于，WB 采用的是聚丙烯酰胺凝胶电泳，被检测物是蛋白质，探针是抗体，显色用标记的二抗。

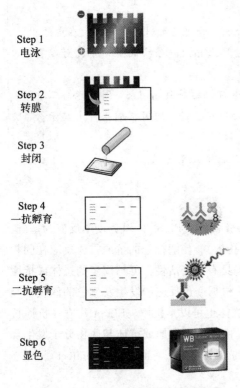

Step 1
电泳

Step 2
转膜

Step 3
封闭

Step 4
一抗孵育

Step 5
二抗孵育

Step 6
显色

图 15 - 4　Western Blot 基本实验流程

WB 可以作为检测某种特定蛋白质的定性方法，也可以作为确定某种蛋白质在不同细胞或者同一种细胞不同条件下的相对含量的半定量方法。WB 具有凝胶电泳的高分辨率和固相免疫测定的高特异性和敏感性，是进行蛋白质分析较流行和成熟的技术之一。Western Blot 基本操作见图 15 - 4。

五、酵母双杂交系统

蛋白质 - 蛋白质相互作用是细胞进行一切代谢活动的基础。酵母双杂交系统（yeast - hybrid system）是在真核模式生物酵母中进行的，具有很高灵敏度的，研究活细胞内蛋白质相互作用的技术。该技术不仅可以检测已知蛋白质之间的相互作用，更重要的在于发现与已知蛋白相互作用的未知蛋白。迄今为止，酵母双杂交系统已广泛应用于细胞间信号转导、细胞代谢、细胞凋亡等研究领域。

研究表明，转录激活因子在结构上是组件式的（modular），即这些因子往往由两个或两个以上结构和功能上相互独立的结构域构成。其中有转录激活因子发挥功能所必需的 DNA 结合结构域（DNA binding domain，DB）和转录激活结构域（activation domain，AD）。单独的 DB 虽然能和启动子结合，但是不能激活转录。单独的 AD 则无法与活化序列结合。不同转录激活因子的 DB 和 AD 形成的杂合蛋白仍然具有正常的激活转录功能。基于此，研究蛋白质间相互作用时，将 DB 与靶蛋白即"诱饵（bait）"相结合，AD 与待测蛋白即"猎物（prey）"相结合，分别形成两种融合蛋白。只有当 BD 与 AD 分别表达的融合蛋白由于相互作用而导致两者在空间上相互靠拢时，才能呈现完整的转录激活因子活性，与活化序列结合并激活下游基因即"报告基因（reporter gene）"的转录。通过对报告基因产物的检测，研究蛋白质间相互作用。酵母双杂交系统基本原理见图 15 - 5。

目前常用的酵母双杂交系统有 LaxA 系统和 Gal4 系统。同其他研究蛋白质相互作用的实验方法相比，酵母双杂交系统的优势在于：首先，它所证实的蛋白质间相互作用更加接近体内的真实水平。双杂交系统中蛋白质之间的相互作用是在真核酵母细胞内进行的，蛋白质有可能保持天然的折叠状态，类似其在体内生理状态下的情况。这是其他离体生化检测方法所缺乏的。其次，双杂交系统的敏感度极高。许多微弱或短暂的蛋白质之间的相互作用可以借助报告基因表达过程中的多级放大效应反映出来。第三，在筛选 cDNA 文库时，双杂交系统能简捷地得到编码相互作用蛋白的基因序列，它只需构建质粒而不必准备抗体或纯化蛋白，省略了蛋白抽提、纯化等繁琐步骤。

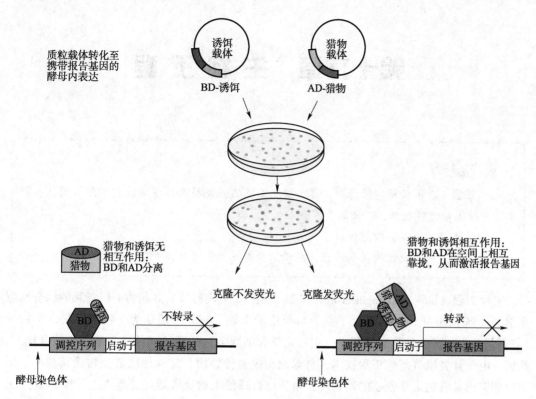

图 15 - 5　酵母双杂交系统基本原理

本章小结

　　本章从动物实验、显微观察、分子生物学三个方面介绍了目前医学生物学研究领域常用的基本技术和方法。应用动物实验方法,我们可以开展人体所不能进行的各种实验和临床观察。应用显微观察方法,我们可以了解细胞的显微结构和超微结构。应用分子生物学方法,我们可以提取所需生物大分子(主要指核酸和蛋白质),测定其浓度和纯度,进行定性、定量及定位的检测,并开展功能研究。

思考题

　　1. 实验动物的选择一般应考虑哪些因素?

　　2. 试比较 Southern、Northern 和 Western 印迹的原理和应用。

　　3. 试述酶联免疫吸附实验(ELISA)的原理、分类及应用。

　　4. 简述常用光学显微镜的类型及其特点。

(杨榆玲)

第十六章 生物工程

生物工程（biological engineering）是 20 世纪 70 年代初开始兴起的一门新兴的综合性应用学科，到了 90 年代，则诞生了基于系统论的生物工程。一般认为生物工程是以生物学（特别是其中的微生物学、遗传学、生物化学和细胞学）的理论和技术为基础，结合化工、机械、电子计算机等现代工程技术，自觉地操纵遗传物质，定向地改造生物或其功能，短期内创造出具有超远缘性状的新物种，再通过合适的生物反应器对这类"工程菌"或"工程细胞株"进行大规模的培养，以生产大量有用代谢产物或发挥它们独特生理功能的一门新兴技术。

生物工程的应用领域非常广泛，包括农业、工业、医学、药物学、能源、环保、冶金、化工原料、动植物、净化等。通常包括基因工程（遗传工程）、细胞工程、酶工程（蛋白质工程）、微生物工程（发酵工程）和生物反应器工程。在这五大领域中，前两者的作用是将常规菌（或动植物细胞株）作为特定遗传物质受体，使它们获得外来基因，成为能表达超远缘性状的新物种——"工程菌"或"工程细胞株"。后三者的作用则是为这一有巨大潜在价值的新物种创造良好的生长与繁殖条件，以进行大规模的培养，并充分发挥其内在潜力，提供巨大的经济效益和社会效益。

第一节 基因工程

基因工程（genetic engineering）又称基因拼接技术和 DNA 重组技术，是以分子遗传学为理论基础，以分子生物学和微生物学的现代方法为手段，在分子水平上对基因进行操作的复杂技术。它是用人为的方法将所需要的某一供体生物的遗传物质——DNA 大分子提取出来，在离体条件下用适当的工具酶进行切割后，把它与作为载体的 DNA 分子连接起来，在体外构建杂种 DNA 分子，导入受体细胞中，使得外源基因在受体细胞中进行正常的复制和表达，从而改变生物原有的遗传特性，获得新品种并生产新产品的一种崭新技术。基因工程技术克服了远缘杂交的不亲合障碍，为研究基因的结构和功能提供了有力的手段。

基因工程技术的两个最基本的要点是分子水平上的操作和细胞水平上的表达，分子水平上的操作即是体外重组的过程，实际上是利用工具酶对 DNA 分子进行"外科手术"，而重组 DNA 分子需在受体细胞中复制扩增，也就是细胞水平上的表达，故也可将基因工程表征为分子克隆（molecular cloning）或基因克隆（gene cloning）。

一、基因工程要素

基因工程或基因克隆可概括为分、切、连、转、选，最终目的在于通过相应技术手段，将目的基因导入受体细胞，从而使目的基因在受体细胞内被大量复制。"分"是指从生物有机体的基因组中，通过限制性内切酶酶切或 PCR 扩增等分离出带有目的基因的 DNA 片段；"切"是指用特异的限制性内切酶切开载体 DNA，或者切出目的基因；"连"是指用 DNA 连接酶将目的 DNA 同载体 DNA 连接起来，形成重组 DNA 分子；"转"是指将重组的 DNA 分子送入受体细胞中进行复制和扩增；"选"则是从受体细胞群中挑选出携带有重组 DNA 分子的个体。

由此可知，基因工程要素涉及外源 DNA、载体、工具酶和受体细胞等。

1. 工具酶　工具酶通常包括限制性核酸内切酶和 DNA 连接酶两大类。

限制性核酸内切酶（restriction endonuclease），也称为"分子手术刀"，是重组 DNA 技术中重要的一类工具酶，能催化多核苷酸链断裂，一种限制酶只能识别一种特定的核苷酸序列，并能切开该序列内特定位点的两个核苷酸之间的磷酸二酯键，简称限制酶。通过限制酶可以把某一个遗传基因切下来，不同限制酶的酶切位点各不相同。例如，从大肠杆菌中发现的一种限制性内切酶 *Eco*R I 只能识别 GAATTC 序列，并在 G 和 A 之间将这段序列切开（图 16-1）。目前已经发现的限制酶有 200 多种，几乎所有的原核生物（细菌、霉菌等）都含有这种酶。

根据限制酶的结构、辅因子的特异性酶切位点和酶的作用方式，可将限制酶分为 I 型、Ⅱ 型和Ⅲ型。I 型和Ⅲ型都兼具内切酶和甲基化酶的功能，既能催化宿主 DNA 的甲基化，又能催化水解非甲基化的 DNA，过程需要消耗 ATP，是一类大分子的多亚基复合物。I 型限制酶的酶切位点距离识别位点可达 1000 个碱基甚至更远，如 *Eco*B、*Eco*K；酶只催化非甲基化的 DNA 水解，1970 年由 Hamilton Smith 首次分离、识别的多为短的回文序列（palindrome sequence），所剪切的碱基序列通常即为所识别的序列，过程不需消耗能量，是遗传工程上实用性较高的限制酶种类，常用的如 *Bam*H I、*Eco*R I、*Eco*R V、*Hae*Ⅲ；Ⅲ型限制酶可识别短的不对称序列，酶切位点与识别序列距离 25 个碱基对左右，水解过程需要消耗 ATP，如 *Hind*Ⅲ。

DNA 连接酶（DNA ligase），也称 DNA 黏合酶，催化 DNA 链的 3′- OH 末端和另一条 DNA 链的 5′- PO$_4$ 末端生成磷酸二酯键，从而把相邻的两段 DNA 链连接起来，连接酶的催化过程需要消耗 ATP。DNA 连接酶主要用于基因工程，将由限制性核酸内切酶"剪"出的黏性末端重新组合，故也称"基因针线"。连接酶包括大肠杆菌连接酶和 T4 连接酶，前者来自于大肠杆菌，只连接黏性末端；而 T4 连接酶，来源于 T4 噬菌体，既可连接黏性末端，又可连接平末端，但连接效率较低。

2. 载体　载体（vector）是基因工程中，能够把一个有用的目的 DNA 片段通过重组 DNA 技术，转移至受体细胞的一种能自我繁殖和表达的 DNA。基因工程中应用的载体具有几项基本特征：①在宿主细胞中能保存下来并能大量复制，且对受体细胞无害，不影响受体细胞正常的生命活动；②有多个限制酶切位点，同时每种酶的酶切位点最好只有一个，如大肠杆菌 pBR322（图 16-1），有多种限制酶的单一识别位点，适于多种限制酶切割的 DNA 片段插入；③含有复制起始位点，能够独立复制进行基因的扩增，否则可能会使重组 DNA 丢失；④有一定的标记基因，便于进行筛选；⑤分子大小合适，以便操作。常用的可以作为载体的有质粒、噬菌体、病毒以及酵母人工染色体。常用的基因工程载体有以下几类。

（1）质粒（plasmid）　是基因工程中最常用、最简单的载体，为相对分子质量较小（一般为 1～200kb），独立于细菌染色体 DNA 之外，可自我复制的小型环状 DNA 分子。质粒在所有的细菌类群中都可发现，一个细菌中有一个或者多个质粒不等。质粒能通过细菌间的接合由一个细菌向另一个细菌转移，既可以独立复制，也可整合到细菌染色体 DNA 中，随着染色体 DNA 的复制而复制。基因工程中使用的质粒载体都已不是原来细胞中天然存在的质粒。作为载体的质粒必须包括三部分：遗传标记基因、复制区、目的基因。从不同的实验目的出发，科学家们设计了各种不同类型的质粒载体，如 pMD－18T 质粒、pUC19 质粒、pBR322 质粒（图 16－1）。

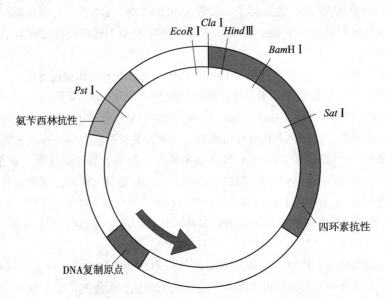

图 16－1 质粒 pBR322 的结构（箭头指示 DNA 复制的方向）

Ti（tumor－inducing）是在根瘤土壤杆菌（*Agrobactertium tumefaciens*）细胞中存在的一种独立于染色体外，并能自主复制的环形双链 DNA 分子。它控制根瘤的形成，可作为基因工程的载体。Ti 质粒（Ti plasmid）大小在 160～240kB 之间，既有在细菌中表达的基因，又有在高等植物中表达的基因，在众多的载体中目前仅有 Ti 质粒在转化植物受体方面取得较多的成功，所以 Ti 质粒是当前植物基因工程中最常用的载体系统。

（2）噬菌体（phage）是感染细菌的一类病毒。有的噬菌体基因组较大，如 λ 噬菌体和 T 噬菌体等；有的则较小，如 M13、f1、fd 噬菌体等。用感染大肠杆菌的 λ 噬菌体改造而成的载体应用最为广泛。λ 噬菌体的整个基因组可分为三个部分：左臂、中段和右臂。利用 λ 噬菌体作载体，主要是将外来目的 DNA 替代或插入中段序列，使其随左右臂一起包装成噬菌体，去感染大肠杆菌，并随噬菌体的溶菌繁殖而繁殖。插入或置换中段外来的 DNA 长度在 5～20kb 之间，否则将导致包装而成的噬菌体存活力显著下降。λ 噬菌体感染大肠杆菌要比质粒转化细菌的效率高得多，但 λ 噬菌体载体的克隆操作要比质粒载体复杂。

（3）病毒载体的出现。质粒和噬菌体载体只能在细菌中繁殖，不能满足真核生物的 DNA 重组需要，因此科学家将能感染动物细胞的病毒改造成为载体。由于动物细胞的培养和操作较复杂，花费也较多，构建病毒载体时一般都把细菌质粒复制起始序列放置其中，使载体及其携带的外来 DNA 序列在细菌中大量繁殖和克隆，然后再引入真核细胞。

（4）人工染色体（artificial chromosome）指人工构建的含有天然染色体基本功能单位的载体系统。天然染色体基本功能单位包括复制起始位点（replication origin），保证了染色体复制；着丝粒（centromere）保证了染色体分离；以及端粒（telomere）封闭了染色体末端，防止黏附到其他断裂端，保证了染色体的稳定存在。人工染色体的构建是为了克隆大片段 DNA，且利用 DNA 体外重组技术分离天然染色体的基本功能元件并将它们连接起来。相比于其他复制子而言，染色体要大得多。常用的人工染色体包括酵母人工染色体（YAC）、细菌人工染色体（BAC）、P1 派生人工染色体（PAC）、哺乳动物人工染色体（MAC）和人类游离人工染色体（HAEC）等。

二、基因工程的流程

简单说来，基因工程包括目标基因的获得，基因表达载体的构建，外源基因导入受体细胞，以及外源基因在宿主基因组上的整合、表达及检测与转基因生物的筛选等几个步骤。

1. 目标基因的获得 基因工程的第一步就是获得目的基因。人的胰岛素基因、干扰素基因等，植物的抗病（抗病毒、抗细菌）基因，种子的贮藏蛋白基因都是目的基因。获得特定的目的基因主要有两条途径：一条是从供体细胞的 DNA 中直接分离；另一条是人工合成。

从供体细胞直接分离基因最常用的方法是"鸟枪法"，又叫"散弹射击法"。鸟枪法的具体做法是：用限制性内切酶将供体细胞中的 DNA 切割成许多片段，将这些片段分别插入载体，通过载体分别转入不同的受体细胞，使外源 DNA 的所有片段分别在各个受体细胞中大量复制，找出含有目的基因的受体细胞，再把带有目的基因的 DNA 片段分离出来。用鸟枪法获得目的基因的优点是操作简便，缺点是工作量大，且具有一定的盲目性。

由于真核细胞的基因含有不表达的 DNA 片段，因此若是基因序列已知而且比较小就可用人工直接合成的方法。人工合成基因的方法主要有两条：以目的基因转录而成的 mRNA 为模版，反转录成互补的单链 DNA，然后在酶的作用下合成双链 DNA，从而获得所需要的基因；或者根据已知蛋白质的氨基酸序列，推测出其基因的核苷酸序列，通过化学方法以单核苷酸为原料合成目的基因。如人的血红蛋白基因、胰岛素基因等就可以通过人工合成基因的方法获得。

2. 基因表达载体的构建 载体的构建是基因工程的核心，是将目的基因与载体结合的过程，是不同来源的 DNA 重新组合的过程。以质粒作为载体为例，首先用特定的限制酶切割质粒，使质粒出现一个缺口，露出黏性末端，然后用同一种限制酶切割目的基因，使其产生相同的黏性末端（部分限制性内切酶可切割出平末端，拥有相同效果），再将切下的目的基因片段插入质粒的切口处，两个黏性末端吻合，通过碱基配对形成氢键，再加入适量 DNA 连接酶，催化两条 DNA 单链之间形成磷酸二酯键，最后形成一个重组 DNA 分子。如人的胰岛素基因就是通过这种方法与大肠杆菌中的质粒 DNA 分子结合，形成重组 DNA 分子的。

3. 目的基因导入受体细胞 目的基因片段与载体在生物体外连接形成重组 DNA 分子后，下一步就是将重组的 DNA 分子导入受体细胞中进行扩增。

基因工程中常用的受体细胞有大肠杆菌、枯草杆菌、土壤农杆菌、酵母菌和动植物细胞等。用人工方法将重组的 DNA 分子导入受体细胞，主要是借鉴细菌或病毒侵染细胞的途径。例如，如果载体是质粒，受体细胞是细菌，一般是将细菌用氯化钙处理，以增大细菌细胞壁的通透性，以便含有目的基因的重组质粒进入受体细胞。目的基因导入受体细胞后，随着受体细胞的繁殖而复制，由于细菌的繁殖速度非常快，在很短的时间内就能够获得大量的目的基因。

将外源重组 DNA 分子导入宿主细胞的方法有转化（transformation）、转染（transfection）和转导（transduction）。

（1）转化现象在原核生物中广泛存在，是自然界外源基因重组的一种主要形式。1944年，美国微生物学家艾弗里通过其著名的"肺炎球菌 R→S 转化实验"，成功证明了 DNA 才是生物的遗传物质。在基因工程中，转化特指将质粒 DNA 或者以质粒为载体构建的重组子直接导入细菌细胞的过程。

（2）转导现象的发现者是美国科学家津德和莱德伯格。他们在研究中发现，P22 噬菌体在感染细菌细胞过程中，形成子代噬菌体颗粒时，噬菌体外壳蛋白偶尔会将细菌染色体片段而不是它们自己的遗传物质包裹进去。当这种噬菌体再次感染细菌时，注入细菌细胞的却是原宿主细菌的部分基因。在遗传学上，转导是指以噬菌体为媒介，将细菌的小片段染色体或基因从一个细菌转移到另一个细菌的过程。在分子克隆技术中，转导特指以噬菌体 DNA 为载体，将外源 DNA 导入细菌细胞的过程。噬菌体 DNA 通过噬菌体外壳蛋白包装成有活力的噬菌体，以感染的方式进入宿主细胞，使目的基因得以复制繁殖。

（3）转染是指外源基因以噬菌体为载体（噬菌体没有经过外壳蛋白包装），导入受体细胞的过程。由于噬菌体载体的分子量大，再加上外源 DNA 分子直接转染效率低，实际操作中很少使用。随着分子克隆技术的发展，"转染"的概念也扩展为"将外源基因导入哺乳动物细胞的一系列技术的通称"。哺乳动物细胞很难捕获外源 DNA，近年来通过摸索已建立了几种高效的将外源基因导入哺乳动物细胞的方法，如脂质体包裹 DNA 转染法、磷酸钙转染法、DEAE - 葡聚糖介导转染法、电击法等。此外，人工合成的翻译核苷酸、寡核苷酸、干扰性 RNA 等导入动物细胞的过程，也通称为转染。

4. 外源基因在宿主基因组上的整合、表达及检测与转基因生物的筛选　受体细胞获得来自供体细胞的 DNA 片段后，通过交换，把它组合到自己的基因组中，从而获得供体细胞的部分遗传性状，称为转化，转化后的受体细胞，称转化子（transformant）。从携带着不同的重组 DNA 分子的受体细胞中鉴定出含有目的基因的受体细胞即转化子（也称为阳性克隆）的过程就是筛选。常见的成熟筛选方法有以下四种。

（1）插入失活法　外源 DNA 片段插入到位于筛选标记基因（抗生素基因或 β - 半乳糖苷酶基因）的多克隆位点后，会造成标记基因失活，表现出相应的抗生素抗性消失或转化子颜色改变，通过这些可以初步鉴定出转化子是重组子或非重组子。常用的是 β - 半乳糖苷酶显色法即蓝白筛选法（白色菌落是重组质粒）。

（2）PCR 筛选和限制酶酶切法　提取转化子中的重组 DNA 分子作为模板，根据目的基因已知的两端序列设计特异性引物，再通过 PCR 技术筛选阳性克隆。PCR 法筛选出的阳性克隆，可以通过限制性内切酶酶切法进一步鉴定插入片段的大小。

（3）核酸分子杂交法　制备目的基因特异的核酸探针，通过核酸分子杂交法从众多的转化子中筛选目的基因克隆。目的基因特异的核酸探针可以是已获得的部分目的基因片段，或目的基因表达蛋白的部分序列反推得到的 DNA 片段或其他物种的同源基因。

（4）免疫学筛选法　获得目的基因表达蛋白的抗体，就可以采用免疫学筛选法获得目的基因克隆。这些抗体既可以是从生物本身纯化出目的基因表达蛋白的抗体，也可以是从目的基因部分"开放阅读框"（ORF）片段克隆在表达载体中获得表达蛋白的抗体。

上述方法获得的阳性克隆最后要进行测序分析，以最终确认目的基因。

三、基因工程的应用

基因工程技术在很多领域都得到广泛的应用，包括科学研究、农业、生物科技以及药物研发。应用了酶技术的洗衣粉、胰岛素和人生长激素现在已经可以通过转基因细胞来生产，实验用转基因细胞系和转基因动物如小鼠、斑马鱼也广泛应用于科学研究，转基因作物也已大规模投入农业生产。

通过基因工程"制造"出来的生物称为转基因生物。世界上最先出现的转基因生物是转基因细菌（1973 年）和转基因老鼠（1974 年）。1982 年制造胰岛素的细菌投入商业化生产；1994 年转基因食物开始正式出售；2003 年 12 月，第一种通过转基因设计的宠物，能发荧光的小型热带鱼——荧光鱼，在美国首次出售。

基因工程药物是先确定对某种疾病有预防和治疗作用的蛋白质，再将指导该蛋白质合成的基因作为目的基因，与特定载体结合后，转入合适的受体细胞中进行表达，从而达到大规模生产具有预防和治疗这些疾病作用的蛋白质，即基因疫苗或药物。例如传统的胰岛素长期以来只能依靠从猪、牛等动物的胰腺中提取，100kg 胰腺只能提取 4～5g 的胰岛素，而通过将合成的胰岛素基因导入大肠杆菌，每 2000L 培养液就能产生 100g 胰岛素。

 临床讨论

转基因羊奶

临床案例 α₁-抗胰蛋白酶缺乏症是一种在北美较为常见的单基因遗传病（AR），患者成年后会出现肺气肿及其他疾病，严重者甚至死亡，通常采用注射人 α_1-抗胰蛋白酶来进行替代治疗，以补其所缺，但价格昂贵。利用转基因技术，将指导该酶合成的基因导入羊的受精卵，最终培养出能在乳腺细胞表达的人 α_1-抗胰蛋白酶的转基因羊，从而更易获得这种酶。英国罗斯林研究所研制成功的这种转基因羊，由于其乳汁中含有抗胰蛋白酶，每升奶可售 6000 美元。

问题 转基因羊奶与注射人 α_1-抗胰蛋白酶相比有哪些优缺点？

四、酶工程和微生物工程

酶工程（enzyme engineering）是指将酶或者微生物细胞、动植物细胞、细胞器等在一定的生物反应装置中，利用酶的生物催化功能，借助工程手段将相应的原料转化成有用物质并应用于社会生活的一门科学技术。基因重组技术促进了各种有医疗价值的酶的大规模生产。酶可用作常规治疗，如细胞色素 c 用于组织缺氧的急救和辅助用药，还可作为医学工程的某些组成部分而发挥医疗作用；如在体外循环装置中，利用酶清除血液废物，防止血栓形成和体内酶控药物释放系统等；酶还可以作为临床上应用的体外检测试剂，能够快速、灵敏、准确地测定体内某些代谢产物，如葡萄糖氧化酶，作为临床上常用的诊断酶，用于血浆中葡萄糖的测定，也可以用于药物生产，如青霉素酰化酶，用于工业生产 β-内酰胺类抗生素的关键中间体和半合成 β-内酰胺类抗生素。

微生物工程（microbial engineering）也称为发酵工程，是大规模发酵生产工艺的总称，指利用微生物的特定性状和功能，通过现代化工程技术手段生产有用物质，或者把微生物直接应用于工业化生产的技术体系，是将传统发酵工艺与现代 DNA 重组、细胞工程、分子修饰和改造等新技术结合并发展起来的现代发酵技术。在医药工业中也有广泛的应用，如维生素、动物激素、药用氨基酸、核苷酸（如肌苷）等的大量生产，以及常用的多种抗生素，如青霉素类、金霉素类、头孢菌素类、红霉素类和四环素类的生产。应用发酵工程大量生产的基因工程药物有人生长激素、重组乙肝疫苗、某些种类的单克隆抗体、白细胞介素-2、抗血友病因子等。

第二节　细胞工程

细胞工程（cell engineering）是生物工程的一个重要方面，指应用细胞生物学、遗传学和分子生物学的理论和方法，按照人们预先的设计，在细胞水平上进行的遗传操作以及随后的大规模细胞和组织培养，目的是通过有计划地改变或创造细胞的遗传学性状，以获得细胞产品或利用细胞本身。当前细胞工程所涉及的主要技术领域有细胞培养、细胞融合、组织工程等方面。

一、细胞培养

细胞培养（cell culture）也叫细胞克隆技术，是指选用各种细胞的最佳生存条件，在体外对活细胞进行培养和研究的技术。细胞培养的本质就是细胞的克隆，由一个细胞经过培养产生大量简单的单细胞或极少分化的多细胞的过程，是克隆技术必不可少的环节。通过细胞培养可以得到大量的细胞或其代谢产物，而生物产品都是从细胞得来，所以可以说细胞培养技术是生物技术中最核心、最基础的技术。现代生物工程的发展几乎都与细胞培养有密切关系，特别是在医药领域的发展，细胞培养更具有特殊的作用和价值，比如基因工程药物或疫苗在研究生产过程中很多是通过细胞培养来实现的。基因工程乙肝疫苗多选用中国仓鼠卵巢细胞（该细胞具有不死性，可以繁殖百代以上，是目前生物工程上广泛使用的细胞）作为受体细胞；细胞工程中更是离不开细胞培养，杂交瘤单克隆抗体完全是通过细胞培养来实现的。即使现在飞速发展的基因工程抗体也离不开细胞培养，而倍受重视的基因治疗、体细胞治疗也要经过细胞培养过程才能实现，发酵工程和酶工程有的也与细胞培养密切相关。细胞培养分为原代培养（primary culture）和传代培养（subculture）

原代培养是将细胞、组织和器官直接从有机体取下后立即进行的培养。此时的细胞保持原有细胞的基本性质，如果是正常细胞，仍然保留二倍体核型。实际上，通常把第一代至第十代以内的细胞培养统称为原代细胞培养。

最常用的原代培养有组织块培养和分散细胞培养。组织块培养是将剪碎的组织块直接移植在培养瓶壁上，加入培养基后进行培养。分散细胞培养则是将动物有机体内的组织取出来，经各种酶（常用胰蛋白酶或胶原酶）消化细胞间的结合物或者用金属离子螯合剂（如 EDTA）除去细胞互相黏着所依赖的 Ca^{2+}，再经机械轻度振荡，使其分散成单个细胞，在体外合适的营养（培养基）、温度、pH 值等条件下进行培养，使细胞得以生存、生长和繁殖。

原代培养一般持续 1~4 周。在此期间内细胞呈活跃的移动，细胞分裂但不旺盛。原代培养细胞与体内原组织在形态结构和功能活动上具有高度相似性，这时细胞群是异质性的，即各细胞的遗传性状互不相同，细胞相互依存性强，如果把这种细胞群稀释分散成单个细胞，在软琼脂培养基中进行培养，细胞克隆形成率［cloning efficiency，细胞群被稀释分散成单个细胞进行培养时，形成细胞小群（克隆）的百分数］很低，即细胞独立生存性差。

原代培养技术为研究生物体细胞的生长、代谢、繁殖提供了有力的手段，同时也为后续的传代培养创造了条件。由于原代培养细胞和体内细胞性状相似性大，是检测药物很好的实验对象，可直接服务于临床实践。例如，用从手术中切除的肿瘤细胞进行原代培养，然后用该培养细胞进行抗癌药物的筛选，根据肿瘤细胞对加入的化疗药物的敏感性选择最有效的化疗方案，可能起到增强疗效、降低副作用的作用。

传代培养：当原代培养成功以后，随着培养时间的延长和细胞的不断分裂，一方面由于细胞间的接触而引发的接触抑制，导致细胞的生长速度减慢甚至停止；另一方面也会因培养基内的营养物逐渐不足和细胞代谢物积累引起细胞生长缓慢或发生中毒。此时就需要将培养物分割成小的部分，重新接种到另外的培养器皿（瓶）内，再进行培养，这个过程就称为传代或者再培养。细胞传代后，一般经过游离期、指数增长期和停止期三个阶段。从肿瘤组织培养建立的细胞群或培养过程中发生突变或转化的细胞，可无限繁殖、传代，成为细胞系（cell line）。传代培养可获得大量细胞，要在严格的无菌条件下进行。

二、细胞融合

细胞融合（cell fusion）技术是在自然条件下或用人工方法（生物的、物理的、化学的）使两个或两个以上的细胞合并形成一个细胞的过程，也称为细胞杂交（cell hybridization）。正常人体内也有细胞融合现象，如有性繁殖时两性生殖细胞结合形成受精卵，多个巨噬细胞融合成一个体积很大的多核异物巨细胞。人工诱导的细胞融合，在 20 世纪 60 年代作为一门新兴技术而发展起来，基本过程包括细胞融合形成异核体（heterokaryon），异核体通过细胞有丝分裂进行核融合，最终形成单核的杂种细胞。

细胞融合需要通过外源的刺激来诱导发生，诱导物的种类很多，常用的有生物法，即用灭活的仙台病毒（Sendai virus）；化学法，如用聚乙二醇（polyethyleneglycol，PEG）；以及物理法，如电脉冲，振动、离心、电击。目前应用最广泛的是聚乙二醇，因为它易得、简便，且融合效果稳定。动植物细胞融合方法不同，其中利用灭活仙台病毒是动物细胞融合所特有的。细胞融合是细胞遗传学、细胞免疫学、病毒学、肿瘤学等研究的一种重要手段，目前被广泛应用于细胞生物学和医学研究的各个领域，如将受抗原刺激后的小鼠脾淋巴细胞分离出来，与已建成的小鼠骨髓瘤（浆细胞瘤）细胞融合，筛选出的杂交瘤细胞可长期存活和增殖，成为制备单克隆抗体的细胞株，单克隆抗体可以用作诊断试剂、治疗疾病和运载药物，具有准确、高效、简易、快速等优点。另外细胞融合技术还可应用于细胞膜蛋白的研究等。

三、组织工程

组织工程（tissue engineering）是应用生命科学与工程学的原理与技术，在正确认识哺乳动物的正常及病理两种状态下的组织结构与功能关系的基础上，研究、开发用于修复、维护、促进人体各种组织或器官损伤后的功能和形态的生物替代物的一门新兴学科。

组织工程是通过从机体获取少量的活体组织，用特殊的酶或其他方法将细胞（又称种子细胞）从组织中分离出来在体外进行培养扩增，然后将扩增的细胞与具有良好生物相容性、可降解性和可吸收的生物材料（支架）按一定的比例混合，使细胞黏附在生物材料（支架）上形成细胞－材料复合物；将该复合物植入有机体的组织或器官病损部位，随着生物材料在体内逐渐被降解和吸收，植入的细胞在体内不断增殖并分泌细胞外基质，最终形成相应的组织或器官，从而达到修复创伤和重建功能的目的。生物材料支架所形成的三维结构为细胞获取营养、生长和代谢提供了一个良好的环境。组织工程学的发展提供了一种组织再生的技术手段，将改变外科传统的"以创伤修复创伤"的治疗模式，迈入无创伤修复的新阶段。同时，组织工程学的发展也将改变传统的医学模式，进一步发展成为再生医学并最终应用于临床。

组织工程研究主要包括四个方面：种子细胞、生物材料、构建组织器官的方法和技术以及组织工程的临床应用。目前临床上常用的组织修复途径大致有三种：即自体组织移植、异体组织移植和应用人工代用品。这三种方法都存在不足之处，如免疫排斥反应及供体不足等。组织工程的核心是建立由细胞和生物材料构成的三维空间复合体，这与传统的二维结构（如细胞培养）有着本质的区别，其最大优点是：可形成具有生命力的活体组织，对病损组织进行形态、结构和功能的重建并达到永久性替代；用最少的组织细胞通过在体外培养扩增后，进行大块组织缺损的修复；可按组织器官缺损情况任意塑形，达到完美的形态修复。

组织工程的发展将从根本上解决组织和器官缺损所导致的功能障碍或丧失的治疗问题。目前组织工程主要有软骨和骨组织构建、组织工程血管、神经组织工程、皮肤组织工程、口腔组织工程、肌腱韧带组织工程、眼角膜组织工程和肝、胰、肾、泌尿系统组织工程。可应用于复制各种组织，如肌肉、骨骼、软骨、腱、韧带、人工血管和皮肤；生物人工器官的开发，如人工胰脏、肝脏、肾脏等；人工血液的开发；神经假体和药物传输等方面。

组织工程是继细胞生物学和分子生物学之后，生命科学发展史上的又一新的里程碑，它标志着医学将走出器官移植的范畴，步入制造组织和器官的新时代。

第三节 药物研发

药物（drug）是指直接用于诊断、治疗或者疾病预防的化学分子，或者作为其他药物的组成成分。药物研发经历了随机筛选，定向发掘和药物设计三个历史阶段。远古时代，人们为了生存从生活经验中得知某些天然物质可以治疗疾病与伤痛，这是药物的起源。继而开始从药用植物中筛选出有效的化学成分，如从鸦片中提取吗啡作为医用止痛药，从金鸡纳霜的树皮中提取喹啉用于治疗疟疾。定向发掘兴起于 20 世纪 20 年代，最初的设想是利用合成的化合物或者染料来治疗微生物感染引发的疾病，如治疗锥体虫所引起的疾病，并取得了一定成效，青霉素、胰岛素等重要的药物就是在这一时期被开发出来。到了 20 世纪 60 年代后期，药物开发出现困难，传统的药物研究命中率低、花费巨大，成效也并不令人满意。这一时期出现的欧洲的"反应停"致畸事件，对药物安全性评价要求的提高也从客观上延长了药物的研制周期，增加了经费的投入。1964 年，Hansch、藤田和 Free - Wilson 同时提出了定量构效关系的研究方法，将药物的研究和开发过程建立在科学合理的基础之上，使药物研究进入了一个革命化变化的新时代。这一时期出现了一大批具有重大影响意义的核心技术，如基因工程技术（结合微生物工程技术、细胞工程技术以及酶工程技术）、高通量药物筛选技术、计算机辅助药物设计、组合化学以及生物信息学等。

药物设计（drug design）是指综合应用多个学科领域的理论和方法，以药物作用的机制为指导，以药物作用靶标为龙头，参考天然配体或底物的结构特征设计药物新分子，以期发现选择性地作用于靶点的新药的过程。药物设计是一个阶梯式的过程，包括理解疾病的分子生物学和生物化学特性，找到有效的药物作用靶点，以及与药靶结合的分子基团，选定先导化合物，研究先导化合物和药靶的结合特征，对先导化合物进行优化以作为药物的候选，进行动物实验，挑出最有希望的临床药物，进行临床试验，再由国家食品药品监督管理总局药品审评中心（CDE）评审，提交国家食品药品监督管理总局（CFDA）审批。

一、寻找药靶

药物作用靶点（drug target），简称药靶，指药物与生物大分子的结合部位，是药物在有机体内的作用对象。药物作用靶点涉及受体、酶、离子通道、转运体、免疫系统、基因等。现有药物中，超过 50% 的药物以受体为作用靶点，受体成为最主要和最重要的作用靶点；超过 20% 的药物以酶为作用靶点，特别是酶抑制剂，在临床应用中具有特殊地位；6% 左右的药物以离子通道为作用靶点；3% 的药物以核酸为作用靶点；20% 药物的作用靶点尚有待进一步研究。

确定有效的新药靶是药物优化设计和高通量筛选的关键，对新药研发具有重要意义。当前筛选和鉴定药靶常用的策略和应用有：微生物基因组学信息获得研制新型抗生素的药靶，蛋白质组学技术、核磁共振技术、以及细胞芯片技术筛选药靶等。

二、先导化合物

先导化合物（lead compound）是指根据与药靶结合的分子结构特性，从众多的候选化合物中发现和选定的具有某种药物活性的新化合物。先导化合物存在活性不够高、化学结构不稳定、毒性较大、选择性不好、药代动力学性质不合理等不足，需要对先导化合物进行化学修饰，使之得到进一步优化，并发展为理想的药物，这一过程称为先导化合物的优化。对先导化合物进行结构变换和修饰，可得到具有优良药理作用、受专利保护的新药品种，是现代新药研究的出发点。

一旦通过基因组学和药理学方法发现和证实了一个有用的药靶，识别先导化合物是新药开发的第一步。先导化合物的发现和寻找有多种多样的途径和方法：

（1）从天然产物活性成分中发现先导化合物。①植物来源，如解痉药阿托品是从茄科植物颠茄、曼陀罗及莨菪等植物中分离提取的生物碱。②微生物来源，如青霉素。③动物来源，如具有降压作用的替普罗肽是从巴西毒蛇的毒液中分离出来的。④海洋药物来源，如 Eleutherobin 是从海洋柳珊瑚中得到的，具有抑制细胞微管蛋白聚合作用。

（2）通过分子生物学途径发现先导化合物，如在组胺的基础上发展的 H_1 受体拮抗剂和 H_2 受体拮抗剂。

（3）通过随机机遇发现先导化合物，如青霉素、β 受体阻断剂。

（4）从代谢产物中发现先导化合物，如由偶氮化合物磺胺米柯定发现磺胺类药物，阿司咪唑进一步发现诺阿司咪唑。

（5）从临床药物的副作用或者老药新用途中发现，如由异丙嗪发现吩噻嗪类抗精神病药物。

（6）从药物合成的中间体发现先导化合物。

在筛选先导化合物的过程中，很多潜在的化合物被筛选，大量紧密结合物被识别，这些化合物都需要经过反复的严格筛选，以决定它们是否适合于先导药物优化。一旦掌握了很多先导化合物，接下来就进入优化阶段，这需要做三件事：应用药物化学提高先导物对靶子的专一性；优化化合物的药物动力性能和生物可利用率；在动物身上进行化合物的临床前试验。

三、结构设计

结构设计（structural design）是指综合运用药物化学、分子生物学、量子化学、统计数学基础理论和当代科学技术以及电子计算机技术等手段，对药物的天然有效成分进行结构的改造。改造的方式包括切除、化学修饰和接枝。

四、药物试验

药物试验包括动物实验（animal trials）和临床试验（clinical trials）两个阶段。动物实验中主要观察药物的两大方面，即药物对有机体的作用和有机体对药物的作用。动物实验的第一阶段主要研究药物对机体的作用，药物在整体上是否有效以及效应规律，观察毒性和是否有不良反应，观察药物在不同剂量下的安全性的大小等一系列问题，属于药物效应动力学的研究范围。第二阶段必须解决另一个问题，即有机体对药物的作用，有机体如何吸收、转运、代谢和排泄药物，属于药物代谢动力学的研究范围。根据药品种类不同，动物实验所需要的时间也不一样，很多时候动物实验可能会直接宣布药物需要重新开发，所以动物实验是一个很反复的过程。

药物临床试验是指任何在人体（病人或健康志愿者）进行的药物系统性研究，以证实或发现试验药物的临床、药理和（或）其他药效学方面的作用、不良反应和（或）吸收、分布、代谢及排泄规律，以确定试验药物的安全性和有效性。药物临床试验一般分为 Ⅰ、Ⅱ、Ⅲ、Ⅳ期临床试验和药物生物等效性试验以及人体生物利用度试验。通过药物临床试验的评估以后，再经过 CDE 评审、CFDA 审批，新药才能投入市场。可以说新药研发是一项开发周期长、资金投入大、不可预测因素多的系统工程，具有较高的风险性。

五、人类基因组学和药物设计

2001 年，人类基因组计划宣布全部完成，人类进入后基因组时代，药物设计也因此进入了一个全新的阶段。科学家通过认识重要疾病的致病基因序列，研究其蛋白质产物的结构和功能，并以此为基础进行药物的设计。在此过程中，计算机科学和信息科学辅助药物设计，包括模拟生物大分子的结构，研究其功能及其与药物小分子的相互作用，并通过计算机模拟"筛选"。这种通过计算机的辅助，针对基因与蛋白质的药物设计大大提高了药物设计的成功率，降低了前期的研究投入费用。

 知识链接

中国新药研发注册流程

立项：进行市场调研工作，确定研发品种或治疗某类疾病的药物上市后的市场潜力，从而选择适合的品种。

临床前研究：一般品种的研发流程如下：小试产品→药效筛选→制备工艺优化数据→质量标准→中试放大→药理毒理→药剂工艺→稳定性实验→资料整理报批。

CDE 待批临床：根据药品注册管理办法相关规定，省局 30 日内完成资料的形式审查、注册现场核查等。

临床试验：根据各类新药类别不同，进行Ⅰ、Ⅱ、Ⅲ、Ⅳ期临床试验。

CDE 待批生产：药品注册管理办法中申报新药生产；获准进入特殊审批程序的品种。CDE 审评结束后，送国家食品药品监督管理总局审批，批准生产，获国药准字。

生产批件的转移：企业试生产，申报物价上市，进行 GMP 认证工作等。

一个新药走完所有流程，至少需要 7~8 年的时间，需要投入巨大的人力财力，并面临难以预估的风险。而一旦成功上市，所能收获的市场价值也是非常巨大的。

 本章小结

生物工程，是利用有生命的物质作为手段来参与改造自然现象的过程，以人为对象的生物工程，也称"医学工程"。医药卫生领域是生物工程技术最先登上的舞台，也是目前应用最广泛、成效最显著、发展最迅速、潜力也最大的一个领域。基因工程、细胞工程、酶工程、微生物工程和生物反应器工程都与医学有不同程度的渗透和结合，并得到了迅速发展，因此自然科学与技术科学的发展，必然大大推动生物医学工程的不断发展。反过来，生物医学提出的问题，又会促进这些学科不断发展。

 思考题

1. 什么是载体？基因工程常用的载体有哪些？
2. 基因工程中主要的工具酶是什么？
3. 简述组织工程的基本原理。
4. 什么是细胞培养？有哪些类型？
5. 什么是药靶？什么是先导化合物？
6. 简述药物设计的基本过程。

（周　萍）

参考文献

［1］胡火珍，梁素华．医学生物学．第 8 版．北京：科学出版社，2015.

［2］傅松滨．医学生物学．第 8 版．北京：人民卫生出版社，2013.

［3］闫云君．生命科学导论（医学版）．第 2 版．武汉：华中科技大学出版社，2014.

［4］吴相钰，陈守良，葛明德．陈阅增普通生物学．第 4 版．北京：高等教育出版社，2014.

［5］吴庆余．基础生命科学．北京：高等教育出版社，2002.

［6］胡以平．医学细胞生物学．第 3 版．北京：高等教育出版社，2014.

［7］刘佳，周天华．医学细胞生物学．北京：高等教育出版社，2014.

［8］陈誉华．医学细胞生物学．第 5 版．北京：人民卫生出版社，2013.

［9］安威．医学细胞生物学．第 3 版．北京：北京大学医学出版社，2013.

［10］陈元晓，陈俊霞．医学细胞生物学．北京：科学出版社，2013.

［11］陈元晓，何永蜀．细胞生物学及医学遗传学实验指导．昆明：云南大学出版社，2014.

［12］梁素华，邓初夏．医学遗传学．第 4 版．北京：人民卫生出版社，2015.

［13］左伋，刘晓宇．遗传医学进展．上海：复旦大学出版社，2014.

［14］税青林．医学遗传学．第 2 版．北京：科学出版社，2012.

［15］朱正威，赵占良．高中生物．第 2 版．北京：人民教育出版社，2007.

［16］陈宜瑜．英汉生物学大词典．北京：科学出版社，2009.

［17］张闻．英汉人类基因词典．北京：人民卫生出版社，2011.

［18］Reece JB. Campbell Biology. 10ed. San Francisco：Pearson Education Inc，2013.

［19］Alberts B. Molecular Biology of the Cell. 6ed. New York：Garland Publishing Inc，2015.

［20］Karp G. Cell and Molecular Biology. 7ed. New York：Jonh Wiley & Sons，Inc，2013.

［21］Goodman S. Medical Cell Biology. 3ed. 北京：科学出版社，2008.

［22］Green MR，Sambrook J. 分子克隆实验指南．第 4 版．黄培堂译．北京：科学出版社，2013.